MANUEL-PRATIQUE

DE LA

MÉDECINE LÉGALE.

Cet Ouvrage se trouve également chez les principaux Libraires de la France, et notamment chez
ceux indiqués ci-après :

à *Paris*, chez
- Grévot, en face de l'Ecole de médecine.
- Crochard, rue de l'Ecole de médecine.
- Croullebois, rue des Mathurins, n.° 17.
- Gabon, } rue de l'Ecole de mé-
- Mequignon-Marvis, } decine.

à *Aix*, ... chez Pontier.
à *Angers*, ... chez Pavie.
à *Avignon*, . . . chez Laty.
à *Besançon*, ... chez
- Déis.
- Girard.
à *Bordeaux*, . . . chez
- Gayet aîné.
- Melon.
à *Bourges*, ... chez Gilles.
à *Caen*, ... chez Leroux.
à *Dijon*, ... chez
- Lagier.
- Noellat.
à *Lille*, ... chez Castiaux.
à *Limoges*, . . . chez Bargeas.
au *Mans*, ... chez Toutain.
à *Marseille*, . . . chez Camoin frères.
à *Metz*, ... chez Devilly.
à *Montpellier*, . . chez
- Gabon fils.
- Sévalle.
à *Nancy*, ... chez Vincennot.
à *Nismes*, ... chez Melquiond.
à *Orléans*, ... chez Monceau.
à *Poitiers*, . . . chez Barbier.
à *Rennes*, ... chez M.lle S. Vatar.
à *Toulon*, ... chez Magdelain.
à *Toulouse*, . . . chez
- Sénac.
- Vieusseux aîné.

MANUEL-PRATIQUE

DE LA

MÉDECINE LÉGALE,

PAR CH.ᴸᴱˢ-Vᵗᵒʳ BIESSY,

Docteur en médecine, membre correspondant de la Société de la Faculté de médecine de Paris, associé correspondant de la Société médicale de Montpellier et de plusieurs autres sociétés savantes, médecin assermenté pour les rapports près la Cour et les Tribunaux de Lyon, etc.

Priùs est de crimine quàm de reo inquirendum.
GROTIUS.

TOME PREMIER.

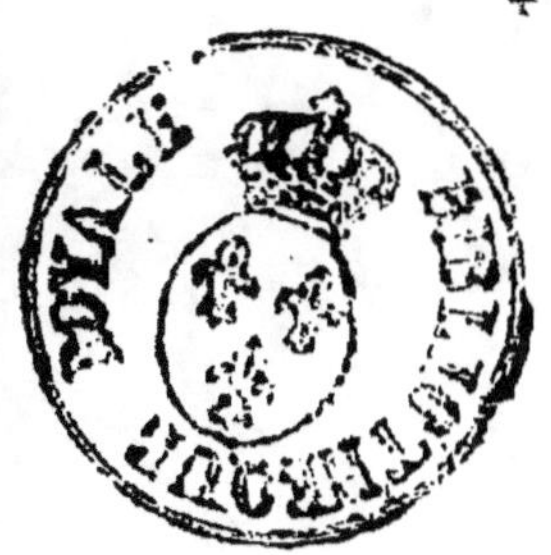

A LYON,

Chez ÉT. CABIN et Comp.ᵉ, Libraires, rue Saint-Dominique, n.º 19.

1821.

IMPRIMERIE DE J. B. KINDELEM.

A MESSIEURS

LES MAGISTRATS

DU

DÉPARTEMENT DU RHÔNE.

————

Mᴇssɪᴇᴜʀs,

L'ᴏᴜᴠʀᴀɢᴇ, dont j'ai l'honneur de vous faire hommage, renferme quelques vues neuves sur *la Médecine légale pratique;* j'ai cherché à fixer, d'une manière presque mathématique, les pronostics, pour tous les cas qui exigent des rapports de médecins, et à conduire, par cette voie, à l'appréciation exacte des délits et des crimes, et à une juste balance des dommages-intérêts.

J'ai eu en vue de faire naître le premier l'idée d'un ouvrage où tous les cas possibles *en Médecine légale* seraient décrits sous leurs diverses faces juridiques, et par là de présenter une base qui, une fois adoptée par les tribunaux et par le gouvernement, donnât à la Médecine légale une stabilité dans ses moyens et dans son but, qui en fît une science vraiment utile et digne d'être appelée légale ou juste ; à tel point que ses pronostics étant fixés pour tous les cas d'une manière certaine et déterminée, MM. les juges, les avocats et les parties pussent, sans le secours d'autrui, apprécier eux-mêmes la léthalité et les suites de chaque lésion, par cause externe, et juger ainsi de l'exacte justesse des divers rapports.

Ce travail contient encore une collection clinique de tous les rapports que j'ai rédigés sous vos ordres. Ils forment une réunion de tous les cas à peu près possibles, offrent aux médecins des guides pour chacun de ceux qu'ils peuvent être appelés à rédiger, et aux magistrats, des moyens faciles pour reconnaître la régularité ou l'imperfection des différens rapports qui pourraient être mis sous leurs yeux.

Quoique le fruit de quinze années de pratique et d'observations journalières dans une partie aussi difficile que délicate à remplir, et dans laquelle le médecin est toujours à découvert, puisque, près du banc des accusés, sa conduite et ses connaissances ressortent, ainsi que le crime, de la déposition des témoins et de l'ensemble des débats, ce travail est peut-être susceptible d'une plus grande perfection; aussi ai-je appelé sur lui l'attention des médecins. Ils me trouveront toujours disposé à profiter de leurs lumières et de leurs avis, toutes les fois qu'ils auront pour objet le perfectionnement de la science et l'avantage du sujet que je traite.

La gravité de la matière m'a engagé à soumettre ce travail à M. Després, procureur du Roi pour l'arrondissement de Lyon. C'est lui qui le premier, par une approbation que sa franchise et l'étendue de ses connaissances rendaient précieuse, m'a enhardi à le mettre au jour. Je l'ai également communiqué à plusieurs médecins de notre ville. Enfin, j'ai appelé sur lui le jugement de la société de la faculté de médecine de Paris.

M. le professeur Dumeril, secrétaire de ce corps savant, en m'accusant la réception de mon manuscrit, voulut bien m'écrire en date du 19 juillet 1820 : « Je ne doute pas » que cet ouvrage, qui m'a paru dicté par » une expérience très-éclairée, ne soit bien » apprécié par la société. » Le lendemain MM. les professeurs Chaussier et Richerand furent chargés par la société d'examiner l'ouvrage, et de lui en faire un rapport. Dans sa séance du 31 août, sur le compte verbal qui lui en fut rendu par M. Chaussier, elle daigna m'élire pour l'un de ses correspondans nationaux. Enfin, le 31 décembre dernier, MM. les commissaires donnèrent leur rapport qui fut adopté, et m'a été transmis par les soins du secrétaire de la société, M. le professeur Dumeril (1).

---

(1) Il sera littéralement transcrit ci-après.

Tout le monde rend justice aux rares talens, aux connaissances étendues de MM. Chaussier et Richerand. On sait combien de savans mémoires sont sortis de la plume du premier de ces professeurs sur cette même branche de la science, *la médecine légale.* En

C'est donc sous les auspices, et d'après le jugement des maîtres de la Médecine française, que j'ai l'honneur, MM. les Magistrats, de vous présenter cet ouvrage. Qui mieux que vous pourrait en apprécier l'utilité et en favoriser le succès ? Organes de la justice, vous êtes chaque jour appelés par vos nobles fonctions à la recherche de la vérité, presque toujours voilée par les passions qui cherchent à la déguiser, surtout dans les questions de médecine où le doute semble attaché à chaque fait ; où l'amour-propre, le goût de l'opposition, etc. peuvent puiser tant d'argumens dans le vaste champ des conjectures, et écarter ainsi les faits certains pour leur substituer, avec le doute et l'incertitude, les puériles craintes des dangers qui marchent à leur suite.

En accueillant mon hommage, MM. les

---

regrettant pour mon compte que ces matériaux précieux soient dispersés et d'une réunion difficile, espérons que M. le professeur Chaussier voudra bien un jour les rassembler lui-même et en enrichir nos bibliothèques. L'assentiment de ce savant nous donne lieu de croire que nous ne nous sommes pas écartés de sa route et de ses vues en *médecine légale pratique.*

x

Magistrats, vous applaudirez aux efforts
que j'ai faits pour fixer toute incertitude ,
aplanir autant que possible tous les doutes,
et par là me rendre utile à mon pays.

J'ai l'honneur de vous offrir l'expression
de mon entier dévouement, et du profond
respect avec lequel je suis,

Messieurs les Magistrats ,

Votre très-humble et très-
obéissant serviteur ,

Lyon, le   juillet 1821.

Nota. L'impression de cet ouvrage a été retardée jusqu'à ce jour, par une perte des plus douloureuses pour
l'auteur, perte qui le force de le faire paraître volume par
volume, ayant suspendu depuis plus de dix mois tout travail de cabinet.

RAPPORT.

PARIS, le 30 Décembre 1820.

LE secrétaire de la Société de Médecine, professeur à la Faculté, etc., certifie que le rapport suivant a été lu et adopté par la Société dans sa séance du 21 décembre 1820 :

Nous avons été chargés par la Société (M. Richerand et moi) de lui rendre compte d'un ouvrage manuscrit, intitulé *Manuel-pratique de la Médecine légale*, par M. Biessy, docteur en médecine, membre de plusieurs sociétés savantes, et médecin assermenté pour les rapports près la Cour et les Tribunaux de Lyon.

Après avoir exposé les motifs et le plan de son ouvrage, l'auteur traite, dans un premier chapitre, des blessures en général, de leurs effets, de leurs accidens, de leur division ou classification. Dans les deuxième et troisième chapitres, il considère les diverses terminaisons de blessures qui ont lieu, soit aux parties molles, soit aux parties dures. Le quatrième chapitre est consacré à exposer les règles générales que l'on doit observer dans les visites et rapports juridiques. Et dans un cinquième chapitre, qui a pour titre *des Rapports en particulier*, M. Biessy rapporte un grand nombre de cas pour lesquels il a été appelé.

Cet ouvrage, généralement écrit avec clarté et méthode, contient les préceptes les plus importans pour l'exercice de la médecine légale. A tous égards, il mérite d'être accueilli, et ne peut être que fort utile.

Nous proposons donc à la Société d'accorder son approbation au travail de M. Biessy, et de l'inviter à le terminer et à le publier.

Le 21 décembre 1820.

Signé, RICHERAND et CHAUSSIER, rapporteurs.

DUMÉRIL, secrétaire.

MANUEL-

MANUEL-PRATIQUE

DE LA

MÉDECINE LÉGALE.

MOTIFS ET PLAN DE CET OUVRAGE.

HONORÉ de l'estime des Magistrats et du suffrage des premières autorités de Lyon, ma ville natale, je fus appelé en 1806 aux fonctions de médecin aux rapports près la Cour et les Tribunaux de cette grande cité. Jaloux de répondre à la confiance dont je venais de recevoir ce témoignage flatteur, je suivis assidûment pendant plusieurs années les audiences criminelles et correctionnelles, et ne négligeai rien de ce qui pouvait me mettre dans le cas de remplir, avec une juste sécurité, un ministère important, quelquefois difficile, et toujours très-délicat. L'étude, la méditation des ouvrages qui traitent de cette science, enfin la bienveillance que voulurent bien me continuer les Magistrats chargés successivement du ministère public, me firent concevoir toute l'étendue des obligations attachées à la place de médecin aux rapports; et la pratique

1

me démontra bientôt les difficultés qui se rencontrent fréquemment dans l'exercice de ces fonctions. Je reconnus combien un rapport peut avoir d'influence sur la décision des juges et des jurés, et, par une suite nécessaire, sur l'honneur et la fortune des citoyens.

L'observation ne tarda pas à me démontrer que dans beaucoup de cas, sans nul soupçon de crime, mais déterminée seulement par les circonstances dans lesquelles un cadavre est trouvé, l'autorité ordonne un rapport judiciaire. Alors tout dépend, pour ainsi dire, de ce seul rapport; tout est, en quelque sorte, subordonné à la sagacité et à l'activité du médecin légiste. On pourra reconnaître, par la lecture de cet ouvrage, que plusieurs fois des crimes que j'ai été dans le cas de démontrer par mes opérations légales, ont été promptement suivis non-seulement de la découverte de leurs auteurs, mais encore de la connaissance des circonstances particulières du délit; en un mot, que tout le succès de la procédure criminelle a dépendu de cette première opération.

La pratique me convainquit encore que les auteurs qui ont traité de la médecine légale, n'offrent pas toujours des solutions positives : souvent même ils gardent entièrement le silence sur des questions d'un haut intérêt, et que j'ai vu agiter devant les tribunaux. Celle-ci, par exemple : *Une femme enceinte de sept mois et plus, peut-elle suffisamment dissimuler son état pour en imposer réellement à l'homme qui l'épouserait à ce terme de grossesse?*

Il en est de même de beaucoup de questions relatives aux plaies de la tête, aux crevasses des organes, surtout à celles qui peuvent survenir à la vessie, à la rate, etc. Consulté sur plusieurs de ces cas par les jurisconsultes, et même par les magistrats, soit du Rhône, soit des départemens limitrophes, j'ai souvent regretté de ne pouvoir étayer mon sentiment de la décision des auteurs dont j'eusse désiré invoquer l'autorité.

Ce fut donc dans l'intention de provoquer des traités plus complets, qu'en l'année 1810 je publiai un aperçu général de cette science, soutenu de quelques observations pratiques.

Effrayé du danger qui existe à permettre l'inhumation des personnes réputées mortes, sans une visite préalable du cadavre par un médecin instruit et pénétré de l'importance de cette fonction, je cherchai, en 1817, à appeler la sollicitude de MM. les maires sur ce service essentiel, par une observation et des notes sur les morts apparentes (1).

Le nombre considérable d'asphyxiés, par submersion, que présente notre département, me fit espérer que je pourrais être utile à mes concitoyens, en publiant un mémoire qui a pour titre : *Secours à administrer aux individus dans l'état d'as-*

____

(1) Journal de Lyon, année 1817, n.° 96.

I.

phyxie (1), *et à ceux menacés d'hydrophobie.*

Enfin, des observations sur le cordon ombilical, recueillies dans des accusations d'infanticide, me mirent dans le cas d'appeler l'attention des savans sur la rupture de ce cordon (2).

L'indulgence avec laquelle ces essais furent accueillis devint pour moi un nouveau motif d'encouragement, et me détermina à réunir dans un même cadre et à soumettre à la discussion des savans quelques idées neuves sur la pratique de la médecine légale. Je les ai fait suivre des rapports que j'ai été dans le cas de dresser, afin de les appuyer sur des observations répétées, résultat d'une pratique longue et étendue.

J'étais convaincu par ma propre expérience que les auteurs modernes qui ont écrit sur la médecine légale, avaient embrassé cette science d'une manière trop générale, en confondant sans cesse sous une seule description et, pour ainsi dire, sous un point de vue unique, des parties essentiellement distinctes dans leur objet et par leur nature. C'est une vérité à laquelle les professeurs Mahon et Foderé rendent

---

(1) J'ai appris avec la plus vive satisfaction que plus d'une fois mon mémoire a pu être utile. Dans une commune de notre département, et dans un cas qui paraissait désespéré, une dame, l'ouvrage à la main, a dirigé les secours qu'on portait à un enfant asphixié par submersion, et les soins ont été suivis du plus grand succès.

(2) Journal de Lyon, années 1818 et 1819.

hommage, quand ils établissent, que « la médecine
» légale peut être considérée sous deux points de
» vue également intéressans pour le bonheur public:
» le premier, comme base fondamentale de toutes
» les lois; le second, l'art de faire les rapports. »

M. Foderé va même plus loin dans la dernière
édition de son ouvrage. Voici comment il s'exprime,
page 57 : « Tous ces motifs démontrent la nécessité,
» ce me semble bien établie, d'ajouter près de
» chaque faculté de droit ou de chaque cour
» une chaire de médecine légale, sous l'obli-
» gation aux étudians en droit de s'instruire en
» cette science, et de subir un examen sur les
» questions qui la concernent avant de recevoir
» leurs grades. » Or le législateur, le jurisconsulte
et le médecin aux rapports, se divisent l'ensemble
de cette science, et, sur cet ensemble, ils prennent
chacun des matériaux pour un but différent.

La première partie de cette science, celle qui
d'un coup-d'œil embrasse le physique et le moral
des hommes, leurs besoins et les influences région-
naires, etc., appartient au philosophe et au législateur. C'est en combinant dans sa sagesse l'état physiologique des peuples, toujours en harmonie avec
le sol, le climat, etc.; c'est en observant la diver-
sité des passions, leur origine, les causes locales
qui les exaltent; c'est en réunissant, comme les
anciens sages, les connaissances de la physique animale à celle du cœur humain, que le législateur
peut donner aux peuples des lois appropriées à

leur organisation, et régler avec justice les devoirs de l'homme dans l'état social. Les passions sont identifiées à son existence, le législateur ne saurait l'en affranchir entièrement; mais il peut, il doit les modérer et les contenir.

Cette vérité est tellement sensible, qu'avant le code actuel, les us et coutumes de chaque contrée attestaient les modifications dont la loi générale était susceptible pour chaque région. Et c'est peut-être une des considérations qui ont déterminé le législateur à accorder aux juges par le nouveau code, une grande latitude pour l'application des peines.

La seconde branche de la médecine légale, celle qui discute et règle, d'après la loi, les droits réciproques des parties, est entièrement du domaine du jurisconsulte et du magistrat. Le fait judicieusement examiné par le médecin légiste, parfaitement établi, et surtout soigneusement dégagé de toute conséquence étrangère, l'un et l'autre apprécieront mieux le droit du blessé et la défense du prévenu; les juges, suffisamment éclairés, prononceront leurs arrêts avec certitude et sécurité.

Le troisième point de vue sous lequel la médecine légale peut et doit être considérée, celui auquel je crus devoir m'attacher uniquement, en est donc la pratique technique, et renferme les rapports proprement dits. Ce n'est pas dans le simple mérite de savoir coordonner et présenter des faits plus ou moins bien observés, et les décrire dans un acte

public, que consiste la pratique technique de la
médecine légale. « La rédaction des rapports mérite
» certainement toute l'attention du médecin légiste ;
» mais ils ne sont que le matériel, que l'expression
» de la pensée, de même que la main n'est que
» l'instrument de l'intelligence, » a dit très-judicieusement M. Foderé dans le dictionnaire des
sciences médicales, article légale (*médecine*). Mais
la partie technique de la médecine légale est, selon
moi, sa pratique raisonnée, son étude d'observations cliniques, enfin cette partie de la médecine, qui s'applique uniquement à savoir tout ce
qu'un médecin aux rapports, ou commis pour un
rapport, doit rechercher dans chaque cas particulier,
pour fonder une conviction sage, exempte, autant
que possible, du doute, dépouillée de tous les
effets étrangers à l'action que la loi réprime ; à en
démontrer les effets physiques dans les résultats
qu'ils auront pour la santé, la vie, la moralité ou
l'intérêt d'un ou de plusieurs individus. Ou mieux
encore : elle est l'étude particulière de toute action
criminelle qui doit être réprimée, et de toutes les
causes possibles qui peuvent agir sur l'organisation
humaine, pour en déterminer les effets et en baser
les conséquences.

Je sentis donc bientôt la nécessité de me faire,
pour ma pratique médico-légale, un travail particulier, au moyen duquel je pusse avoir pour toutes
les questions une description simple, clinique, dépouillée des vues et des considérations étrangères

au cas qui se présentait; description qui, dès-lors, me conduisit toujours à une solution légale ou à un pronostic certain.

Ainsi, je conviendrai avec Mahon et les auteurs qui l'ont suivi, que l'art de faire les rapports en justice n'est qu'une partie de la médecine légale ; mais je suis bien loin de partager leur opinion lorsqu'ils disent : « Et l'on peut reprocher à ceux qui » s'y sont bornés d'avoir substitué à une science » transcendante par sa nature et son objet, l'exer- » cice technique de l'une de ses parties. » Ce serait à plus juste titre, peut-être, que l'on pourrait dire que jusqu'à ce jour cette pratique technique n'a point eu de base fixe, et que, livrée à l'arbitraire des médecins légistes, elle a dû souvent être dangereuse ; et alors on accuserait ces écrivains d'avoir beaucoup trop négligé la partie technique et pratique de la science, et de n'avoir, pour ainsi dire, rien fait pour les médecins aux rapports. M. Foderé lui-même l'avoue dans son introduction à la médecine légale. « Je conçois, dit cet auteur, qu'un ou- » vrage aussi volumineux que celui-ci ne sera pas » toujours à portée de tous les officiers de santé des » campagnes ; c'est pourquoi je regarde comme » d'une utilité générale la rédaction d'un catéchisme » de médecine légale, semblable à ceux qu'on a » imaginé de faire pour les accouchemens et pour » les secours à donner dans les morts apparentes. »

Je dirai plus : il est impossible qu'un ouvrage dans lequel on a constamment traité la science dans son ensemble, puisse toujours diriger le praticien. Je l'ai éprouvé par moi-même, et c'est un des principaux motifs qui m'ont déterminé à entreprendre le travail que je donne aujourd'hui. J'ai voulu y tracer avec clarté et précision la conduite à tenir dans les divers cas, et tout ce qu'il importe de rechercher, d'après la nature de l'opération pour laquelle le ministère de l'officier aux rapports peut être requis ; enfin un pronostic certain et immuable pour chaque espèce de lésions.

Pour que le rapport en justice remplisse entièrement son objet, il doit établir d'une manière positive, sans incertitude, sans équivoque, tous les signes sensibles observés, et propres à faire connaître la cause générale ou particulière qui a dû opérer l'effet dont on se plaint. Il doit faire sortir de cette cause seule, réduire à cet effet unique l'acte produit, sans aucune considération des accidens qui pourraient survenir par le fait du plaignant, des assistans, ou même des circonstances dans lesquelles le blessé se trouverait placé. Enfin, il doit signaler avec précision ce que cet effet sera par lui-même, dégagé de toute complication autre que celle résultant de sa nature particulière, de la cause qui l'a produite, du siége sur lequel l'action de celle-ci s'est portée, et surtout eu égard aux procédés les plus sûrs comme les plus simples pour arriver à une terminaison naturelle, d'après les principes de l'art et les moyens curatifs reconnus en sa puissance. En effet, l'expérience et une longue pratique m'ont fait étendre à toute espèce de lésion , considérée sous le point de vue de la médecine légale , ce que M. Richerand dit des plaies , et reconnaître avec lui « qu'une lésion quelconque est une maladie aiguë, » tendante à une solution heureuse , et qui y arrive » par la succession ou le passage de la partie blessée » à divers stades ou modes , dans un temps marqué » et constamment le même , lorsqu'aucune sur- » cause n'en entrave la marche ou n'en intervertit » le cours. »

J'avais déjà fait voir le danger qui existe à ne pas réduire la blessure à son effet seul , lorsque j'écrivais dans mon premier aperçu : C'est donc **avec** beaucoup de justesse et de sagacité que **MM.** les comtes Berlier , Corsiny et Pelet , ont dit dans leurs discours sur le code pénal : « Tout délit de police » correctionnelle peut , avec une circonstance de » plus , s'élever à la qualité de crime ; et tel crime » peut, avec une circonstance de moins, n'être plus » qu'un délit. » (1) En effet, si les lois, dans certains cas, paraissent diriger leur rigueur contre l'intention avec laquelle le prévenu a agi ; dans d'autres, elles déterminent encore , et la compétence et la peine , d'après la longueur du traitement qu'exige une blessure , et, sous ce rapport, leur application est totalement subordonnée au pronostic émis par le médecin rapporteur.

Déjà Ambroise Paré , dans son traité des rapports,

____

(1) Edition stéréotype, livre 13, page 27.

Devaux et autres, avaient tenté de présenter la médecine légale-pratique d'après cette méthode simple, facile, et surtout équitable. Si ceux qui leur ont succédé ont traité la matière sous un point de vue plus général et plus élevé ; si, comme nous l'avons observé, ils ont peu ou point écrit pour le médecin chargé des rapports ; en regrettant cet oubli, nous conviendrons toutefois qu'ils ont étendu les limites de la science, et qu'ils ont à ce titre bien mérité de l'humanité. MM. Mahon, Foderé et une grande partie des auteurs, offrent bien dans leurs ouvrages un assemblage de faits judicieusement choisis, clairement présentés, discutés avec soin ; mais jamais, ou presque jamais, on n'y trouve une solution positive et légale. Ce doute philosophique, cette défiance modeste de soi-même, apanage ordinaire des talens supérieurs, est louable sans doute dans quelques circonstances, et il est bien différent de ce doute de l'ignorance ou du peu d'attention, contre lequel M. le Procureur du Roi près le Tribunal de Strasbourg s'est si justement récrié, en disant que « les gens de l'art étaient commis, non » pour faire naître des doutes, mais pour les éclair- » cir. » (1) En général, cependant, l'incertitude dans laquelle ces écrivains laissent le lecteur est encore plus dangereuse. D'un côté, ceux qui ne voient dans le doute des auteurs qu'une sage pru-

____

(1) Dictionnaire des sciences médicales, art. (médecine *légale*).

dence, et qui d'ailleurs, par le défaut d'une pratique consommée, ne sont point assez forts de leur propre jugement, n'osent énoncer dans un rapport une vérité terrible ou consolante ; de l'autre, ce silence laisse entièrement à l'arbitraire du rapporteur le pronostic d'une blessure quelconque ; arbitraire effrayant pour l'accusé, pénible pour les juges, ridicule pour l'art. En effet, supposant, par exemple, une lésion susceptible d'être réunie par première intention, le médecin en fixera aujourd'hui le traitement à un temps quelconque ; et demain, pour une blessure absolument semblable, il estimera que la guérison ne peut être complètement opérée que dans un espace de jours plus ou moins long. Cependant ce temps de traitement, comme celui de toutes les lésions possibles, a un temps fixe, déterminé, et constamment le même chez un sujet sain et exempt de l'action des surcauses, lorsque l'action produite a porté sur les mêmes tissus et de la même manière. C'est pour tous les cas une maladie aiguë, tendant à une solution heureuse. D'ailleurs le temps nécessaire à toute résolution qui peut s'opérer dans une lésion produite par une cause externe, celui de toutes les blessures qui doivent guérir par suppuration, celui de la chute d'un escarre, de la réunion par suture, ou par juxta-position, pour les plaies ; le temps nécessaire pour la formation du cal, dans les fractures, etc., ne peut-il pas être apprécié et reconnu exiger un délai fixe, toujours le même, pour un sujet sain et à l'abri des surcauses ? A quelle partie de l'art, plus qu'à la médecine légale, doit donc appartenir l'application de ces connaissances précieuses ? et n'est-on pas autorisé à se plaindre de ne la trouver nulle part ?

Tels sont les principes qui dirigent constamment mes rapports, la base d'après laquelle j'établis le pronostic des blessures que je suis appelé à examiner. Comme c'est en s'attachant aux mêmes principes, reconnus immuables, que la médecine légale prendra ce caractère de stabilité qui doit la distinguer; c'est aussi par eux que le jurisconsulte et le juge pourront reconnaître l'impartialité du médecin et le mérite du rapport. Si cette marche est la seule qui puisse atteindre le but désiré par M. Foderé, page 232 de son ouvrage, où il dit : « Les hommes de l'art seront toujours assurés de » produire un très-grand bien, en mettant sous » les yeux des ministres de la justice toutes les » raisons et tous les faits propres à les éclairer sur » la gravité réelle et intrinsèque du délit ; » elle aura encore l'éminent avantage de remplir la lacune dont il se plaint, page 247, lorsqu'il demande : « Quel poids, quelle balance ont les juges pour » proportionner les peines infamantes ou simple- » ment correctionnelles à la gravité intrinsèque de » la blessure, autre que la conscience et les lumières » des gens de l'art ? Et que dirons-nous de l'action » civile, des dommages et intérêts toujours pro- » portionnés à l'importance de la lésion ? »

Les connaissances humaines , quoiqu'en dise quelque part un auteur cité, ont fait, surtout en chirurgie, d'immenses progrès ; il serait donc plus qu'imprudent de prononcer en médecine légale, du moins pour la majeure partie des questions, d'après l'avis des anciens, et de fonder, pour tous les cas, son pronostic sur ce qu'ont enseigné Celse et Hévin. Il ne serait pas moins dangereux de résoudre certaines difficultés, uniquement d'après leur avis, ou par des principes qui ne conservent plus dans l'art que le respect dû à la vétusté et à l'habitude. Je rejetterai donc de la médecine légale toutes ces règles, qui ne décident les questions qu'en faisant plier le fait à des principes généraux, résultant uniquement de l'importance d'un organe. Comme si, par exemple, quelque essentiel que soit le cerveau dans l'organisation de l'individu, toutes ses lésions étaient nécessairement mortelles.

Abandonnons également l'avis de Bohnius et de Teichmeyer, qui, d'après le sentiment d'Hippocrate, déclarent toutes les plaies de l'estomac absolument mortelles, et regardent comme autant de phénomènes miraculeux toutes blessures de ce viscère qui n'ont pas entraîné la perte de l'individu.

En lisant Zittmann, on reconnaîtra aisément quel degré d'influence le sentiment erroné des anciens peut quelquefois exercer sur la décision d'hommes recommandables d'ailleurs par d'utiles travaux et l'étendue de leurs connaissances. Cet auteur rapporte qu'une plaie de l'estomac fut jugée mortelle de sa nature par la faculté de Leipsick, et susceptible de guérison par celles d'Hemstadt et de Wittemberg. Valentini cite une décision également contradictoire. La faculté de Giessen avait déclaré accidentellement mortelle une plaie au même viscère, et le collége des médecins de Francfort décida qu'elle l'était essentiellement. Il en sera toujours ainsi lorsque les jugemens ne s'appuieront que sur des autorités ou sur l'importance de l'organe lésé, et non sur le fait seul de la lésion, analysée et réduite à la juste valeur de sa cause et de son effet.

L'avis des mêmes auteurs sur les blessures de la tête, quoique légères ; sur celles du péricarde ; sur celles qui portent sur le cœur, etc., n'offre-t-il pas autant d'exemples frappans des erreurs dans lesquelles on peut tomber en suivant aveuglément des divisions qu'une saine raison désavoue, et que réprouve l'expérience journalière. Ne nous livrons point cependant aux extrêmes, mais conservons de sages limites et des principes justes. Ne considérons point, ainsi que nous l'avons vu faire très-récemment, l'ouverture d'un tronc artériel (la crurale) comme susceptible de guérison, par le motif que l'art peut en faire la ligature lorsque sa section est commandée par une opération ; tandis que sous l'influence d'une cause soit criminelle, soit accidentelle, la mort en est ordinairement le résultat presque immédiat. Tels sont les motifs puissans qui m'ont déterminé à rejeter toute division de blessures, et à ne les considérer comme simples ou graves que d'après leur siége et leur terminaison prévue dans la plus grande partie des lésions absolument locales ; enfin, à n'envisager une plaie que comme grave, tant que l'événement n'aura pas prouvé qu'elle fut mortelle, et que l'ouverture du cadavre n'aura pas démontré que la mort a été le résultat immédiat de la lésion d'une partie ou d'un organe, par un effet direct de la cause qui fut au-dessus de tous les secours de l'art ; en un mot, à ne jamais envisager ou présenter comme mortelle une blessure quelconque, lorsqu'elle aurait pu parvenir à une terminaison heureuse, sans l'intervention d'une cause étrangère au fait que la loi réprime.

L'ouverture du cadavre, au cas de mort, peut donc seule obvier aux erreurs toujours graves, dans un art où les droits respectifs doivent être balancés avec une scrupuleuse réservé. En déterminant les peines, en les graduant, la loi a particulièrement voulu les proportionner à la gravité que présente chaque fait et au temps de traitement particulier à chaque lésion, mais réduite aux effets de la seule cause qui l'a produite. Les auteurs qui ont écrit sur la médécine légale ne se sont cependant pas toujours renfermés rigoureusement dans ces principes, puisqu'ils rangent le tétanos, par exemple, dans les effets appartenant à la première cause, tandis qu'il est facile de démontrer que, le plus souvent du moins, il est le produit d'une surcause.

En

En décrivant les diverses blessures, sous le rapport de la médecine légale, je signalerai soigneusement les complications générales ou particulières qui sont inhérentes à chacune d'elles, ou qui peuvent les suivre par l'effet seul de la cause criminelle qui aura agi, ou du siége de la lésion. Quant aux autres, je me bornerai à en donner l'aperçu par des rapports ou des observations renvoyées à la fin de chaque question, bien persuadé que le médecin aux rapports doit se renfermer strictement dans le fait seul pour lequel il est requis; qu'il ne doit s'arrêter qu'aux signes certains et caractéristiques de la lésion, en suspendant son jugement sur les cas qui ne présentent que des signes rationnels, qui pourraient même avoir quelque liaison directe avec l'action d'une cause légale.

En effet, le juge équitable exige des preuves matérielles. Ce fut la maxime de tous les peuples, de tous les âges. Chez nous, Charlemagne, ce grand prince, ce sage législateur, avait dit : « Qu'un juge » ne condamne jamais qui que ce soit, sans être » sûr de la justesse de son jugement; qu'il ne dé- » cide jamais de la vie des hommes par des pré- » somptions : qu'il voie la preuve claire, et qu'après » cela il juge........ Il n'y a rien de si dangereux » ni de si injuste, que de hasarder un jugement sur » des conjectures : toutes les affaires où la preuve » consiste en indices et ne va qu'à former un doute, » doivent être réservées au souverain jugement de » Dieu. »

Le médecin aux rapports doit bien se pénétrer de l'esprit qui a dicté cette ordonnance de l'un de nos plus grands rois. Et ne voyons-nous pas d'ailleurs tous les jours, soit dans les maladies en général, soit dans les blessures, qu'une foule de signes généraux et particuliers, mais seulement rationnels, paraissent indiquer au médecin la lésion de tels ou tels organes, tandis que l'ouverture du cadavre démontre le plus souvent que le siége de la maladie était dans un tout autre viscère. Dernièrement, et dans le temps même où je m'occupais du travail que je soumets aujourd'hui au public, j'en ai recueilli une preuve remarquable. La voici :

Une demoiselle de cette ville, demeurant rue Vaubecour, se jeta par la croisée de sa chambre. Elle éprouvait depuis quelques années des maladies nerveuses qui, plusieurs fois, furent même portées jusqu'à des aliénations passagères. Presque tous les médecins en réputation qui résident ici avaient été consultés, et l'avis général était que la cause et le siége de la maladie se trouvaient dans l'estomac ou le foie, dans la rate ou le pancréas. Son médecin ordinaire, faisant conjointement avec moi l'ouverture du cadavre, m'annonça d'avance son opinion et celle des docteurs consultés ; mais il fut bien surpris de trouver toutes ces parties parfaitement saines, ainsi que l'ensemble des organes digestifs, tandis que nous reconnûmes que les ovaires seuls étaient attaqués ; qu'ils étaient durs, comme squirreux, et de la grosseur d'un œuf de poule. Cette observation n'offre rien de particulier pour l'art, elle se représente tous les jours, surtout pour les névroses; mais, d'après une pareille expérience, que doit-on penser des pronostics en médecine légale qui ne seraient fondés que sur des signes purement rationnels? Que prononcer dans les cas qui ne présentent aucun signe sensible? Suivant moi, le seul parti à prendre dans une pareille circonstance, le parti légal, c'est de décrire ce que le malade déclare éprouver, d'énoncer la liaison qui peut exister avec telle ou telle affection, et de ne rien donner pour certain. J'en conclurai encore que la pratique de la médecine légale manque d'un ouvrage purement clinique, dans lequel tous les cas possibles observés et décrits, puissent servir de base à tout médecin chargé de faire un rapport. Dans la vue de remplir ce vide, j'ai réuni tous les rapports que j'ai été dans le cas de dresser, et je présente aujourd'hui ceux relatifs aux lésions par cause externe.

La nature propre de ce travail ne paraîtra pas neuve aux personnes qui connaissent l'ouvrage de Devaux et celui de Beloc. Sans dire qu'ils ne sont plus à la portée des connaissances de ce jour, sans vouloir en marquer les imperfections ou les omissions, il me suffira sans doute d'observer que l'ouvrage de Devaux, le plus parfait en ce genre, date de 1703, et que son utilité reconnue en a épuisé promptement plusieurs éditions. Quant à celui de Beloc, qui ne remonte qu'à une vingtaine d'années, c'est un manuel incomplet, renfermant de bonnes choses, contenant quelques erreurs, mais loin de tout offrir.

Dans ce travail je me suis proposé :

Premièrement, de rechercher avec soin et de déterminer d'une manière précise le temps fixe de traitement qu'exige chaque blessure pour arriver à une guérison parfaite, en suivant les divers stades qu'elle doit parcourir chez un individu, d'ailleurs sain, ce qui m'a conduit à admettre pour les pronostics en médecine légale, les règles que je présente dans le tableau inséré dans cet ouvrage.

Deuxièmement, j'ai signalé avec une scrupuleuse exactitude tout ce que le médecin doit rechercher dans chaque cas pour lequel il est appelé ; et j'offre ces recherches dans le même ordre qu'il doit observer lui-même, en les décrivant dans son rapport.

Troisièmement, j'ai soigneusement rejeté toute classification admise jusqu'à ce jour pour le pronostic des lésions, en démontrant combien elles pouvaient devenir fautives et dangereuses, à moins que l'événement survenu ne permît d'en faire une application certaine par le fait ou par l'ouverture du cadavre. J'ai établi d'une manière générale une classification des blessures, fondée sur l'effet déterminé par la cause, qui, ayant pour base celle donnée dans les derniers temps aux poisons, est propre à faire suivre l'identité qui existe entre l'action des substances chimiques et celle des agens mécaniques pour le temps du traitement des unes et des autres, ce qui conduit à un résultat certain pour le pronostic.

Enfin j'ai réuni dans cet ouvrage tout ce que l'expérience et une longue pratique ont pu m'enseigner ; et j'ose croire que, sous plus d'un rapport, il peut être utile non-seulement aux médecins et aux jurisconsultes, mais encore aux juges et aux divers dépositaires de l'autorité en matière de police répressive.

La science de la médecine légale, comme toutes les autres branches des connaissances humaines, et peut-être davantage encore comme science certaine, offre à l'homme qui s'y attache des attraits puissans. Il s'identifie en quelque sorte avec elle ; elle devient, s'il est permis de s'exprimer ainsi, son aliment journalier. Heureux celui qui, doué par la nature d'un génie assez vaste, peut, par des études premières plus étendues, en mieux saisir et suivre toutes les parties ! Puissent mes lecteurs ne me juger que sur le vif désir que j'ai d'être utile, et accorder à ce nouveau travail la même indulgence avec laquelle le public a daigné accueillir mes premiers essais.

CHAPITRE PREMIER.

DES BLESSURES EN GÉNÉRAL.

En médecine légale, le mot *blessure* offre l'idée d'une lésion quelconque, effet sensible d'une cause extérieure dont la loi poursuit l'agent, soit comme réfractaire aux règlemens généraux de santé et de salubrité commune, soit comme coupable d'un délit ou d'un crime privé. Ce terme ne sera donc plus ici, comme dans la chirurgie ordinaire, le synonyme de *vulnus sive plaga*. J'éviterai au surplus de répéter ce qu'ont écrit les divers auteurs qui ont traité de la pathologie, à moins que la clarté du sujet ne m'en impose la loi ; et je renverrai le lecteur qui désirerait approfondir les questions chirurgicales, aux savans ouvrages de MM. Richerand et Boyer. Ainsi, je me bornerai à considérer les diverses blessures d'une manière générale, et seulement sous les points de vue nécessaires et utiles à ma description.

Dans le dictionnaire des sciences médicales (1), M. le docteur Marc s'exprime ainsi : « Peut-être

---

(1) Au mot *blessures*, considérées sous le rapport de la médecine légale.

(23)

» aurait-il mieux valu rayer du langage médico-
» légal le mot *blessure*, comme terme générique,
» et lui substituer la périphrase de *lésion par cause*
» *externe* : celle-ci comporte en effet une accep-
» tion plus générale, et en même temps plus
» exacte. »

J'avais déjà dit (1) : En considérant avec attention le domaine de la médecine légale, on voit évidemment qu'il ne s'étend pas à toutes les maladies
qui peuvent affecter l'espèce humaine.

« Toutes les maladies auxquelles le corps hu-
» main est sujet, se rapportent à trois grandes
» classes. Toutes consistent en dérangemens physi-
» ques, en affections organiques, en lésions des
» propriétés vitales. » (2)

La médecine légale n'embrasse point une division aussi étendue, elle se borne au premier chef;
et lorsque les effets des affections organiques ou
ceux des lésions des propriétés vitales surviennent,
ils sont presque toujours secondaires et dépendans
des surcauses. En effet, si l'on réfléchit que dans
tous les cas de médecine légale il existe nécessairement une première cause externe qui a agi, on en
conclura que les seules maladies produites par les
causes extérieures que la loi réprime, peuvent
former le cadre des lésions dont doit s'occuper un
ouvrage uniquement consacré à la médecine légale.

------

(1) Page 23 de mon aperçu général.
(2) Nosog. chir., page 32.

Quelle que soit la cause qui a agi pour produire un effet sensible, soit que l'effort qui a déterminé celui-ci ait été plus ou moins violent, qu'il ait attaqué la surface extérieure du corps ou qu'il l'ait offensé intérieurement, qu'il soit le résultat d'une force physique ou de propriétés chimiques; il en surviendra toujours une lésion par cause externe, en un mot, une blessure quelconque. Mais si ce premier effet dégénère ensuite en affections organiques, telles qu'un état purulent, ulcéreux ou fistuleux, etc.; s'il excite quelques-uns des troubles dont la vie animale est susceptible, c'est toujours, ou du moins presque toujours par la survenance d'une surcause facile à reconnaître dans l'individu même, ou dans les circonstances sous l'influence desquelles il a été placé; et cette surcause, indépendante le plus souvent de la cause première qui a produit la lésion, sera dès-lors aussi indifférente au prévenu qu'elle est étrangère à ma définition.

D'après ces considérations, n'est-il pas temps de dépouiller enfin la médecine légale d'une foule de matériaux dont l'inutile alliage surcharge l'étude de cette science; d'en éloigner tous ces tableaux sous lesquels on a, jusqu'à ce jour, présenté son ensemble, et où figurent des ordres étrangers, tels, par exemple, que celui offert sous la classification de *blessures mortelles par accident ?* Sans doute, et dans beaucoup de cas, cette distinction résulte de la nature même de la lésion, j'en conviens volontiers; mais je suis loin d'admettre que ce qui est hors d'une science puisse y former un ordre, une espèce, et, par ce motif, je ne balancerai point à rejeter de la médecine légale les ulcères qui succèdent quelquefois aux plaies, puisqu'ils tiennent toujours à un vice local ou à un traitement vicieux, ou qu'ils sont produits et entretenus par un vice général existant chez l'individu. J'ai seulement dû conserver pour cette science les ulcères occasionés par un vice syphilitique transmis par une nourrice à un enfant, *et vice versâ*, etc., parce qu'alors ils sont les effets directs de la cause. De même, pour les maladies qui attaquent les os dans leur continuité, j'ai dû seulement admettre comme dépendantes de la médecine légale les fractures, les plaies des os, certaines caries; et rejeter les exostoses, les spina-ventosa, l'ostéo-sarcôme, les rachitis ou ramollissemens des os, comme n'étant jamais l'effet d'une cause que la loi réprime. J'ai également borné les lésions qui les affectent dans leur contiguïté, à l'entorse, aux diastasis, aux luxations, à certaines ankiloses inévitables, et j'ai distrait du domaine de la médecine légale quelques luxations consécutives qui ne s'opèrent que sous l'influence des surcauses, l'hydropisie des articulations, les corps étrangers qui s'y développent, et les tumeurs blanches ou lymphatiques qui peuvent survenir conjointement ou consécutivement à une lésion externe, parce que ces lésions sont toujours, comme les ulcères, l'effet d'une surcause.

Tous les auteurs en médecine légale ont parlé

de la distinction à établir entre l'effet immédiat de la cause criminelle et ceux résultant des surcauses ; mais, à ma connaissance, aucun d'eux ne s'est attaché à ramener par l'analyse les blessures à leur état de simplicité première ; c'est-à-dire à ne les voir que comme survenues chez un sujet sain, et ce qu'elles étaient au moment même où l'individu les a reçues, pour les conduire de là à leur terminaison naturelle, dans un temps fixe et déterminé par les divers stades qu'elles ont à parcourir. Cette distinction légale paraît cependant très-ancienne, et semble remonter même à l'époque où furent écrits les livres sacrés des Juifs. On lit en effet dans les lois de ce peuple : « Quiconque en aura frappé » un autre de manière à ce que la mort s'ensuive, » sera puni de mort. » Ce qui suppose, comme l'observe M. Foderé, l'inspection du cadavre pour décider si la mort a été la suite de la blessure, ou si elle a été l'effet d'une autre cause (1).

La loi *Aquilia* est également précise à cet égard, et elle prouve l'ancienneté de ce principe de justice, puisqu'il y est dit : *Que si un esclave avait été blessé sans que la blessure fût mortelle, et que cependant il en mourût par un effet de la négligence, etc., il n'y aurait d'autre action à intenter que celle de la blessure, et non celle de la mort.* M. Foderé rapporte que lors de l'abolition de la servitude, cette maxime devint peu à peu générale.

______

(1) Première édition, page 3, premier volume.

Le même principe se trouve encore confirmé par les diverses observations consignées dans les auteurs qui ont traité de la médecine légale. Paul Zacchias cite la rixe survenue entre Silvius et Ausovinus, dans un temps où la peste régnait à Rome. Ce dernier fut blessé, et mourut quelque temps après. Zacchias traite cette cause en médecin légiste, et démontre qu'Ausovinus est mort de la peste, et non par l'effet de ses blessures. La plupart des traités de médecine offrent des cas semblables. M. Pelletan en a observé, qu'il a consignés dans le mémoire placé à la fin du premier volume de sa clinique chirurgicale. J'en ai moi-même recueilli beaucoup, qui trouveront place dans cet ouvrage ; je me bornerai ici au fait suivant, qui forme l'objet d'un rapport de l'année dernière.

Ch. V. Biessy, docteur en médecine, membre de plusieurs sociétés, et médecin assermenté pour les rapports près la Cour et les Tribunaux de Lyon, etc.

Conformément à une ordonnance rendue le 12 mai 1819, par l'un de MM. les juges d'instruction criminelle pour l'arrondissement de Lyon, et conjointement avec mon collègue, soussignés, certifions nous être transportés dans la commune de Loire, où étant arrivés le 13 sur les huit heures du matin, et rendus chez M. Desgranges, juge de paix du canton, ce magistrat nous a conduits au cimetière de la même commune, où étaient réunis le sieur Civier, son greffier, M. Goi de Grand-Pré, chevalier de l'ordre royal de la légion d'honneur, médecin à

Givors, M. Jean Cristophe, maire de Loire; M. Champal, vicaire de ladite commune; Joseph Pichat, garde champêtre, et plusieurs autres témoins qui seront indiqués par le procès-verbal. M. le juge de paix a lu à haute voix le réquisitoire donné par M. Després, chevalier de l'ordre royal de la légion d'honneur, procureur du Roi pour l'arrondissement de Lyon, etc., tendant à l'exhumation du cadavre du nommé Giroud, ensemble l'ordonnance rendue par M. Joannon, juge d'instruction, qui nous commet pour en faire l'autopsie légale. Ensuite, il a invité M. Champal, vicaire, à désigner le lieu où a été déposé ledit cadavre; ce que celui-ci ayant fait, M. le juge de paix a ordonné aux fossoyeurs ordinaires de ladite commune de l'exhumer; ils y ont de suite procédé, et étant parvenus à la profondeur d'environ six pieds, ils ont découvert et enlevé un cercueil en planches, que nous avons fait placer sur des tréteaux. Ce cercueil décloué et le drap qui enveloppait le cadavre décousu, ce corps a été présenté aux témoins, qui l'ont tous reconnu pour être celui du dénommé en l'ordonnance.

Nous avons ensuite procédé à la visite et à l'ouverture de ce cadavre, toujours en présence des personnes ci-dessus indiquées, ce qui nous met dans le cas d'affirmer ce qui suit :

L'ensemble de ce corps était dans un état de putréfaction très-grande, très-active, et générale. La surface visitée, n'a laissé apercevoir aucune lésion par cause externe. La tête, dont la putréfaction était également très-grande, mais dans un rapport direct avec celle du tronc et des extrémités, nous a laissé facilement connaître la présence de deux plaies, dont l'une est située sur la partie supérieure et postérieure latérale gauche du crâne ; l'autre, peu distante de celle-ci, l'est au-dessus de l'angle supérieur de l'occipital et à sa gauche. La figure, l'étendue et la nature de ces solutions de continuité, indiquent qu'elles sont le produit d'un agent coupant et contondant, qui a agi sans une très-grande force, ou du moins sans porter l'action d'un corps dur et lourd, ce que démontrent les lèvres de ces plaies, qui, bien que ne portant point la netteté d'une lésion produite par un instrument éminemment tranchant, ne présentent en aucune manière l'écrasement ou comminution particulière aux plaies occasionées par des agens contondans, lourds ou agissant par une grande force.

La première de ces lésions a une direction presque horizontale, l'étendue de huit à neuf lignes, et nous devons noter pour celle-ci que **M. Grand-Pré**, qui a donné des soins au malade, nous rapporta qu'il avait agrandi cette blessure au moyen de l'instrument tranchant, dans des vues dont nous nous occuperons en rendant compte du traitement employé pour cet homme. La sonde a indiqué que la profondeur de cette blessure se bornait à l'épaisseur du cuir chevelu.

La seconde lésion étant dans une direction verticale, légèrement oblique de haut en bas, et de dehors en dedans, avait la même dimension, quoique elle n'eût point été débridée par l'instrument tranchant.

Nous avons enlevé tout le cuir chevelu, après avoir pratiqué une incision autour du crâne, bien au-dessous des lésions décrites, ce qui nous a confirmé, par la visite de la face crâniène de ces tégumens, que les blessures observées ne dépassaient pas leur épaisseur. Les parties sous-jacentes aux lésions visitées n'ont montré aucun changement de contexture ni d'altération maladive, ce qui nous a prouvé d'une manière concluante que les blessures étaient absolument bornées à la peau du crâne.

Après avoir disséqué toutes les parties molles qui recouvrent le crâne, nous avons vu que les os ne présentaient absolument aucun changement de couleur, ni aucune altération maladive pour les points qui répondaient aux blessures décrites, qu'enfin il n'existait aucune fracture dans l'ensemble de cette voûte osseuse. L'ayant enlevée au moyen de la scie, par une section circulaire, nous avons observé qu'à la surface cérébrale de cette voûte il n'existait aucune esquille d'os, détachée de la lame interne, et que l'étendue de toute cette surface ne présentait rien digne d'être noté.

Les membranes du cerveau n'ont laissé voir absolument aucun changement de couleur, aucune déchirure ou affaissement particulier, quoique partageant l'ensemble de la putréfaction. Elles recouvraient l'ancéphale, qui, lui-même, n'était point affaissé, quoique ayant perdu beaucoup de sa dureté par l'effet d'un degré de décomposition putride, toujours en relation avec l'ensemble de celui observé sur ce cadavre. Les ventricules étaient vides, le plexus choroïde était rouge, sans engorgement dans les vaisseaux, enfin le corps calleux, le cervelet et les dépendances cérébrales n'ont rien offert de maladif. Ayant enlevé ce viscère, nous n'avons trouvé aucun épanchement particulier, soit dans ses membranes, soit pour la base du crâne, aucune fracture, enfin absolument rien de maladif qui pût fixer notre attention.

Pour porter notre inspection sur les viscères de la poitrine et du ventre, nous avons enlevé toutes les parois antérieures du tronc, qui ont fait voir 1.º pour la poitrine les poumons sains, le gauche seulement était adhérent à la plèvre costale dans toute son étendue, ce qui décèle l'asthme sec dont on nous a dit que Giroud était affecté de son vivant. Le péricarde n'a rien offert; le cœur était sain, développé et mou dans sa substance, effet de la putréfaction; il était vide pour ses cavités. Les vaisseaux qui partent de ce viscère, et ceux qui y arrivent, observés dans leur tronc thorachique, n'ont rien montré. Le diaphragme n'a rien présenté de particulier, enfin la trachée et l'œsophage sont dans le même cas. 2.º Pour le ventre : l'estomac s'est présenté très-distendu. Ouvert, nous avons vu qu'il ne contenait absolument que des gaz, et que sa texture organique n'avait souffert d'altération que par la putréfaction. Les intestins étaient dans le même état. Le foie était très-développé et généralement noir. Ce viscère disséqué n'a montré dans sa substance aucun dépôt, enfin rien qui pût faire soupçonner que cet organe eût souffert de la corrélation naturelle qui existe entre lui et les plaies graves de la tête. Sa couleur observée nous a paru être le simple produit de la putréfaction. La vésicule biliaire était saine et peu gorgée. La rate était petite, noire, et n'a rien offert. Les reins n'ont rien montré. La vessie était vide, les organes externes de la génération très-tuméfiés.

Telle est la synthèse et l'analyse du cadavre de Giroud.

Pour asseoir actuellement un jugement légal sur la cause de la mort de cet homme, il est nécessaire de rappeler ici les circonstances commémoratives que nous avons recueillies, soit de M. le juge de paix du canton, soit de notre collègue M. Grand-Pré.

Giroud jouissait d'une parfaite santé, quoique attaqué d'un asthme depuis long-temps, lorsque, étant dans un état d'ivresse, il reçut à la tête les blessures décrites qui lui furent faites avec un vase de terre, dit cruche à eau. Aucun accident ne se présenta au moment même : le dénommé ne tomba point, il ne perdit pas connaissance ; s'étant retiré chez lui, il se livra à ses travaux ordinaires, pour lesquels il fut vu, dit-on, le lendemain travaillant ses terres à l'ardeur du soleil, et tête nue. Subséquemment,

quemment, il fut à quelques lieues de son domicile avec sa charrette et ses bestiaux, pour chercher du vin. Enfin, les renseignemens paraissent établir d'une manière certaine que Giroud n'avait rien éprouvé par l'effet de ses blessures.

Huit à neuf jours après, Giroud fut pris d'un état inflammatoire général, avec fièvre, pour lequel il fit appeler M. Grand-Pré, son médecin. Celui-ci nous dit qu'il le trouva ayant la peau sèche, le pouls élevé et plein, la figure colorée, les yeux animés, etc. Les blessures visitées lui présentèrent leurs bords rapprochés, sans suppuration et partageant l'inflammation générale. M. Grand-Pré débrida, comme nous l'avons observé, l'une de ces plaies, pratiqua une saignée, et dicta le régime anti-phlogistique. Malgré ce traitement, l'état général d'inflammation augmenta, quoique celui des blessures fût toujours le même, ce qui fit recourir à d'autres saignées et persister sur le régime anti-phlogistique; mais nous ne pouvons rester certains si les moyens judicieusement prescrits par le médecin du blessé ont été administrés avec soin. Quoi qu'il en soit, la mort est survenue le vingt-deuxième jour après celui où il a reçu les blessures désignées. Nous remarquerons donc que cette mort, d'après ce qu'on nous a dit, répond au treizième jour à partir de celui où la maladie de Giroud semble s'être manifestée. Il nous paraît également important de noter que l'agonie n'a pas duré vingt-quatre heures, et que jusque-là le blessé a conservé toutes ses facultés mentales.

Le caractère de la maladie de cet homme paraît donc s'expliquer autant par l'autopsie cadavérique, que par ce que nous en disent MM. Desgranges, Grand-Pré et autres personnes, et tout nous semble démontrer que la mort de Giroud a été le produit d'une fièvre angiothénique, de la nature de celle qu'on nomme fièvre ardente, et que cette maladie a été indépendante des blessures, puisqu'aucun signe particulier à la fièvre inflammatoire chromatique ne s'est manifesté alors ni par son invasion, ni par la série de ses phénomènes, ni par sa terminaison, et surtout par l'état local des blessures ; tandis qu'au contraire l'inflammation ardente a trouvé sa cause dans la conduite du blessé, a prouvé sa marche, et est arrivée au terme naturel de sa terminaison. En effet, elle s'est montrée sous l'exposition à l'ardeur du soleil, à des fatigues peut-être non accoutumées (nous avons été informés par M. le juge de paix que cet individu était d'un caractère mou et paresseux). Cette fièvre a duré treize jours, le cerveau a été libre jusque dans les derniers momens de sa vie, etc.

Or, si nous suivons actuellement les blessures que Giroud avait reçues, pour déterminer leur pronostic, sans égard à la maladie survenue ; leur nature, leur étendue, leur simplicité, tout paraît baser leur traitement par la réunion et la résolution, et dès-lors indiquer un pronostic de dix jours, sans l'intervention même d'autres moyens médicaux que ceux pris de l'hygiène. En foi de quoi, etc.

Tous les codes, et notamment celui des Français, ont proportionné les peines aux délits. En parlant de l'ordonnance de Charles V, connue en Allemagne sous le nom de Caroline, et qui y est encore aujourd'hui en vigueur, M. Marc observe que « non-» seulement les articles 147 et 148 rendent la mé-» decine indispensable à la jurisprudence ; mais » une infinité d'autres dispositions encore, qui, en » proportionnant les peines aux effets physiques du » délit, réclament par cela même une appréciation » scrupuleuse de ces effets. » (1)

M. Foderé établit le même principe, et en suit les conséquences dans le paragraphe 690. Voici comment s'exprime cet estimable auteur : « Mais » cette juste proportion qu'on ne saurait observer » avec trop de soin entre les délits et les peines , » et cette gradation qui en est la suite nécessaire , » les obtiendra-t-on avec des experts ignorans » chargés du rapport et du traitement de la bles-» sure, quand de ce rapport et de ce traitement » dépend toute entière la nature de la gravité légale » de la lésion? Ce qui n'aurait été que blessure » simple ou même coup, ne pourra-t-il pas devenir » meurtre? Ce qui n'aurait été suivi d'aucune lésion » de fonctions, d'aucune incapacité de travail per-» sonnel, ne pourra-t-il pas devenir entre les mains » de l'impéritie un motif de peines afflictives ou

(1) Manuel d'autopsie cadavérique du docteur Rose, tra-duit de l'allemand par M. Marc, page 8 de l'avant-propos.

» infamantes plus ou moins graves ? » Que de procédures ensevelies dans la poussière des greffes attestent la vérité de cette observation !

Mais a-t-on pris les moyens nécessaires pour prévenir ces dangers , pour prémunir les juges contre ces funestes erreurs ? A-t-on tracé aux médecins chargés du rapport, une ligne de démarcation entre l'effet produit par la cause criminelle et celui acquis sous des influences étrangères ? Quelle base a-t-on donnée aux jurisconsultes et aux magistrats pour discerner la vérité simple d'un fait médical ? J'ouvre, je parcours en vain les ouvrages qui ont traité de l'art, aucun ne présente de règle précise sur ce point si important. En ne consultant que mon zèle et l'utilité publique, j'ai cherché à en jeter ici les premiers fondemens ; mais si je ne les traite pas avec cet avantage qui n'appartient qu'aux esprits d'un ordre supérieur, du moins, j'ose l'espérer, on appréciera mes vues, mes efforts, et d'autres rectifieront ou compléteront mon travail.

Qu'on ne dise pas que tout s'enchaîne dans la nature ; que sans l'action première une seconde ne serait pas survenue ; que dans ce cas, et de conséquences en conséquences, l'accusé devient l'auteur de la dernière : *si quidem quod est causa causæ est causa causati.* La raison répondrait pour moi, 1.º que toute action est nécessairement déterminée dans son effet par le produit seul de sa cause. 2.º Qu'une blessure quelconque tend essentiellement à sa guérison, et y arrive par la succession

naturelle de ses périodes, dans un temps constamment le même, lorsque rien n'en dérange la marche, n'en intervertit le cours. 3.º Que pour celles qui ont produit la mort ou une cause prochaine de mort, l'effet en est également déterminé par la lésion même, par sa nature et son siége. 4.º Que l'observation doit rappeler ici ce qui est consigné dans le dictionnaire des sciences par M. P. R. Piorry (1). « Une circonstance qui mérite quelque
» attention dans la chirurgie des peuples sauvages,
» c'est la facilité avec laquelle leurs plaies se gué-
» rissent. Le capitaine Cook en a fait la remarque
» chez les peuples de la Nouvelle-Zélande. Collins
» et d'autres voyageurs ont observé le même fait.
» Le docteur Parizot se demande si c'est à l'absti-
» nence habituelle de ces peuples que l'on doit
» attribuer cette heureuse prérogative ? » Je pense que les lésions par cause externe, chez ces peuples, étant toujours dégagées des surcauses et peu influencées par les affections morales, trouvent dans leur état de lésions simples cette cause d'une prompte guérison. En effet, il est démontré et clairement établi en médecine qu'il existe chez différens individus des causes éloignées de maladie, comme des causes d'une mort inévitable, dont l'effet peut être brusquement développé par la circonstance même la plus légère. Il est encore reconnu que ce développement peut être tellement indépendant de la

____

(1) Article médecine des peuples sauvages.

blessure, que si celle-ci n'eût pas eu lieu, et que toute autre cause occasionelle étrangère à la lésion fût également survenue, les conséquences de ces principes premiers et éloignés se fussent développés non-seulement avec une intensité aussi marquée, mais même et souvent avec une force encore plus active. Il faut en convenir, dans beaucoup de cas la blessure est un excitant local qui diminue la fluxion lente et sourde préexistante dans un organe éloigné. Dans d'autres cas, l'effusion du sang qui a lieu à l'occasion d'une blessure, diminue l'engorgement sanguin qui occupait telle ou telle partie. Mais nous devons pareillement l'avouer, le plus souvent une cause efficiente, active, telle qu'une lésion grave, produit ou devient une complication mortelle pour une cause éloignée de maladie, qui, sans cette circonstance, eût été susceptible de guérison. Dans cette dernière hypothèse, il n'en est pas moins indispensablement nécessaire que le médecin aux rapports établisse, par les signes certains et caractéristiques de chacune de ces deux causes d'altération, celle qui a évidemment occasioné la mort. Car, relativement à notre sujet, c'est-à-dire sous le rapport de la médecine légale, une blessure quelconque, et quelle que soit la partie qu'elle a attaquée, est l'effet d'une cause qui, produisant un effet toujours déterminé par lui-même, ne peut, en aucun cas, être considéré que comme étant survenu chez un sujet sain, et dès-lors comme étant exempt de toute surcause, de toute circonstance autre que celle déterminée par l'action criminelle. D'ailleurs n'est-il pas démontré par une observation constante, que toute lésion, quelle qu'elle soit, est une maladie aiguë qui ne diffère des autres maladies de ce genre, sinon que dans la première tout appartient à la réunion des tissus qui ont éprouvé une solution de continuité, et que, pour les secondes, elles résultent d'un dérangement des propriétés des parties malades, des aberrations ou mutations qui s'opèrent dans leur nutrition, leur secrétion, leur excrétion, etc., enfin dans leur vie propre?

Les médecins qui ont fréquenté quelque temps les tribunaux, ceux qui ont étudié les codes criminels, jugeront, d'après cette remarque essentielle, de quelle importance il est, en médecine légale, de s'appesantir sur ces distinctions et de déterminer, à son seul pronostic de blessure simple ou dans son action unique, le fait quelconque que la loi réprime. Ils reconnaîtront encore que si ces blessures sont quelquefois suivies d'altérations plus ou moins graves, celles-ci dépendent uniquement du sujet qui était antérieurement infecté d'un vice, soit inhérent à sa constitution propre et à son tempérament particulier, soit dépendant de l'état accidentel des solides ou des fluides, soit enfin résultant de causes qui, quoique étrangères, agissent concurremment avec l'action de la blessure, ou dans le cours du traitement qu'elle a nécessité. Ainsi l'on a vu souvent une légère contusion des doigts, par exemple, produire le tétanos; un coup léger à la tête déterminer l'apoplexie ; des lésions qui, d'après la réunion par première intention auraient dû être guéries en cinq jours, ne pas se terminer par la suppuration en vingt-cinq ou trente, et laisser même après elles des ulcères habituels. Ne voit-on pas encore tous les jours des individus se blesser plus ou moins grièvement, se couper, se brûler, et être complètement guéris dans l'espace le plus court, même sans l'emploi d'aucun topique ; tandis que chez d'autres personnes, la plus légère excoriation amène des suppurations pour ainsi dire interminables, malgré les soins les plus assidus et les moyens les plus judicieusement employés ? C'est ainsi que chez plusieurs blessés, une lésion souvent légère détermine une cause de mort que rien ne saurait prévenir ou arrêter, mais qui est alors absolument indépendante de la blessure.

Telle est l'observation suivante, extraite d'un grand nombre d'autres que j'ai moi-même recueillies.

Un employé de l'octroi de cette ville, lié avec un jeune homme qui habitait alors la commune de la Guillotière, a quelques difficultés avec lui ; les esprits s'échauffent, et des sabres sont choisis pour terminer la querelle. L'employé reçut, je ne sais comment, un coup qui divisa les muscles sous-épineux de l'épaule droite, et donna lieu à une hémorragie. Je reçus l'ordre de visiter le blessé à l'hôpital-général, où il s'était fait transporter, et je choisis pour cette opération l'heure des pansemens de l'après-midi, dans le dessein de conférer de son état avec M. Bouchet, alors chirurgien en chef de cet hospice. La blessure de ce malade ne nous offrit qu'une lésion simple, qui présentait des indications et un pronostic basé sur une réunion par première intension. L'ensemble général de l'individu, son état moral, etc., ne paraissaient point laisser redouter d'accidens. Cependant trois à quatre jours après ma visite, le blessé fut pris de la fièvre, les parties de la génération se tuméfièrent, elles présentèrent des points noirs et étendus, le corps se couvrit de pustules syphillitiques sur plusieurs points, la partie blessée et le membre de ce côté s'engorgèrent, et le malade mourut en deux jours. Nul doute, je pense, que l'accusé ne pouvait pas être réputé auteur de cette mort, et que ce cas n'offre la plus grande analogie avec le jugement que porte Paul Zacchias dans la mort de Silvius. C'est aussi ce que je crus devoir établir; mais tout le monde ne partagea pas mon sentiment.

Enfin, pour terminer d'une manière plus précise le développement des causes secondaires de maladie qui très-souvent viennent compliquer une blessure, je n'admettrai point avec un auteur moderne très-respectable, mais dont je me vois forcé de combattre ici l'opinion, je n'admettrai point, dis-je, *que si l'on porte dans la considération des blessures un esprit d'analyse et d'observation, on puisse reconnaître que ces mêmes blessures jugées d'abord peu importantes, et qui néanmoins ont eu la mort pour*

*résultat, rentrent dans la classe de celles qu'on re-
garde communément comme mortelles.* Cet auteur
observe que c'est ce qui arrive principalement dans
la lésion, même légère, des parties dont les nerfs
exercent une sympatie générale plus ou moins
marquée. On sait, dit-il, qu'une simple piqûre,
une plaie contuse, enfin une lacération quelconque
aux pieds ou aux mains ont souvent déterminé le
tétanos; que des vers dans les intestins, dans l'oreille;
qu'un nerf à moitié coupé et tiraillé par les parties
environnantes; que des esquilles d'os ou des corps
étrangers qui ont des aspérités, introduits dans les
chairs, etc., ont quelquefois produit des convulsions
générales et funestes. Hippocrate ne l'ignorait pas.
Cet auteur rapporte : « Qu'un homme ayant
» été blessé d'un dard aigu derrière la tête, un
» peu au-dessus du chignon du cou, la blessure
» semblait ne pas mériter qu'on en parlât, car elle
» ne pénétrait pas avant. Quelque temps après
» qu'on eut arraché le dard, il éprouva les mêmes
» contractions que ceux qui sont attaqués de l'opis-
» thotonos. Ses mâchoires se serrèrent l'une contre
» l'autre, et, s'il prenait quelque chose de liquide,
» lorsqu'il s'efforçait de l'avaler, ce liquide ressor-
» tait par les narines. L'état du malade alla toujours
» en empirant, et il mourut le lendemain. »
Le même auteur rappelle un fait observé par
J. L. Petit, qui lui paraît établir d'une manière vic-
torieuse la mortalité de certaines blessures (1), et

____

(1) M. Foderé, pages 255 et 317.

il ajoute : « Nous aurons dans la suite occasion d'en
» citer plusieurs, qui, loin d'infirmer la doctrine
» de la mortalité de certaines blessures, servent au
» contraire à en affermir le fondement. »

Ce fait me semble n'offrir aucune analogie avec
la question présente, et le rapprochement qu'on en
fait ici pourrait même induire dans des erreurs
graves qu'il est intéressant de prévenir. Voici l'espèce :

Un père transporté de colère à la nouvelle de la
mort de son fils, et ne pouvant atteindre l'auteur
de ce funeste événement, lui lance un marteau de
sellier qu'il tenait à la main. La partie tranchante
de cet instrument le frappe dans la région que l'on
nomme la fossette du cou, coupe tous les muscles,
et pénètre dans l'espace qui se trouve entre la première et la seconde vertèbre, où elle sépare la
moëlle allongée.

Il est évident que, dans ce cas, la mort a été
une suite immédiate, une conséquence nécessaire
de la blessure; tandis que dans celui pris d'Hippocrate, la mort a été le produit d'une surcause. Dès-
lors, sera-t-il bien exact d'en conclure pour tous
les cas, que telle ou telle blessure, légère en apparence, rentre dans la classe de celles que l'on regarde communément comme mortelles, et de les
rattacher par analogie à une semblable observation?
Le dira-t-on pour la médecine légale en parlant
des blessures des doigts, du tétanos, des vers dans
les intestins ou dans l'oreille, d'un nerf à moitié coupé,

d'une esquille d'os ou de corps étrangers? Non, sans doute. Et en effet, suivant mes principes, comme d'après ceux établis par le même auteur, d'ailleurs si recommandable et à tant de titres, ce n'est pas alors la blessure qui est mortelle, puisque des milliers de lésions semblables ont été guéries et guériront même sans aucun secours; mais c'est un accident étranger à la blessure et dépendant d'une surcause qui a produit la mort. En effet, il y a nombre d'observations recueillies sur des tétanos survenus sans lésion externe; c'est même une des maladies les plus fréquentes des îles de l'Amérique. D'un autre côté, M. Heurteloup, qui rapporte un grand nombre de celles faites dans les armées françaises sur ce sujet, en retrouve le plus souvent les causes dans l'état moral. Enfin, le docteur Dulaurent, ayant presque toujours trouvé des vers dans les intestins d'hommes blessés et morts du tétanos, étant aussi parvenu à en guérir plusieurs par le moyen des vermifuges, nie l'influence d'une irritation nerveuse locale sur la production des affections tétaniques. On peut voir dans le nombre des causes prédisposantes et occasionelles du tétanos, celles que donnent MM. les professeurs Pinel et Richerand, et on demeurera convaincu que cet accident des blessures n'est, le plus souvent du moins, que le produit d'une surcause. On reconnaîtra encore que cette maladie peut quelquefois être prévenue ou guérie par les moyens de l'art. Or, il n'y a de blessures mortelles pour la médecine légale que celles dans lesquelles la mort est survenue par un effet immédiat de la cause de la lésion, et qui aurait vaincu tous les soins et les efforts de l'art. Dès-lors le tétanos, des vers, des esquilles, etc., ne peuvent pas être considérés comme un effet immédiatement lié à la blessure, puisque, relativement au tétanos, on le voit soumis à des circonstances individuelles, particulières, locales ou générales. Pour ce qui regarde les corps étrangers, les esquilles d'os, etc., on doit en faire l'extraction. Mais toutes les fois que, par leur siége, il deviendra impossible de les extraire, elles rentrent alors, ainsi que les accidens qu'elles déterminent, dans l'ordre des effets immédiats de la cause qui a produit la lésion; telle est l'espèce du Juif dont Kopp rapporte l'observation : Cet individu fut frappé de la poignée d'un sabre sur le côté gauche de la tête, et avec une violence telle, que ce ne fut qu'avec peine, et en traînant le blessé sur la terre, que l'adversaire parvint à la dégager de la plaie. Le blessé fit une lieue pour se faire panser. On reconnut à peu près vers le milieu du pariétal une plaie cruciale, pénétrant, de deux pouces de diamètre. On remarqua qu'au centre de la blessure, l'os avait été traversé dans l'étendue d'un demi-pouce, et que la lésion osseuse formait un hiatus ovale. Le cerveau était à découvert, et la blessure donnait beaucoup de sang. Le malade avait si bien conservé l'usage de ses facultés, que, huit jours après l'accident, il put encore déposer en justice. On le trépana plusieurs fois, et il succomba enfin le quinzième jour, dans un état soporeux. Après la mort, on trouva dans le cerveau un fragment de la garde du sabre. Il s'était frayé une route oblique et purulente à travers l'hémisphère gauche, qu'il avait ainsi traversé. On ne peut se dissimuler que la blessure n'ait été mortelle par le fait même de la cause, s'il fut impossible d'extraire ce corps étranger lors des premiers pansemens, et si le trépan fut employé en temps utile.

Sous la majorité de M. Cartier, et lors de mon service comme chirurgien externe du grand Hôtel-Dieu de cette ville, un garçon cafetier reçut par accident un coup de feu qui porta dans la poitrine. La balle se perdit dans le poumon, et produisit une suppuration de cet organe qui, dégénérant en une vraie phthisie active, conduisit insensiblement, et après plus de huit mois, le malade au tombeau. Sans doute, en ce cas, la mort a été le produit immédiat d'une cause dont l'action était au-dessus de tout secours de l'art. C'est d'après ces principes que je jugeai le fait suivant.

Un jeune homme chassant aux oiseaux dans l'île de Perrache, près le confluent du Rhône et de la Saône, tira un coup de fusil qui porta sur un enfant. Les plombs se répandirent généralement sur la surface du corps, et aucun ne parut avoir traversé le chorion (l'épaisseur de la peau). L'enfant fut porté à l'hôpital-général de cette ville, et soumis aux soins de M. Bouchet, alors son chirurgien en chef. Ce malade allait aussi bien que possible, et sa position indiquait un rétablissement prochain, lorsque tout à coup et après avoir beaucoup mangé, contre les défenses du chirurgien en chef, cet enfant fut attaqué de coliques, de vomissemens, et mourut dans des convulsions. Je reçus l'ordre d'en faire l'ouverture. J'y procédai, conjointement avec M. Bouchet, et son aide-major, M. Janson, et en présence de leurs nombreux élèves. Nous trouvâmes un grand nombre de vers dans les intestins et un double convolvus. Dès-lors l'ensemble des signes commémoratifs, ceux pris des lésions simples de la peau et ceux recueillis par l'ouverture de ce cadavre, nous mirent dans le cas d'établir que la mort était indépendante et étrangère au coup de feu.

Je pense donc que dans le cas de tétanos et autres semblables, on doit prononcer que la mort est indépendante de la blessure, lorsque d'ailleurs celle-ci est simple, et que la mort ne résulte pas directement de l'effet d'une portion de la cause, telle que serait, par exemple, l'introduction d'un corps étranger qui aurait été porté sur un point où il eût été impossible de l'extraire.

Les cas de mort à la suite de blessures simples, mais accompagnées d'accidens, ne sont pas rares. Ceux-ci veulent être décrits, non-seulement avec la plus stricte vérité, mais encore avec un soin extrême, parce qu'il est peu de personnes qui se donnent la peine de rechercher et de suivre les faits, et que, généralement alors, on ne voit que la mort qui est survenue chez le blessé. On ne peut

pas même concevoir que ce terme fatal fût égâle-
ment arrivé lors même que l'individu n'aurait pas
été blessé, ou du moins que c'est par son seul fait,
par celui des assistans ou par toute autre cause étrangère, que la mort a été provoquée. Ce défaut de
réflexion dispose le plus souvent à accuser d'une
coupable faiblesse des magistrats dont la décision
n'aura cependant été déterminée que d'après le plus
mûr examen, et par les principes immuables de
l'équité. J'ai vu quelques exemples de cette injustice
publique dans le cours de ma pratique. L'un d'eux
surtout m'a sensiblement affecté, et c'est celui
relatif à l'employé dont nous avons parlé plus haut.

Ce n'est donc qu'en s'attachant à la lésion simple,
et à l'effet unique de la cause, dégagée de toute
complication possible mais étrangère à cette même
cause, qu'on pourra recourir à l'analogie et déterminer des pronostics certains et légaux. Et pour
cela, il faut nécessairement en revenir à ces deux
bases que nous avons déjà posées. Une lésion quelconque est une maladie aiguë, et pour la médecine
légale, elle doit toujours être considérée comme
étant survenue chez un sujet sain. Je l'ai dit dans
un autre ouvrage, la quantité presque innombrable
de causes secondaires qui agissent sur nous et produisent leurs effets particuliers, a fait penser généralement que, pour ce qui est des corps animés, il
n'existe jamais d'analogie parfaite.

« Toutes ces ressemblances de cas, dit Mahon (1),

____

(1) Médecine légale, volume 2, page 9.

» ne

» ne sont qu'apparentes, il n'y en pas un seul qui
» soit parfaitement semblable à un autre. »

« Il n'est point démontré, dit Bohnius, et il ne
» saurait l'être, qu'une blessure guérie soit exac-
» tement semblable à une autre qui ne l'aura pas
» été ; qu'elle soit la même dans l'espèce. Un ob-
» servateur intelligent doutera toujours si celle qu'il
» n'aura pu examiner complètement, puisque le
» blessé a survécu, de la nature de laquelle il n'aura
» pu que conjecturer, qu'augurer, d'après des
» signes souvent abusifs, doit faire loi, à raison
» de parité, pour une autre dont la terminaison
» fâcheuse lui aura permis de connaître, par la
» dissection du blessé, toutes les dimensions, le
» délabrement des vaisseaux et des chairs, et mille
» autres circonstances particulières, individuelles.
» Deux exemples, ajoute Bohnius, feront sentir
» jusqu'à quel point cette disparité est possible. »

Nul doute que si nous recherchions l'analogie
dans les observations données en ce cas par Bohnius, nous ne parviendrions jamais à l'établir, puisque les deux cas qu'il cite ne sont aucunement ad-
missibles, quoi qu'en ait dit M. Foderé (1).

En effet, l'auteur prend pour exemple de ses
recherches analogiques, et compare d'abord une
blessure qui perça le fond de l'estomac, sans hémorragie ou épanchement sanguin, à une autre
plaie semblable dont l'épanchement est observé par

---

(1) Troisième volume, page 251 de la nouvelle édition.

l'ouverture du cadavre seulement. Mais il ne décrit aucun signe d'épanchement dans l'une ni dans l'autre de ces observations.

Son second exemple ne me paraît pas plus victorieux, pour démontrer l'impossibilité de se servir des moyens de l'analogie dans l'étude et la pratique de la médecine légale. Il est tiré de deux plaies à la tête avec enfoncement des parois osseuses de cette partie, et hémorragie extérieure. Le premier malade est guéri en cinq semaines; le second, au contraire, dont la blessure semble présenter à Bohnius les mêmes symptômes, meurt le septième jour, après un assoupissement non interrompu. Observons que Bohnius déclare avoir trouvé dans les ventricules du cerveau de ce dernier beaucoup de sang extravasé et corrompu, fourni par un rameau brisé du plexus choroïde, ce qui sans doute n'existait pas chez celui qui a été guéri. Or, il ne pouvait se trouver aucune analogie entre ces deux cas, puisque la cause qui, par sa force, par sa manière d'agir, a déterminé les lésions, était essentiellement dissemblable. Et il est bien évident qu'on ne pourra jamais trouver de l'analogie entre un blessé guéri et un blessé mort; mais je n'en persiste pas moins à soutenir que l'analogie pourra exister dans tous les cas où l'on comparera une plaie produite chez un sujet sain, à une autre plaie pareillement déterminée dans sa cause et son siége chez un sujet également sain. Les terminaisons des diverses lésions dont nous nous proposons de parler dans la

suite de cet ouvrage, établiront cette vérité beaucoup plus clairement que tout ce que je pourrais
dire à ce sujet ; et dans ce sens il me paraît permis
d'établir pour la médecine légale, ce que Pitcairn
avait tenté dans les dissertations qu'il adressait à
Duvernay, par lesquelles il prétendait résoudre
ce problême général : Une maladie étant donnée,
en trouver le remède. C'est-à-dire, et pour le sujet
que nous traitons : une lésion par cause externe
étant produite, en déterminer la terminaison naturelle.

J'ai accordé d'abord qu'il était presque impossible d'établir une analogie parfaite entre les corps
animés ; mais j'ai ajouté en même temps que par le
moyen de l'analyse, un observateur intelligent
pouvait séparer de la cause première les causes
secondaires qui, agissant à leur tour, peuvent produire de nouveaux effets ; effets bien différens de
ceux résultant de l'action d'un agent mécanique,
quoiqu'ils paraissent quelquefois s'y lier intimement, surtout lorsqu'ils ne sont pas soigneusement
examinés par les mêmes principes. En établissant
d'abord par l'observation tous les effets possibles
limités à un seul principe, il me sera facile de discerner de la cause première, les phénomènes secondaires qui seuls sont variables, et par là de parvenir
à cette identité qui constitue l'analogie, en offrant
des chefs principaux, desquels on peut déduire des
conséquences certaines dans l'étude et la pratique
de la médecine légale.

Considérons une maladie quelconque, la fièvre, par exemple; l'observation de chaque jour ne montre-t-elle pas, ainsi que le remarque M. Pinel (1), ne montre-t-elle pas, dis-je, qu'il peut survenir des symptômes étrangers à sa nature par un état particulier de celui qui en est attaqué; par l'usage téméraire ou peu judicieux des médicamens; par un écart de régime ou un oubli des vrais principes de l'hygiène? Elle peut être aussi transformée en une autre maladie qui vient la compliquer, ou qui lui succède par une sorte d'extension des principes morbifiques, ainsi que cela arrive quelquefois dans le cours des fièvres continues, rémittentes ou intermittentes, soit par des circonstances inhérentes à la constitution individuelle, soit par des causes externes ou accidentelles. Dira-t-on pour cela que les fièvres n'ont pas de l'analogie dans chaque espèce?

« Rien n'est plus rare, dit M. Merat, qu'une » affection morbifique marchant d'une manière » égale, franche et sans varier, depuis son invasion » jusqu'à sa terminaison. » (2)

La pathologie externe ou chirurgicale et la pathologie interne, sont difficilement séparables; elles peuvent donc être considérées comme deux surfaces du même objet (3). Ne voyons-nous pas, en effet,

---

(1) Nosographie, page 306 du premier volume.
(2) Dictionnaire des sciences médicales, art. métaphose.
(3) Richerand, nosog. chirurg., page 31 du 1.er volume.

qu'une plaie produite par un instrument tranchant est souvent suivie d'accidens généraux ou de la lésion d'un organe éloigné ? Et, dans ce cas , ces accidens ne dépendent-ils pas bien plus souvent de la constitution du sujet, considéré sous l'influence de son tempérament propre, que de la lésion première ou de la cause déterminante? Dans d'autres cas , on remarque le changement qu'éprouve une blessure dans un sujet soumis à quelque vice. Ici, ce sont des signes étrangers à la cause qui a produit la blessure ; là, c'est le genre du traitement, l'usage des onguents qui font éprouver à la plaie des modifications sensibles. Enfin , qui n'a pas vu souvent les malheureux effets des écarts de l'hygiène ?

Dans tous ces cas, qui doivent être soigneusement observés par un médecin aux rapports, on voit des effets particuliers à la cause qui a produit la blessure , et des effets secondaires ne dépendant nullement de celle-ci ou de l'instrument qui a agi, mais uniquement des surcauses ci-dessus exprimées. Si nous joignons à ces surcauses les différences d'âge, de sexe, de climat, de saison, de lieu, de manière ou de force avec laquelle l'instrument a agi, etc. etc. nous y trouverons une infinité de modifications, d'où naît une quantité égale de dissemblances qui masquent le fait premier, et rendent l'analogie des corps animés impossible dans l'ensemble de leurs phénomènes, mais qui ne détruisent nullement l'analogie de la cause première, qui, étant une, et agissant sur tel ou tel système ou appareil de l'homme, doit produire chez tous les individus des effets semblables, parce que ces appareils, ces systèmes ont des principes certains et uniformes pour l'état de santé.

L'application d'un fait, dit Zimmermann (1), doit naître directement du fait même : c'est pourquoi l'on ne peut pas, en procédant par induction, comparer des idées avec des idées; mais on doit comparer les idées avec les objets mêmes ou avec les choses. Locke dit que par le moyen de l'induction nous mettons en ordre, avec la justesse convenable, les parties de l'enchaînement que nous avons trouvé, et que c'est moyennant cet ordre que la dépendance des parties et les points de leur liaison se manifestent, et par conséquent la vérité.

D'après cet aperçu général des blessures estimées sous le rapport de la médecine légale, je demeure convaincu que les lésions, par cause externe, doivent être considérées sous un tout autre point de vue que dans l'ordre ordinaire et pour la chirurgie pratique.

J'admets bien avec M. Foderé (2), que « la mé» decine légale n'est pas, à proprement parler,
» une science particulière : ce sont toutes les
» sciences, je veux dire les sciences de fait conti-

____

(1) Traité de l'expérience, page 195 du 2.ᵉ volume.

(2) Dictionnaire des sciences médicales, article légale (médecine).

» nuellement en action pour s'appliquer aux besoins
» de la société humaine. » Mais pour cela, je ne
puis me dissimuler que, sous beaucoup de points
de vue, c'est par des inductions particulières,
étrangères même quelquefois à ces sciences, quoique toujours elles en soient tirées, qu'on en fait
l'application à la médecine légale. Et pour le prouver, il ne s'agit peut-être que de rappeler les travaux entrepris par la chimie, dans le seul but des
analyses que l'on pratique par son moyen, pour les
substances trouvées dans l'appareil digestif des personnes empoisonnées, etc. Ne peut-on donc pas
opposer, à ce que dit ici M. Foderé, le sentiment
que MM. Pinel et Bricheteau ont consigné dans le
même ouvrage (1). « On nous objectera peut-être
» que la médecine, ainsi formée de fractions de
» plusieurs sciences, offre un composé hétérogène
» dont le fonds pourrait se réduire à très-peu de
» choses par une analyse sévère. Mais cette objec-
» tion peut être faite à toutes les sciences dont, à
» la rigueur, aucune n'existe indépendamment des
» autres. » Et en effet, pour celle-ci, la chirurgie
pratique se borne, 1.º à reconnaître la nature générale de l'action. 2.º Elle ne recherche point, du
moins d'une manière aussi scrupuleuse, la nature
particulière ou l'agent même qui a déterminé la
lésion. 3.º Elle n'en sépare pas les causes avec une
égale précision. 4.º Enfin, elle n'en recherche pas

____

(1) Dictionnaire des sciences médicales, art. médecine.

la guérison dans un temps prescrit et absolument déterminé. Le médecin, entièrement libre dans ses vues de traitement, peut, d'accord avec son malade, lui permettre beaucoup sous le rapport de l'hygiène comme sous celui de ses volontés. Il peut renvoyer un pansement utile, une opération même impératoire, etc., tandis que tout est de rigueur dans la médecine légale.

En médecine légale, de même que pour la chirurgie pratique, on a coutume de considérer les blessures d'après leurs causes, et, sous ce rapport, on a formé deux grandes divisions, savoir ; celles qui sont le résultat d'une action produite par un agent mécanique, et celles opérées par la puissance d'un agent chimique. Cependant les effets de l'une et l'autre de ces causes diffèrent peu, ainsi que nous allons essayer de le démontrer.

L'action, quelle qu'elle soit, produite sur une partie quelconque, forme la base de toutes nos recherches, lorsque nous voulons déterminer la nature, soit générale, soit particulière de sa cause. Ainsi tous les effets des agens mécaniques se réduisent aux produits suivans :

Premièrement, ils peuvent agir par des points déchirans ou des aspérités, et déterminer alors l'excoriation.

Deuxièmement, par leur poids, et alors ils opèrent la contusion, l'ébranlement.

Troisièmement, par des surfaces tranchantes, et alors ils produisent la plaie.

Quatrièmement, enfin, par une surface angulaire plus ou moins acérée, et il en résulte des piqûres.

Il serait inutile de rappeler ici que ces diverses causes peuvent se combiner entre elles ; mais observons les effets produits par les agens chimiques, et nous reconnaîtrons bientôt l'uniformité d'action qu'ils opèrent.

Dans la première édition de son ouvrage, M. Foderé avait, comme beaucoup d'anciens auteurs, divisé les poisons d'après les différens règnes auxquels ils appartenaient. Mahon, et Fautrel son éditeur, avaient suivi cette division, et Beloc les imita, quoiqu'il reconnut toute l'imperfection de cette base. « On a coutume, dit ce dernier auteur, de » diviser les poisons en minéraux, végétaux et ani- » maux ; cette division, toute imparfaite qu'elle est, » doit être adoptée à défaut d'une meilleure. »

D'après ces vues et les connaissances acquises, M. Foderé a réformé l'ancienne division, et prenant pour base (1) l'action opérée sur nos parties, il forma six classes de tous les poisons connus, savoir : les poisons septiques ou putréfians, les stupéfians ou narcotiques, les narcotico-âcres, les poisons acres ou rubéfians, les corrosifs ou escarotiques et les poisons astringens.

M. Orfila, dont les médecins aux rapports ne sauraient trop suivre le travail sur les poisons,

____

(1) Page 6, tome 4, deuxième édition.

réduit tous ceux connus aux quatre classes suivantes.

1.re Poisons irritans, déterminant l'inflammation
des parties qu'ils touchent.

2.me Poisons narcotiques ou stupéfians.

3.me Poisons narcotiques âcres.

4.me Poisons septiques ou putréfians.

Si l'on rapproche l'effet général de ces causes
chimiques des blessures, de l'action produite par
les causes mécaniques, ne verra-t-on pas qu'elles
ont les unes et les autres une similitude de résultats
déjà établie? 1.º par l'uniformité de leur classification, qui a pour basé, comme nous venons de l'observer, l'action même exercée sur ces parties.
2.º Parce qu'il en résulte évidemment que les agens
chimiques, de même que les agens mécaniques,
sont toujours suivis d'une lésion locale et physique
du tissu sur lequel ils produisent leur action, ou de
celui avec lequel il a des rapports par la sensibilité
particulière de l'organe ou de l'appareil. 3.º Bien
plus encore, parce que le mode de travail au moyen
duquel la nature guérit les blessures produites par
un agent mécanique, ne diffère point, ou presque
point, de celui qu'elle emploie pour neutraliser les
effets d'un agent chimique. L'exfoliation ou la chute
de la portion du tissu frappé par l'action d'une
substance chimique opérée, tout rentre dans la blessure produite par un corps orbe, qui doit se terminer par la suppuration. L'annihilation de la cause
dans les viscères engorgés par l'action d'une subs-

tance stupéfiante opérée, tout rentre dans la résolution qui suit les engorgemens par l'effet d'un
agent mécanique.

Ce rapprochement simple des causes mécaniques
et des causes chimiques, nous conduit naturellement à reconnaître que toutes les blessures ou
lésions par cause externe ou possible, ou prise des
choses connues dans la nature, réduisent leur action
sur nos parties aux effets suivans.

1.º Ces causes enflamment, excorient ou déchirent.

2.º Elles contondent, ébranlent ou stupéfient.

3.º Elles coupent, piquent, brûlent ou perforent.

4.º Elles acidifient ou arrêtent la vie dans l'action des organes.

Toutes ces causes impriment à la partie sur laquelle elles portent leur effet, des signes généraux
auxquels on peut facilement reconnaître la nature
générale de chacune d'elles. Ainsi, par exemple,
l'enlèvement de l'épiderme qui laisse le derme à
nu, constitue l'excoriation et indique dès-lors que
cette lésion est le produit d'une cause déchirante ou
rubéfiante. Elles y laissent également des traces
distinctes, au moyen desquelles on connaît la nature
particulière de l'agent, et, dans l'hypothèse déjà
prise pour exemple, la couleur de la partie, la présence du sang qui en a coulé, ou seulement l'inflammation du derme, enfin l'étendue de la plaie
et le mode particulier dont l'enlèvement de cette
pellicule a été opéré, indiqueront suffisamment la

cause propre dont cette lésion a été le résultat. Le plus souvent il est très-facile de distinguer l'espèce particulière d'agent qui a été employé; mais ce n'est qu'un point peu important parmi les différences nombreuses qui existent entre la pratique de la chirurgie ordinaire et celle de la médecine légale. Pour la première, c'est une excoriation ; il suffit : quelle que soit la cause générale ou particulière qui l'a produite, l'objet essentiel est de protéger le derme contre les injures extérieures, et de rappeler la partie lésée à son type de sensibilité et de vie propre ; ainsi l'indication curative occupe seule. Pour la médecine légale, au contraire, il faut soigneusement rechercher les signes particuliers à chacune des causes, les établir dans un rapport, et déterminer le temps fixe du traitement nécessaire. C'est pour elle que la figure, la couleur, l'étendue, enfin toutes les circonstances qui ont précédé ou suivi l'enlèvement de l'épiderme doivent être étudiées. Ainsi la manière dont celui-ci a été enlevé, les flictaines ou vessies qu'il a pu former, leur état, la considération si le derme a saigné ou s'il a été seulement enflammé, etc., sont autant de moyens qui doivent conduire à la connaissance particulière de la nature propre ou de l'agent distinct qui a agi. Et il en est ainsi pour toutes les causes possibles. Je regrette beaucoup que la Flore du dictionnaire des sciences médicales ne se soit pas attachée, pour les plantes vénéneuses, à déterminer leur action particulière sur les tissus.

Le mode particulier de l'inflammation des parties, celui par lequel se forme l'escarre, sa profondeur, sa couleur, etc., indiquent la nature générale et propre à chacune des substances particulières, ou des causes qui agissent par leurs propriétés chimiques.

Tous les agens mécaniques, toutes les substances existantes dans la nature peuvent être causes de blessures ou de mort, et dès-lors occuper alternativement le médecin aux rapports. Ainsi depuis la paille la plus ténue jusqu'à la poutre, le fer ou la pièce la plus lourde; depuis le sucre ou les sirops les plus simples jusqu'aux poisons les plus violens, tout est de son ressort. Mais si l'on considère leurs effets, on verra d'un côté qu'ils se réduisent nécessairement aux quatre chefs ou manières d'agir que nous avons établis, page 59. Si ensuite l'attention se porte sur la manière dont la nature réagit sur les mêmes parties; si l'on suit les divers modes de travail ou d'élaboration qu'elle emploie, et qui tous concordent avec l'espèce des tissus lésés, on reconnaîtra qu'il existe pour chacune de ces causes un mode par lequel la nature ramène ces parties à guérison; qu'ils sont eux-mêmes circonscrits dans un cercle assez étroit, et répondent néanmoins très-parfaitement aux quatre effets que peuvent produire toutes les blessures. Ainsi, toute espèce de lésion ne peut se terminer que par la résolution, la suppuration, la réunion ou la formation du cal. Et comme les blessures sont des maladies aiguës, toutes

les fois qu'elles ne suivent pas d'une manière également exacte et rapide leur voie naturelle de terminaison, en parcourant franchement leurs divers
stades, il y a surcause. On entrevoit dès-lors que
tout l'art des pronostics pour les blessures en médecine légale, se réduit à déterminer, selon l'espèce et le siége de la lésion, 1.º la voie que la
nature doit employer pour arriver à la guérison.
2.º Le temps certain et connu par l'observation qui
lui est nécessaire pour cette fin. Or, ces moyens,
pour ce qui concerne les blessures simples, sont
bornés à la résolution, à la suppuration et à la réunion par première intension ou par suture, et par
le cal pour les os ; tandis que pour ce qui est des
blessures, soit mortelles, soit de celles qui seront
suivies d'une infirmité, la médecine légale doit établir si cette terminaison a été une conséquence
absolue et directe de la cause de la lésion.

Je rangerai donc toutes les blessures en médecine légale sous deux ordres généraux, relatifs à
leurs terminaisons ou pronostics. Ainsi une lésion
est simple ou grave, mais par la seule conséquence
des causes qui l'ont produite. Cette dernière peut
être suivie d'une infirmité relative ou absolue ; elle
peut encore avoir la mort pour terme, soit que
celle-ci survienne immédiatement sous l'action de
la cause qui a déterminé la lésion, soit que celle-ci,
par une conséquence immédiate, entraîne la mort
de l'individu dans un temps plus ou moins éloigné
de celui où la blessure a été faite.

Je n'admets la division anatomique qui range les blessures en celles de la tête, du cou, de la poitrine, etc., que comme nécessaire pour établir de l'ordre dans la description, et utile pour préciser le siége de chacune d'elles. Et en effet, comme on l'a dit en pathologie, en quoi diffère une blessure bornée à la peau de la tête, par exemple, de celles qui affectent le même tissu dans toute autre partie? N'en est-il pas de même relativement au système musculaire, à l'osseux, etc.? Il y a plus; nous avons montré le danger qu'il y aurait à déterminer la léthalité ou le pronostic des blessures, d'après la nature de l'organe sur lequel la lésion porte; et si nous suivions l'ordre anatomique des tissus, des systèmes ou celui des appareils, non-seulement nous retomberions dans le même défaut, mais encore, comme une lésion intéresse presque toujours plusieurs tissus en même temps, nous ne pourrions nous faire entendre que par des répétitions fatigantes ou des renvois non moins insupportables.

Mais j'admettrai, comme vraiment judiciaire et parfaitement relative aux conséquences que les lésions ont opérées, soit sur la santé, soit sur la vie même de l'individu blessé, la division que trace M. Marc dans l'ouvrage que nous avons cité; parce qu'en effet je la regarde comme la base de tout l'édifice, de toute l'instruction, enfin de toute la science de la médecine légale pratique. Aussi a-t-elle fixé constamment l'attention des médecins légistes, et même des législateurs, ainsi que nous le démontrerons dans la suite. Dirons-nous, avec quelques auteurs, que « pour peu qu'on ait fait quelques pas » dans l'étude des phénomènes de la vie, on sen- » tira aisément toutes les difficultés que présente » une division systématique des lésions selon leur » degré de léthalité? » M. Foderé s'exprime ainsi : « Les variétés immenses que présente la nature, » font que toutes les méthodes ont un côté vicieux... » Des accidens peuvent rendre toutes les blessures » dangereuses. » Sans doute je ne partagerai pas cet avis, que l'auteur lui-même ne propose que par un vice de méthode, puisqu'il ajoute que des acci- dens seuls peuvent rendre toutes les blessures dan- gereuses. Or, des accidens survenus par des causes préexistantes, tels que ceux qu'il donne pour exem- ples, ne paraissent pas, à mon avis du moins, devoir changer la classification d'une science à laquelle cette cause et son effet sont étrangers. C'est donc, suivant moi, pour n'avoir pas pris une base solide pour la division des blessures considérées par rap- port à notre objet, que les auteurs ont trouvé une difficulté insurmontable dans cette classification. Et cependant cette base était établie par M. Richerand. Il avait dit qu'une lésion quelconque est une maladie aiguë qui tend naturellement à sa guérison, lorsque rien n'en dérange le cours, etc. Ainsi, et pour notre sujet, nous devons toujours considérer les lésions comme dégagées de toutes les complications étran- gères à la cause criminelle.

« On suppose toujours dans un blessé cette
» constitution

» constitution naturelle, que tout homme est censé
» avoir apportée en naissant; c'est-à-dire, cette con-
» formation des parties solides, ces qualités des
» fluides, leurs propriétés, leurs fonctions ordi-
» naires, telles que la physiologie nous les pré-
» sente. » (1)

Je pense donc que Stoll est tombé dans l'erreur, en adoptant pour guide, en médecine légale, ce principe que les lésions, quelles qu'elles soient, ne peuvent être jugées qu'individuellement. Je regarde au contraire comme une vérité constante, qu'elles doivent être estimées d'une manière générale prise dans leur terminaison particulière, mais constante et inhérente à leur nature chez l'individu sain et exempt de surcauses.

On sait qu'un nombre presque incalculable de surcauses peut venir agir concurremment avec une lésion, même la plus simple, et déterminer la mort de l'individu. Et quoique alors la blessure ne doive être considérée et présentée que comme elle serait naturellement sous l'influence ou l'action seule de la cause déterminante, il importe cependant de re-chercher, autant que possible, la nature de cette surcause. Mais c'est un appendix au rapport; car celui-ci est complet et légal lorsqu'il a suivi la bles-sure du moment où elle a été reçue, et que, d'après sa nature et son siége, il l'a réduite à sa terminaison particulière, à son pronostic naturel.

____

(1) Mahon, page 14.

Les accidens des blessures ne peuvent donc point entrer dans la classification des lésions que renferme le cadre de la médecine légale, mais ils forment, selon nous, un ensemble étranger. M. Foderé range ces accidens sous les quatre ordres suivans, qu'il est important que les médecins aux rapports aient toujours sous les yeux, non comme appartenant à la médecine légale, je le répète, mais comme un précipice placé sur les bords d'un chemin connu et dangereux. Ce sont :

Premièrement. La constitution individuelle du blessé, ses maladies antécédentes ou co-existantes.

Deuxièmement. La connaissance de ses passions habituelles, sa négligence ou celle des assistans.

Troisièmement. L'insalubrité de l'atmosphère, celle du local ou de la saison.

Quatrièmement. Le défaut de lumières ou la négligence dans l'homme de l'art auquel le traitement du blessé a été confié.

J'ajouterai à ces considérations l'état insidieux de la blessure, ou l'impossibilité d'en reconnaître la nature propre par le défaut des signes caractéristiques ; ce dont je donnerai un exemple dans la consultation que j'ai délivrée, et que je consignerai dans cet ouvrage, en traitant des blessures de la vessie.

Et une sixième circonstance résultant du cas dans lequel un individu aura reçu une blessure qui n'eût point été mortelle, si les secours eussent été administrés à temps.

« Les lésions mortelles en elles-mêmes, dit le
» judicieux Rose (1), sont au langage médico-légal
» ce que serait au langage vulgaire une expression
» entre le *oui* et le *non*. »

En effet, cet ordre bâtard ne présente aucune
idée claire. Cependant si l'on consulte les traités
dogmatiques dans lesquels cette distinction est consignée, on reconnaîtra que les auteurs qui l'ont
adoptée entendent par lésions mortelles en elles-
mêmes, celles qui auraient la mort pour résultat,
si elle n'était point prévenue par des secours prompts
et sagement administrés. Or n'est-ce pas un accident, n'est-ce pas le plus fâcheux de tous les accidens
que la privation des secours essentiellement nécessaires ?

Après avoir analysé les diverses classifications
des blessures données jusqu'à ce jour, M. Marc
présente le tableau suivant.

LÉSIONS.

1.re CLASSE. *Lésions mortelles.*	1.er ORDRE. Lésions de nécessité mortelles.	
		1.er GENRE. Lésions directement mortelles par accident.
	2.e ORDRE. Lésions mortelles par accident.	2.e GENRE. Lésions indirectement mortelles par accident.

____

(1) Dictionnaire des sciences médicales, article blessures
considérées sous le rapport de la médecine légale.

(68)

<table>
<tr><td>2.e CLASSE.

Lésions

non

mortelles.</td><td>1.er ORDRE.
Lésions guérissables sans dérangement des fonctions, ou complètement curables.

2.e ORDRE.
Lésions guérissables, mais avec dérangement de fonctions, ou incomplètement curables.</td></tr>
</table>

Quelque perfection que paraisse présenter ce tableau, si on le compare aux classifications données jusqu'à ce jour, il n'est cependant point encore exempt de reproches, et l'auteur lui-même ne se le dissimule pas. Dans le premier ordre, par exemple, n'est-il pas trop dangereux d'admettre, du moins *à priori*, des lésions de nécessité mortelles, puisque très-souvent celles qu'on aurait ainsi qualifiées dans un rapport ont été parfaitement guéries. Et néanmoins, d'après un semblable énoncé, l'accusé demeure toujours prévenu de la mort du blessé. C'est ce qui peut arriver toutes les fois qu'on estime les blessures d'après l'importance de l'organe lésé, et ce que nous avons vu par rapport à la lésion de l'estomac, etc.

C'est donc pour prévenir toute erreur semblable, et pour laisser jouir le prévenu de la faveur que le hasard ou quelque circonstance heureuse pourrait amener dans des lésions qui, d'après leur cause, leur siége, etc., paraissent indubitablement mortelles, et que cependant l'on voit fort souvent guérir, que je n'admets *à priori*, dans ma pratique, que deux espèces de blessures pour la médecine légale.

J'entrerai plus loin dans un détail circonstancié à cet égard.

On lit dans Mahon (1) : « Une troisième divi-
» sion, dans laquelle on n'admet que des blessures
» mortelles et des blessures non mortelles, a en-
» core été proposée. L'auteur rejette toutes les
» blessures que nous nommons accidentellement
» mortelles. Au reste, son système renferme tant
» de contradictions, que nous croyons ne devoir
» que l'indiquer. » Il ne cite point l'auteur ni son
système, et je puis assurer que je ne les connais point.

Pour ce qui est des lésions mortelles par accident, sans doute elles existent dans le fait, et tous
les jours on en recueille des observations ; mais
peuvent-elles former un ordre dans un tableau de
médecine légale ? Une cause, des effets absolument
étrangers à une chose, à une science, peuvent-ils
être présentés comme formant corps avec cette
chose, avec cette science ? Je ne le pense pas. Et
comme j'admets avec M. Marc qu'aucune division
donnée n'est recevable avant que le blessé soit ou
guéri ou mort, je crois dès-lors essentiel de présenter un tableau d'après lequel les médecins puissent établir *à priori*, leurs rapports pour toute
espèce de lésions possibles. Le tableau que j'offre
ici me paraît non-seulement exact, mais encore
d'une application facile. Il a en outre l'avantage
d'offrir lui-même une concordance parfaite avec

____

(1) Page 6 du second volume.

celui du dictionnaire des sciences médicales, sans renfermer les inconvéniens reprochés à ceux qui ont paru jusqu'à ce jour.

Lésions par causes externes, considérées pour la médecine légale.

1.er ORDRE.
Lésions légères.

2.e ORDRE.
Lésions graves.

ESPÈCES.

1.ro Celles qui doivent guérir sans infirmité.

2.e Celles dont la guérison peut être accompagnée ou suivie d'infirmités.

3.e Celles qui peuvent avoir la mort pour résultat immédiat.

GENRES.

1.er Infirmité relative.

2.e Infirmité absolue.

Il n'y a pas d'autre ordre ou espèce de blessures pour la médecine légale, que celles présentées dans ce cadre. Si quelque surcause amène des effets qu'on appelle accidentels, je le répète encore, ils sont étrangers à notre objet et ne peuvent pas être liés à sa classification, ainsi qu'on l'a fait jusqu'à nos jours.

Suivons maintenant cette classification, afin qu'on puisse plus facilement en apprécier la justesse et l'utilité.

PREMIER ORDRE. — *Lésions légères.*

Les lésions légères, pour la médecine légale, sont toutes celles dont l'action peut être déterminée *à priori*, la cause étant bornée à un effet local, et la blessure permettant au moment même de prévoir et de déterminer l'époque d'une guérison parfaite, exempte d'infirmités. Ce sont les excoriations ; les contusions bornées à la peau, au tissu cellulaire ; les plaies qui doivent être guéries par la réunion par première intension, par la suppuration, etc.; enfin, et pour le dire d'une manière plus générale, l'action de toute espèce de cause qui aura produit un effet local, mais peu sensible, pour la vie et les fonctions de la partie lésée. Car un poison, quel qu'il soit, de même qu'un boulet lancé par la poudre, ne produit quelquefois qu'une blessure simple. Souvent un sabre le plus tranchant ou l'instrument le mieux aiguisé, ne donnent lieu qu'à une légère flogose ou à une excoriation, et *vice versá.*

Il paraîtrait même, sous le rapport de la médecine légale, qu'une blessure doit être considérée comme simple, toutes les fois que son effet n'entraîne point une maladie ou une incapacité de travail pour un espace de plus de vingt jours, puisqu'il est dit dans le code actuel : « Sera puni de la peine » de la réclusion tout individu qui aura fait des » blessures, ou porté des coups, s'il est résulté » de ces actes de violence, une maladie ou inca- » pacité de travail personnel pendant plus de vingt » jours. Lorsque les blessures ou les coups n'auront » occasioné aucune maladie ou incapacité de travail » de l'espèce ci-dessus, le coupable sera puni d'un » emprisonnement d'un mois à deux ans, et d'une » amende de 16 à 200ᶠ. »

SECOND ORDRE. — *Lésions graves.*

Les lésions graves sont toutes celles dont les indications curatives peuvent varier, et dont le pronostic est douteux relativement à la terminaison de la lésion, soit sous le rapport du temps de traitement (car on doit caractériser de lésions graves, dans notre sujet, celles qui seront suivies d'incapacité de travail pendant plus de vingt jours), soit enfin parce qu'une infirmité ou la mort pourraient en être le dernier terme. Tant que l'une de ces terminaisons n'est pas irrévocablement effectuée, la lésion doit être réputée grave. C'est ainsi, par exemple, qu'une blessure à l'estomac, telle que celle dont nous avons parlé page 14, entrerait dans cet ordre, et ne serait point portée dans celui des blessures nécessairement mortelles. Telle serait encore *à priori* une blessure qui aurait porté sur le cœur, et même lésé en partie ce corps musculeux. De nombreuses observations ont appris que, quoique ces dernières aient toujours été réputées de nécessité mortelles, ou mortelles au premier chef, cependant des faits ont démenti de semblables pronostics, et que des individus dans ce cas, non-seulement ont recouvré une santé parfaite, mais encore ont été guéris en très-peu de temps. Dans ces sortes de blessures, la réunion par première intension peut s'opérer avec la même promptitude que pour les coûches superficielles de la périphérie du corps ; et pour les blessures de l'estomac, cette réunion peut s'opérer au moyen des bords mêmes de la plaie aux parois du ventre, etc.

Je pense que dans ces cas, et dans tous ceux où la lésion ne serait point absolument bornée aux parties externes de la tête, de la poitrine et du ventre, le médecin, après avoir décrit dans son rapport toutes les circonstances de la lésion, doit se borner à y déclarer que la blessure est grave par son siége, mais que le temps seul pourra en faire reconnaître le pronostic légal, la lésion étant susceptible de prendre telle ou telle terminaison. Toute classification différente, toute autre manière de s'énoncer expose l'accusé à des peines quelquefois non méritées, et compromet, même essentiellement, la délicatesse du médecin. En effet, l'événement venant à démentir son pronostic, on aurait quelque lieu de penser que le rapport n'a pas été dressé avec plus d'exactitude dans ses autres parties, et que l'ignorance, la pusillanimité, et même quelques considérations particulières en ont dirigé la rédaction. Heureux alors celui dont la témérité a été servie par l'événement! puisque, comme le dit M. Foderé : « Si nous considérons les événemens » heureux dont les fastes de l'art sont remplis, et » dans lesquels on voit guérir parfaitement des » blessures profondes faites aux viscères les plus » essentiels à la vie, il en résulterait qu'à propre- » ment parler, et en considérant les blessures dans » un sens abstrait, il n'en est point de nécessaire-

» ment mortelles par elles-mêmes. » (1) C'est, d'ailleurs, ce que paraît surtout prouver la hardiesse de la pratique des médecins chinois dans l'acupuncture, qui consiste dans des piqûres au moyen d'aiguilles d'or ou d'argent qu'ils enfoncent, en frappant avec un petit maillet, dans l'abdomen, pour les hernies étranglées, les coliques, les dissenteries, etc., dans l'utérus des femmes enceintes, lorsque le fœtus fait des mouvemens extraordinaires. Ils portent la témérité jusqu'à percer le fœtus lui-même, pour faire cesser les mouvemens. Enfin, si l'on excepte le cerveau, il n'est aucun organe qu'ils ne traversent en tous sens par ces instrumens (2), et c'est ce qui nous engage à répéter ici qu'on ne doit jamais déclarer une blessure mortelle, avant que l'événement n'ait appris que la mort en a été effectivement le résultat. Jusque-là, toutes les lésions rentrent dans l'ordre des blessures graves seulement.

On voit sans doute que sous l'idée de lésions graves, les diverses classes de blessures que nous avons établies se trouvent comprises comme dépendantes de cet ordre, lesquelles classes elles-mêmes n'y sont toutefois applicables qu'autant que l'événement l'a justifié. Nous allons donc continuer,

____

(1) M. Foderé, page 251.

(2) Dictionnaire des sciences, médecine des Chinois; extrait de le Page par M. Bricheteau.

le plus analytiquement possible, l'examen des autres parties de notre tableau.

LÉSIONS GRAVES.

DEUXIÈME ESPÈCE. — *Blessures qui peuvent être suivies d'infirmités.*

Les lésions graves, en médecine légale, peuvent être suivies d'une infirmité, toujours par le seul fait de la cause et du siége de la lésion, ainsi que par la nature de la blessure. Cette infirmité peut être absolue, c'est-à-dire que la partie peut avoir perdu ses usages ou une portion d'eux, sans aucun espoir de rétablissement, comme une partie peut avoir été enlevée et absolument perdue pour le blessé. Il en résultera nécessairement une infirmité absolue plus ou moins grave.

On pourrait m'objecter ici qu'il est des cas où les blessures graves rentrent dans ce que nous avons établi comme un principe par rapport aux blessures simples, puisque l'ablation d'un ou plusieurs doigts, d'une oreille, etc., peut être guérie en moins de vingt jours, et qu'il en existe des exemples; mais alors la perte d'une partie quelconque, l'infirmité qui en résulte, doivent, sans contredit, déterminer la classification de la blessure, et la rangent évidemment dans l'ordre des lésions graves. Dans ce cas, la gravité se trouve relative aux fonctions de la partie. Il arrive aussi, et fort souvent, que l'ablation n'a pas été complète : alors on doit toujours espérer qu'en pratiquant une réunion par première intension, on pourra conserver au blessé un membre ou une partie qui paraissait presque ne plus lui appartenir. C'est ce qui résulte de ce principe de la chirurgie : « Il faut constamment réunir, » lorsqu'un lambeau presque entièrement détaché » tient néanmoins encore par un pédicule dans » lequel se trouvent des vaisseaux. Quelque étroit » que soit ce pédicule, les vaisseaux qu'il con- » tient peuvent faire participer le lambeau à la » vie, et le mettre dans les dispositions nécessaires » à la réunion. » (1)

Lors de mon service près l'hôpital général de Lyon, j'ai été à portée d'observer en ce genre, un fait des plus rares. Un bateleur avait reçu un coup de sabre qui détacha presque entièrement l'avant-bras. Le membre ne tenait plus que par un léger lambeau, qui renfermait seulement la radiale. Ce malheureux fut amené à l'hospice, et les soins de M. Cartier, qui alors dirigeait en chef le service de cette maison, obtinrent une réunion complète et la guérison la plus heureuse.

Ainsi, après avoir décrit le siége, la nature, la figure, l'étendue de la blessure ; après avoir indiqué, conformément à ces signes, la nature générale et particulière de la cause, ou connue, ou seulement présumée qui a agi, le médecin se bornera à déclarer que la blessure peut être réputée grave sous

____

(1) M. Richerand, page 162 du tome 1.er

tel rapport. Mais qu'on ne peut encore déterminer positivement son pronostic légal, parce que la voie que prendra la nature pour opérer la guérison n'est pas encore suffisamment connue, et qu'on ne peut présumer si le blessé guérira sans infirmité ou non; et encore, si celle-ci sera absolue ou simplement relative. Par ces motifs, le médecin réservera de donner après quelques jours un nouveau rapport, pour, et ensuite des premiers pansemens, faire connaître la voie de guérison que prendra la blessure. Il doit alors renvoyer au sixième jour pour ce second rapport, dans lequel il établira la marche qu'a suivie la nature. C'est aussi alors, mais seulement alors, qu'il pourra préciser d'une manière légale les suites nécessaires de la lésion, et fixer le temps requis pour son traitement, ainsi que nous l'établirons plus loin. Mais il ne pourra pas toujours déterminer à cette époque, si ou non la blessure n'entraînera pas quelque infirmité; si celle-ci sera absolue ou relative; et, sous ce dernier point de vue, il doit encore renvoyer à l'époque déterminée pour la guérison, à l'effet d'établir en dernier terme ce résultat de la blessure.

PREMIER GENRE. — *Infirmités relatives.*

Les blessures graves peuvent être suivies d'une infirmité, et celle-ci n'être relative qu'à l'âge, au sexe, à la profession, à la régularité de la figure ou beauté de l'individu, enfin à un temps déterminé.

Car, une partie importante par ses fonctions peut, dans un temps plus ou moins éloigné, reprendre son activité et tous ses droits pour les usages auxquels la nature l'a destinée.

Les rapports insérés ci-après, fourniront des exemples des infirmités relatives à toutes les circonstances énoncées.

Sous le rapport du sexe : toutes les lésions qui peuvent entraîner la déviation des organes qui le caractérisent, etc. sont de ce nombre. Ainsi une lésion du membre viril qui, par la suite des cicatrices, donnerait à cette partie une direction vicieuse, rentrerait dans cette classe, etc.

Relativement à l'état ou profession de l'individu : les rapports nous en fourniront également des exemples, et surtout celui d'un particulier attaché à un magasin en qualité d'homme de peine. Obligé par la nature de son service de porter des fardeaux lourds, de traîner des voitures pesamment chargées, il ne pouvait continuer son état sans s'exposer à voir bientôt sa blessure suivie d'une éventration, ou d'une hernie considérable.

On sent aussi qu'une cicatrice étendue et difforme placée sur la figure, a toujours des conséquences majeures pour l'individu affligé d'un pareil accident. Quelquefois elle peut l'éloigner de la société, pour laquelle il devient un objet repoussant; mais aussi elle peut disparaître dans certains cas, et devenir, avec le temps, beaucoup moins sensible.

Enfin, il est aussi plusieurs cas dans lesquels une

cicatrice primitivement adhérente, même aux os, finit par devenir libre dans un temps plus ou moins éloigné, et permet alors l'usage de la partie. Les lois militaires, et surtout celles relatives au rappel d'anciens soldats blessés, ont été fondées sur l'observation de ce cas.

SECOND GENRE. — *Infirmités absolues.*

La perte ou l'ablation d'un doigt, celle d'un membre ou de certains organes, tels que l'œil ou les yeux, le nez, etc., sont des infirmités de cette nature toujours faciles à reconnaître, mais pour lesquelles on ne doit jamais manquer d'observer soigneusement si elles ont été un effet immédiat de la cause de la lésion; s'il a été possible par tel ou tel moyen de l'art de les prévenir ou d'y obvier, soit en tout, soit en partie, et même si cette infirmité n'est point la suite et seulement l'effet d'une des surcauses que nous avons établies ci-devant. Telle est l'observation de la jeune fille, qu'on trouvera ci-après.

Il faut être très-circonspect, lorsqu'il s'agit de prononcer sur certaines infirmités, d'établir si elles seront absolues ou simplement relatives; et ce n'est que la connaissance très-exacte de la partie lésée, celle du degré de la lésion, ainsi que l'étude approfondie des ressources qu'ont les tissus pour reprendre leurs droits à la santé, qui, dans ces questions, puissent baser un pronostic certain.

LÉSIONS GRAVES.

TROISIÈME ESPÈCE. — *Blessures qui pourront être suivies de la mort par un effet immédiat de leur cause.*

L'enchaînement réciproque des appareils organiques qui constituent l'individu ; les élémens primitifs de ces organes ; l'action des systèmes dans leur état de continuité ou de contiguité, et même dans leurs rapports éloignés ; cette action des uns sur les autres ; les circonstances heureuses, imprévues, et quelquefois même incroyables qui se sont vues, sembleraient démontrer qu'il n'y a point *à priori* de blessure qui dût entraîner la mort, et qu'il n'en est point aussi qui ne dût en être suivie. De là, le précepte de ne jamais abandonner un malade ou un blessé, que la mort ne l'ait totalement frappé. De là aussi ce principe, en médecine légale, de ne considérer une blessure comme nécessairement mortelle, que lorsque la mort en aura offert des signes certains. Et encore alors, les motifs que nous avons établis nous forcent-ils de ne la reconnaître, comme effet immédiat de la cause qui a produit la lésion, que dans le cas où, par l'ouverture du cadavre, on demeurera convaincu que cette même lésion d'une partie, ou d'un organe a produit la mort par un effet immédiat de la cause criminelle, et que la blessure était, par elle-même, au-dessus de tous les secours de l'art.

L'histoire

L'histoire des faits observés en chirurgie nous montre les blessures les plus graves des divers organes, guéries par quelques circonstances heureuses. Que les auteurs de ces observations se soient ou non trompés sur le diagnostic de la blessure qu'ils décrivaient, par-là du moins, et pour tous les cas, ils nous donnent l'espoir souvent vain, il est vrai, mais toujours flatteur, de parvenir à la guérison de l'individu tant qu'il reste un principe de vie. Heureuse présomption qui dirige et soutient nos efforts près d'un mourant, et qui, quelquefois, a été couronnée d'un succès inespéré ! Mais sur quoi fonder alors le pronostic des blessures qui pourront être suivies de la mort ? Prendrons-nous l'état organique ou celui des appareils ? Non, sans doute, puisque les uns et les autres peuvent nous conduire à des erreurs de la même nature que celles commises par Bohnius et Trichmeyer. Ce n'est pas que, pour le cas de mort, les blessures ne doivent être jugées individuellement, mais d'après le fait seul et l'ouverture du cadavre qui démontre la nature de la lésion, son siége sur un organe ou une partie essentielle à la vie, etc., enfin lorsque sa terminaison, dégagée de toute complication, a produit une mort inévitable. Tel m'a paru le cas suivant, que j'ai cru devoir placer ici pour exemple.

Ch. V. Biessy, docteur en médecine, membre de plusieurs sociétés, et médecin assermenté pour les rapports près la Cour et les Tribunaux de Lyon, et son collègue, etc.

Certifions qu'ensuite d'une ordonnance rendue par M. le juge de paix du canton de Givors, le 10 du présent mois d'août 1819, nous nous sommes rendus ce jour 11, sur les huit heures du matin, au cimetière de la commune de Givors, sis territoire de la Roche, où se sont trouvés réunis MM. Vernay, juge de paix, assisté du sieur Claude-François Babas, son greffier; Denuzières, médecin à Givors; Jean-Baptiste Belmont, vicaire, desservant ladite commune; Pierre de l'Orme, propriétaire; Laurençon, aussi propriétaire et adjoint à la mairie, et Thomas Morel, huissier près la justice de paix.

M. Vernay a invité le sieur Belmont à vouloir indiquer et préciser le lieu où a été inhumé le cadavre du nommé Etienne Mouton, décédé le 9 de ce mois; à quoi obtempérant, M. le vicaire nous a conduit dans la partie supérieure du cimetière, à quelque distance et au midi d'un gros noyer, où étant, il nous a fait observer une fosse récemment recouverte de terre, laquelle il nous a déclaré être celle où reposent les dépouilles mortelles du dénommé.

M. le juge de paix a ordonné l'exhumation de ce cadavre, ce qui a été immédiatement exécuté par les fossoyeurs ordinaires de la commune, qui ont retiré de la terre, et placé sur une pierre existant au milieu dudit cimetière, un cercueil en bois, lequel décloué, et un linceul qui enveloppait le cadavre décousu, toutes les personnes présentes l'ont reconnu pour être celui d'Etienne Mouton, âgé de quarante-quatre à quarante-cinq ans, mort le 9 de ce mois.

De suite nous avons procédé à la visite de la surface externe de ce corps, et à son ouverture, conjointement avec notre confrère Denuzières, qui a donné ses soins au nommé Mouton dans la maladie de laquelle il est mort ; ce qui nous met dans le cas d'affirmer ce qui suit :

La surface externe de ce cadavre était dans un degré de putréfaction voisin de la pourriture ; tout le corps était tuméfié. La tête lavée, n'a laissé voir aucun signe sensible de lésion par cause externe récente. Le cuir chevelu rasé avec soin, aucun de ses points n'a paru différer de son ensemble. Les yeux, le nez, la bouche, les oreilles, ne paraissent pas avoir donné passage à aucun épanchement d'un fluide quelconque;

Notre confrère Denuzières nous informa, que Mouton le fit appeler le 3 août dernier, sur les deux heures après midi ; qu'il le trouva alité, ayant de l'assoupissement, la face animée, le pouls naturel, point de soif, l'œil non fixe, les pupilles non dilatées, mais ayant vomi plusieurs fois des matières alimentaires et vineuses (cet homme s'était enivré la veille) ; il se plaignait d'un violent mal de tête qu'il rapportait à la partie latérale gauche de l'occipital, où il disait avoir reçu un coup de poing qui l'avait terrassé. Cette partie visitée alors par notre

6.

confrère, ne lui présenta absolument aucun signe sensible de l'action immédiate d'une cause externe vulnérante. Il comprima même avec les doigts toute la surface de la tête, et le blessé ne donna aucun signe de douleur. Le menton seul offrit une petite contusion, mais qui lui parut si peu importante, qu'il l'abandonna à la nature pour ne s'arrêter qu'aux accidens généraux.

Afin d'établir son diagnostic sur leur nature, notre confrère s'informa de Mouton s'il avait perdu connaissance au moment où il reçut à la tête le coup dont il se plaint. Le blessé répondit négativement, et ajouta que se voyant saisi par l'individu qui l'avait frappé, il avait crié au secours ; ce qu'il avait continué pendant tout le temps qu'il était frappé, et jusqu'à ce qu'enfin on fût venu lui en porter. Ce narré fut pour ce praticien, comme pour tout homme éclairé, la preuve que Mouton n'avait point éprouvé les accidens de la commotion du cerveau. Pensant alors qu'il pouvait en être résulté un épanchement, M. Denuzières employa un traitement aussi judicieux que son diagnostic était fondé, et ne se dissimulant point la gravité du cas de pratique auquel il avait à remédier, il tint un journal exact de tout ce qu'il a observé sur Mouton. Nous pensons qu'il doit être joint à la procédure, comme pouvant éclairer la justice sur la nature de la lésion, sur celle du traitement, enfin comme démontrant sans réplique, selon nous, que la mort a été l'effet immédiat de la lésion de la tête, et que cet effet était au-dessus de tout traitement. D'après cela, nous n'ajouterons rien ici sur les signes commémoratifs, et nous allons nous renfermer dans l'autopsie cadavérique.

Le cuir chevelu a été emporté et visité; il n'a montré à sa surface crânienne aucune lésion, aucune echymose, enfin absolument rien qui mérite d'être noté.

Le péricrâne était partout sain et adhérent aux os, nous avons même éprouvé les difficultés ordinaires pour l'en enlever; ce qui fait, a montré toute la surface externe du crâne absolument sans aucune altération de tissu. Après avoir scié avec soin toute la voûte osseuse, et l'avoir enlevée, nous avons vu pour son intérieur qu'elle ne présentait aucune lésion; seulement, pour son côté droit antérieur, les méninges en étaient séparées dans une très-grande étendue. Celles-ci, observées dans toute leur surface crânienne, n'ont montré aucune altération organique. Ouvertes, elles ont fait voir le cerveau affaissé et paraissant manquer de consistance; le lobe droit antérieur de ce viscère recouvert par de la suppuration dans toute sa partie interne, et près de son bord supérieur. Cette suppuration, étendue en natte, existait entre la pie-mère et l'arachnoïde, et au bas antérieur de la faux du cerveau. Sur l'apophyse cristagali, s'est trouvé un petit foyer purulent bien sensible. Nous avons fait observer cet état à M. le juge et aux personnes présentes, ainsi que les fractures dont il va être parlé. La nature de ce pus était en tout celle d'un pus louable, ainsi qu'on le désigne en pathologie. La quantité nous a paru devoir être évaluée à plus d'une cuillerée à bouche.

La substance de l'ancéphale ne paraissait pas, pour ce lobe, différer de l'état général de cet organe, dont les molécules affaissées et sans consistance laissaient cependant distinguer aisément toutes ses parties, ainsi que sa substance corticale et médullaire. Mais antérieurement, entre la faux du cerveau et le lobe, comme sur l'orbite droit, existait un épanchement sanguin d'une couleur lie de vin, d'une consistance fluide, dont le siége dans les membranes cérébrales a paru être entre l'arachnoïde et le cerveau même. Ce fluide nous a semblé devoir être évalué à près de deux cuillerées. Les ventricules contenaient encore un fluide sanguinolent ; celui-ci a paru être le produit cadavérique. Cet organe, ainsi que le cervelet, n'a rien montré autre.

La masse ancéphaloïde enlevée, les membranes n'ont rien montré pour la base du crâne ; mais celles-ci emportées ont laissé voir, 1.º l'apophyse d'ingrassias fracturée, et divisant le trou optique du côté droit. 2.º Une fêlure traversant, de la partie moyenne à l'externe, la paroi supérieure de l'orbite dans l'étendue de plus d'un pouce, par une ligne droite qui paraît bornée à la lame interne de l'os coronal de ce côté.

Ces quatre lésions, savoir : 1.º un épanchement de pus, 2.º un épanchement sanguin, 3.º une frac-

ture, 4.º une fêlure, sont les effets d'une cause externe, produits d'une fracture par contre-coup, qui
a pu être déterminée par le coup de poing que Mouton a dit avoir reçu sur la partie moyenne et latérale
gauche de l'occipital. Car, comme l'observent les
auteurs et comme la pratique le démontre, moins
une cause de blessure violente laisse d'effet sur la
partie où elle porte, plus on doit redouter les effets
éloignés ou par contre-coup, et cet exemple est bien
propre à confirmer leur expérience, puisqu'il a produit, sans aucun signe local, une mort au-dessus de
tout secours.

Les organes contenus dans la poitrine et ceux du
ventre observés par appareil, et visités un à un,
n'ont rien offert de digne d'être noté. L'estomac et
le tube alimentaire étaient boursoufflés; ouverts,
ils ont montré qu'ils ne contenaient absolument rien.
Leur muqueuse était jaune et humide.

En foi de quoi, etc.

La physiologie nous démontre que la vie est le
produit de l'action combinée du cœur, du poumon
et du cerveau; mais toutes les lésions de ces organes
et de leurs dépendances ne sont point mortelles,
quoiqu'on puisse dire cependant que la mort est la
cessation d'action qu'éprouve l'un d'eux. Il demeure
donc établi qu'une cause criminelle, quelle qu'elle
soit, qui aura produit sur l'un de ces organes essentiels à la vie, un état tel, qu'il ne puisse plus con-
courir à l'entretien de celle-ci, est une cause immédiate de mort. Celle-ci se retrouve encore d'une

manière générale, ou seulement locale, dans les effets semblables qui peuvent porter sur les dépendances de ces appareils. Telle est l'ouverture des troncs artériels principaux, la désorganisation des troncs nerveux, etc. Enfin, comme pour l'entretien de la vie, nous sommes pourvus, d'une part, des organes réparateurs ou digestifs; de l'autre, des organes nécessaires aux secrétions et aux excrétions; on voit également que si, d'un côté, les lésions faites ou bornées aux tissus de ces appareils (lesquels comprennent l'ensemble des viscères qui appartiennent à la digestion, ceux de la secrétion bilieuse et urineuse, etc.), ne sont pas immédiatement mortelles, elles le deviennent fort souvent par l'incapacité où elles mettent ces organes de remplir les fonctions essentielles auxquelles ils sont destinés. Or, sans affirmer ici avec plusieurs auteurs que la lésion de tel ou tel organe est mortelle, je conviendrai que celles dont l'effet s'est porté sur des parties essentielles à la vie peuvent l'être ou le devenir d'une manière directe. Mais pour que cela soit légalement démontré, il n'y a que l'autopsie cadavérique qui puisse le constater, en établissant la désorganisation des parties essentielles ou profondes du cerveau, l'annihilation de ses usages relatifs à la vie, soit dans sa propre texture, soit par des compressions sanguines, purulentes, ou mécaniques irrémédiables; celle du cervelet et de la moëlle épinière, par les mêmes effets; de leurs dépendances par la section, la compression ou toute autre altération physique quelconque, qui contrarierait ou suspendrait l'usage des nerfs qui en partent pour se porter aux organes essentiels à la vie ; celle des poumons, des bronches ou de la trachée, en réduisant à l'inaction leurs fonctions importantes ; celle du cœur et de ses dépendances par des compressions, des ligatures ou des lésions qui produiraient des plaies immédiatement mortelles, par des hémorragies qu'aucun moyen connu ne pourrait arrêter, ou qui auraient suspendu la circulation des divers fluides relativement aux poumons, au cerveau, etc. Enfin, celle des organes de la nutrition par des lésions quelconques capables de détruire ou de suspendre, soit en totalité, soit en partie, les digestions, de manière à ce que cette fonction ne pût plus être réparative.

APPENDIX.

Il est inutile d'entrer dans un plus long détail sur les complications des blessures. Les principaux chefs sous lesquelles celles-ci ont été établies, page 70, nous paraissent devoir suffire. Mais on ne peut s'empêcher de répéter que les lésions les plus légères, de même que les plus graves, sont susceptibles de complications étrangères, et que leur résultat combiné est dans le cas de produire des effets dont on ne peut avec justice accuser la cause que la loi réprime. C'est ce qui arrive toutes les fois que le travail propre à chaque terminaison naturelle est arrêté ou entravé dans sa marche.

CHAPITRE II.

DES TERMINAISONS DES BLESSURES POUR LES PARTIES MOLLES.

Nous avons vu qu'une blessure est une maladie aiguë tendant à une solution heureuse, et y arrivant par la succession et le passage de la partie blessée, par divers stades ou modes, dans un temps marqué et constamment le même, lorsqu'aucune sur-cause n'en entrave la marche ou n'en intervertit le cours. Il arrive encore fréquemment dans les lésions un peu graves, que, par l'effet des rapports qui lient toutes les parties des systèmes et de l'économie animale, la lésion par cause externe développe des troubles dans la circulation et la sensibilité générale, comme dans les secrétions ou les excrétions de tel ou tel organe, soit parce qu'une partie n'est jamais lésée et sa fonction intervertie sans qu'une autre partie n'augmente d'action ; soit que la lésion, d'un point quelconque d'un système organique, porte dans la continuité du tissu une correspondance de l'action qui a été produite par la lésion. Quoique notre objet soit purement chirurgical, ce qu'observe M. Naquart s'applique parfaitement ici, et concourt à démontrer la presque

impossibilité d'établir une ligne de démarcation entre la substance de la médecine et celle de la chirurgie. « Les symptômes qui dépendent immé-
» diatement de l'affection locale et primitive, dit
» M. Naquart (1), paraîtraient être les seuls des-
» quels il importât de tenir compte, les autres ne
» reconnaissant qu'une existence secondaire. » Or la lésion étant le seul point important, surtout pour notre sujet, c'est dans l'étude des modes particuliers de terminaison, des stades propres dans lesquels chaque lésion doit passer pour arriver à la guérison, que le médecin légiste peut puiser les bases d'un pronostic certain ou légal ; comme c'est à connaître, au moins d'une manière générale, ces modes, et à pouvoir les distinguer pour chaque terminaison, que les juges, les jurisconsultes, etc., doivent s'at-tacher, s'ils veulent que leur jugement soit basé sur des motifs solides, que les dommages et intérêts qu'ils accordent soient en harmonie avec l'effet réel de la lésion.

Observons que les lésions par cause externe ont des terminaisons toujours constantes en elles-mêmes, et toujours moins relatives à la nature du tissu lésé qu'à la cause qui a produit la blessure. Seulement, le temps que prendra chaque stade sera plus ou moins long, selon la nature du tissu qui, étant lésé, s'occupe du travail de la guérison. Ce temps me paraît encore peu différer par rapport à l'étendue

____

(1) Dictionnaire des sciences, article médecine agissante.

de la lésion, et c'est ce qu'on observe pour les réunions par première intension dans les lésions vastes pour lesquelles on est obligé de placer des points de suture. La pratique n'enseigne-t-elle pas qu'on doit enlever les aiguilles au quatrième jour, quelle que soit l'étendue de la lésion ? L'observation ne montre-t-elle pas que, quelle que soit la dimension de la blessure ou son peu d'étendue, la suppuration s'établit du troisième au cinquième jour ? Et, à ce sujet, quoique la terminaison soit toujours la même, l'activité plus ou moins grande de la vie propre à la partie qui est le siége de la lésion, présente des modifications pour le temps qu'emploie la nature. Car, toujours simple, toujours constante dans ses vues et son travail, elle ne change point ses moyens; mais l'activité de ceux-ci est seulement proportionnée à l'activité de la vie dans la partie lésée. Ceci est sensible dans les lésions des parties blanches, et remarquable surtout pour les fractures et les plaies de ce système, comparées aux plaies des parties dont la vie est active, telles que les cellulaires, les musculaires, etc.

Enfin, tant que la vie de la partie lésée n'est pas totalement détruite et éteinte, tant qu'elle conserve un reste d'organisation et de propriétés vitales, celles-ci marquent leur présence par les travaux nécessaires et leur tendance vers une terminaison heureuse, en y portant toutes leurs forces. C'est alors que se déploient surtout les effets généraux, mais utiles, des rapports qui lient nos organes, de l'accroissement de puissance que prend tel ou tel système, de l'activité de la circulation générale, utile peut-être pour que le sang pénètre la partie lésée.

On pense bien que mon but n'est point d'entrer ici dans des descriptions scientifiques; j'ai seulement désiré offrir dans cet ouvrage des bases à la pratique des rapports, remplir quelques lacunes qui existent dans cette partie de la science, et faire part de ce que la pratique m'a appris. Je pourrais sans doute étendre à la médecine mes observations sur les terminaisons des lésions externes, faire un rapprochement de celles-ci aux terminaisons des maladies aiguës, etc.; mais je me bornerai, autant que possible, à traiter maintenant les terminaisons des blessures par cause externe, en les suivant dans les diverses successions ou stades qui leur sont particuliers, mais dégagés de toute surcause, pour arriver à connaître le temps que chacune d'elles met à parvenir à sa guérison naturelle.

1.º *De la régénération de l'épiderme ou terminaison de l'excoriation.*

L'excoriation ou l'enlèvement de l'épiderme peut être produit par presque toutes les causes possibles, soit mécaniques, soit chimiques. Il paraît que le siége de l'enlèvement de l'épiderme est borné à la surface du corps; car, d'après les expériences de

Bichat (1), cette pellicule, qu'on nomme épiderme, semble se perdre insensiblement, mais promptement, sur l'origine des surfaces muqueuses. On voit qu'il est remplacé sur ces dernières par la muqueuse qui est également susceptible d'excoriation, d'érosion et d'exfoliation, par l'action des mêmes causes. Les exfoliations qu'on a vues sortir de la vessie, de l'estomac, de l'œsophage et des intestins, celles que Bichat a lui-même observées plusieurs fois à l'Hôtel-Dieu, lesquelles étaient détachées de l'œsophage à la suite de l'empoisonnement par l'acide nitrique, lui ont paru être des membranes blanchâtres, portions superficielles de l'organe muqueux, qui est désorganisé et rejeté par la suppuration qui s'établit au-dessous. Quoi qu'il en soit, la pellicule épidermoïde ayant, jusqu'à ce jour, paru aux physiologistes être une membrane inerte, purement physique, ne possédant aucune propriété vitale, n'est dès-lors sujette par elle-même à aucune maladie. Mais placée sur le derme avec lequel elle est intimement liée par les vaisseaux exhalans, les absorbans et les poils, les causes mécaniques ou chimiques qui déterminent ses lésions ou son enlèvement, portent essentiellement sur le derme, déchirent les nombreux vaisseaux qui le lient à l'épiderme ; et de là naissent un léger saignement et le sentiment de la douleur, par l'effet de l'irritation

______

(1) M. Bichat, anatomie générale, page 80 du quatrième volume.

du dérme qui est le terme des nerfs. Prenez la lame d'un couteau, raclez la partie antérieure de la jambe pour en enlever l'épiderme, et recommencez le lendemain la même opération, vous en sortirez autant. D'où l'on doit conclure que vingt-quatre heures suffisent pour la reproduction de cette pellicule inorganique. Mais comme, dans cette expérience, le corps dermoïde n'est nullement altéré, il en résulte aussi qu'elle est purement physiologique, et ne présente rien pour la pathologie, rien pour notre sujet.

Le suintement sanguin qui survient dans l'excoriation produite par un agent mécanique, indique la lésion et annonce que la régénération de l'épiderme ne se fera qu'après la chute d'une croûte que la nature forme promptement, moyen qui fait admirer sa prévoyance et sa sagesse dans les plus petites opérations. En effet, le corps dermoïde composé d'une multitude de vaisseaux de tous ordres, rempli par l'épanouissement des derniers rameaux nerveux, serait extrêmement irrité par l'action des corps étrangers, et même par le simple contact de l'air, si le sang qui vient recouvrir la partie ne la garantissait promptement, et s'il ne formait presque aussitôt une croûte solide qui protégeât ce même corps. Mais, trois à quatre jours après, celle-ci absolument desséchée, devient à son tour un corps étranger, produit un léger prurit, suivi d'un suintement séreux insensible qui soulève et détache la croûte dans ses extrémités, lorsque, presque en même temps, l'épiderme s'y régénère. Ce travail marche bientôt au centre, et la croûte tombée, on voit la partie recouverte par un nouvel épiderme mince et transparent, qui offre alors une couleur rouge. Tout le monde a pu suivre ce travail sur soi-même, et lorsqu'aucune surcause n'est venue compliquer ces légères plaies de la peau, on a pu observer qu'en quatre à cinq jours les excoriations étaient disparues d'elles-mêmes chez un sujet sain, la partie étant seulement protégée contre l'injure des corps extérieurs ; tandis que chez certains individus, cette légère lésion est suivie de suppuration plus ou moins longue, et quelquefois indéfinie. Aussi voit-on tous les jours dans le monde des personnes qui vous disent : Je suis bien sain ; les blessures ou les coupures que je me suis faites ont toujours été promptement guéries. Et d'autres, au contraire, se plaignent de ce que les moindres causes produisent sur elles des plaies interminables.

Je ne m'occupe de cette blessure qui, pour la médecine légale, est uniquement un signe sensible de voies de fait, que parce qu'elle est à la portée de tout le monde, et que la jugeant d'après sa simplicité, par comparaison à ce qu'elle devient dans quelques cas et chez quelques personnes, les résultats divers de blessures plus graves, chez différens individus, deviennent plus sensibles. Du reste, comme toutes les blessures de la peau sont fort sujettes à se compliquer avec les diverses éruptions et les autres causes générales, toutes les fois que,

que, dans un rapport, le pronostic sortira de ce temps d'un traitement purement local, il cessera d'être légal, puisqu'alors il y aurait évidemment une surcause.

Il est une autre espèce d'excoriation plus grave dans ses effets, plus longue dans sa terminaison, dont le mode est l'enlèvement de l'épiderme par lambeaux ou vessies plus ou moins étendues. Elle porte une inflammation active sur le corps réticulaire. Ces dernières excoriations sont toujours le produit de causes qui agissent par leurs propriétés chimiques, et laissent à la partie des signes particuliers qui les font distinguer. Lorsque la cause a cessé d'agir ou qu'elle a été détruite, l'inflammation qu'elle a déterminé sur le corps réticulaire se termine par la résolution ou par la suppuration, et trouvera un temps de guérison fixe et précis dans ce que nous dirons pour ces terminaisons, dont le mode est général pour tous les engorgemens et pour tous les tissus.

2.º *De la Résolution.*

Toutes les parties du corps peuvent être augmentées par l'accumulation des fluides que concentre sur un point une cause d'irritation qui, pour notre sujet, est toujours externe, et est aussi toujours mécanique ou chimique. L'absorption de ce fluide porte le nom de résolution, et s'opère par un travail particulier propre à la vie locale. L'art peut l'aider et même la déterminer ; mais sa plus grande puissance se réduit très-ordinairement à garantir la partie et l'individu des causes qui peuvent venir entraver la nature dans son travail et dans sa marche. M. Richerand, en traitant de la résolution du phlegmon, dit : « La résolution suppose une inflamma- » tion en quelque sorte avortée, c'est-à-dire dont » les symptômes n'ont pu avoir leur plein et entier » développement, soit par défaut d'énergie dans les » causes, soit par l'obstacle que les méthodes per- » turbatrices du traitement ont opposé au cours » ordinaire de la maladie. » (1)

Cependant la marche que suit la résolution est uniforme pour toutes les lésions susceptibles de prendre cette voie de terminaison, la plus simple et la plus heureuse de toutes, puisqu'elle n'est point suivie, comme la suppuration, de difformité ou de cicatrice. Mais le temps qu'elle emploie pour parvenir à sa fin varie selon chaque tissu, et cette variété étant déterminée par l'activité de la vie propre à chacun d'eux, on observe dès-lors des différences plus ou moins marquées, relativement à cette activité, suivant la partie du même système qui en est le siége.

La peau, le tissu cellulaire, les muqueuses et les muscles, sont les tissus les plus aptes à une résolution prompte. Les membranes fibreuses, les séreuses, les fibro-cartilages et les os, sont au con-

---

(1) Nosog. chir., page 110 du premier volume.

traire des parties dans lesquelles la résolution s'opère d'une manière lente. Aussi les causes capables de produire un engorgement se développent avec plus de facilité et de force dans les premières, parce que ces tissus lâches et souples sont le siége de nombreux vaisseaux vasculaires. On peut même dire généralement que le volume de l'engorgement par cause externe, est plutôt relatif à son siége qu'à sa cause. Par exemple, qu'un individu reçoive un coup de bâton sur la tête ou sur la région orbitaire, presque de suite il s'y formera une tumeur énorme; tandis que si le même coup avait été porté sur toute autre partie, telle que le dos, etc., il n'aurait pas déterminé une tumeur ou un engorgement de moitié aussi considérable. Cependant, dans l'un et l'autre cas, la résolution ne paraît presque pas varier, relativement à son temps de traitement ou de guérison. La raison en est simple. Si, d'une part, la quantité de vaisseaux et le tissu cellulaire facilitent le développement de la cause, d'une autre part, la vie active dont ces systèmes sont pourvus facilite la résolution.

Ces engorgemens par cause externe résultent du défaut de circulation du sang et des fluides, laquelle se trouve suspendue dans la partie blessée, ainsi que de l'épanchement produit par les petits vaisseaux qui ont été brisés; et cet état augmente pendant tout le temps que l'irritation locale appelle ces fluides, ou que la stupeur en arrête la circulation. On peut remarquer, spécialement pour les tissus serrés et denses, que la tuméfaction s'opère pendant plusieurs heures après l'action de la cause efficiente ; très-souvent, même pour la peau, la partie n'offre aucun signe sensible de lésion immédiatement après cette action ; et ce n'est que quelques heures après, ou même le lendemain seulement, qu'on y observe un engorgement prononcé, avec changement de couleur. On peut donc établir que les premières vingt-quatre heures appartiennent presque exclusivement au développement de l'action ou de la tuméfaction. Dès le troisième jour, lorsque la lésion doit se terminer par la résolution, la peau présente déjà des rides, et sa couleur moins noire indique le commencement de cette voie de guérison.

En traitant de la résolution dans les inflammations externes, M. Boyer dit : « La résolution com-
» mence ordinairement du quatrième au neuvième
» jour. » (1) L'observation m'a démontré que la partie qui avait acquis une couleur noire, passe au violet foncé ; que cette couleur, du troisième au cinquième ou sixième jour, est devenue jaune dans sa circonférence, qui s'est étendue ; enfin, qu'à mesure que la couleur violette gagne le centre, celle de la circonférence devient d'un jaune clair, et que marchant ainsi progressivement, la partie reprend sa couleur naturelle dans trois à quatre jours. Ce travail termine ainsi la lésion dans l'espace de dix jours

____

(1) Traité des maladies chirurgicales, 1.er vol., page 26.

à peu près, lorsque le siége de la tumeur affecte la peau, le tissu cellulaire, les membranes muqueuses et les muscles, et que la lésion est susceptible de cette voie de guérison, quelle que soit d'ailleurs l'étendue de la tumeur.

L'engorgement des membranes séreuses, celui des fibreuses et des fibro-cartilages, présente les mêmes phénomènes pour arriver à la résolution, lorsqu'il est également le produit d'une cause externe ; mais la vie moins active dont jouissent ces tissus rend le travail plus long, ce qui est surtout sensible pour l'engorgement de la sclérotique. Les echymoses qui se forment si fréquemment dans cette partie, à la suite des coups qui l'ont offensée, m'ont démontré que par un traitement méthodique, les engorgemens qu'elle peut éprouver ne parviennent pas à une guérison parfaite en moins de quinze jours.

Quant aux cartilages, etc., l'observation prouve que, lorsque les fibro-cartilages sont atteints d'un engorgement par suite de contusions, celui-là s'opère presque insensiblement, et est aussi fort long-temps à se résoudre. J'ai vu dernièrement chez une dame, un engorgement de la tête de la première phalange du pouce sur la deuxième. Malgré des lotions journalières et très-souvent réitérées, d'abord dans une décoction résolutive, puis émolliente, enfin alkoolique, vingt jours se sont écoulés avant que l'engorgement eût complètement disparu.

3.º *De la suppuration.*

Lorsqu'une partie a été le siége d'une contusion violente, que l'agent a agi avec assez de force pour opérer l'attrition du tissu sur lequel il a porté, alors il se forme une tumeur molle au toucher, qui devient douloureuse au bout de douze ou quinze heures, souvent malgré l'application des cataplasmes et même l'emploi de la saignée. Car, ainsi que l'observe M. Richerand (1), « Lorsqu'il n'existe » aucune contre-indication, il convient de saigner » sur-le-champ tout individu qui a reçu une con- » tusion un peu forte ; c'est un des meilleurs moyens » que l'art possède pour en prévenir les suites. »

Enfin lorsqu'il y a attrition de la partie, c'est-à-dire ce degré d'écrasement que Tenon indiquait à ses élèves en écrasant devant eux des côtes de chou, on doit prévoir alors que la lésion se terminera par la voie de la suppuration, et le pronostic légal à porter dans ce cas est également déterminé dans un temps certain, parce que, pour toutes les plaies qui doivent suppurer, les opérations de la nature sont soumises à une marche fixe, régulière, et déjà presque déterminée, pour ce cas, par les pathologistes. « La suppuration, dit M. Boyer (2), est la » suite nécessaire de l'inflammation qui s'empare » des lèvres d'une plaie. Elle a lieu ici par les mêmes

---

(1) Nosog. chir., page 211.
(2) Traité des malad. chirurg., page 21 du 1.er vol.

» lois et par le même mécanisme que dans les tu-
» meurs qui se convertissent en abcès. La seule
» différence qui existe dans ce cas, c'est que la sur-
» face de la peau étant en communication avec
» l'extérieur, le pus qui en découle se porte au-
» dehors et imbibe les pièces d'appareil qui la re-
» couvrent. Mais l'inflammation des plaies se ter-
» mine aussi en partie par résolution. La suppura-
» tion n'a lieu qu'à la surface de la plaie, la réso-
» lution s'opère dans les parties environnantes. »

On ne saurait mieux déterminer le temps que demande une lésion par cause externe quelconque, pour guérir par la suppuration, qu'en rapportant avec M. Richerand tout ce qui se passe après une opération pratiquée chez un sujet sain. « Tous les
» symptômes de l'inflammation se prononcent, et
» la fièvre traumatique ou vulnéraire, compagne
» inséparable de toutes les plaies qui ont une cer-
» taine étendue et guérissent par suppuration,
» s'empare du malade. »

» Du troisième au cinquième jour la suppuration
» s'établit, la quantité de pus augmente, les parties
» tuméfiées se dégorgent et s'affaissent, la surface
» de la plaie se couvre d'une granulation rougeâtre,
» à laquelle on donne le nom de bourgeons char-
» nus, les bords s'affaissent, la peau s'avance de la
» circonférence au centre de la plaie, la largeur
» de celle-ci diminue rapidement durant les pre-
» miers jours, après quoi elle marche plus lente-
» ment vers sa guérison.

» Les parties qui ne peuvent être couvertes de
» peau se dessèchent, ce qui y produit une pelli-
» cule rougeâtre. »

A cet égard, M. Boyer observe (1) « que la ci-
» catrice commence à se former bien long-temps
» avant que la plaie se rétrécisse par le dégorge-
» ment et l'affaissement des parties ; qu'ainsi il y a
» un temps dans les plaies où leur largeur diminue
» par voie de dégorgement, et par voie de dessica-
» tion et de cicatrisation. »

Trois époques se présentent donc dans la cura-
tion de toutes les plaies qui suppurent, savoir :
celle de l'inflammation, celle de la suppuration ou
du dégorgement, enfin celle de la cicatrisation. Le
temps du premier stade est déterminé du troisième
au cinquième jour. Alors la suppuration est établie, la largeur de la plaie diminue rapidement les
premiers jours, après lesquels elle marche plus lentement vers la guérison. Je crois pouvoir admettre,
d'après l'observation, que du cinquième au dixième
ou onzième jour à peu près, une plaie vaste qui
suppure a franchi le second stade, lorsqu'elle
marche d'une manière franche et qu'elle n'est point
entravée. M. Boyer (2) paraît avoir porté ce temps
à quinze jours, mais son caractère de pathologiste
n'exigeait pas qu'il se renfermât dans la stricte
rigueur à laquelle est assujetti un médecin aux
rapports.

---

(1) et (2) Ouvrage cité, pages 226 et 225.

Lorsqu'une blessure est parvenue à ce terme, et qu'il n'y a pas eu perte de substance, les bords de la plaie se réunissent promptement, quoiqu'il y ait toujours une cicatrice ou substance intermédiaire. Ce travail est celui de la réunion par première intension, et ne demande que quatre à cinq jours, comme nous le verrons ailleurs. Or, d'après l'observation, et strictement parlant, le temps requis pour la guérison de toute blessure, quelle que soit même son étendue, mais absolument simple et qui doit suppurer, ce temps, dis-je, est de dix-sept jours (1), auxquels on peut néanmoins en ajouter quelques-uns pour perfectionner le traitement par une convalescence, aidée d'un bandage.

« La cicatrice, dit encore M. Boyer (2), n'est » d'abord qu'une pellicule mince qui cède au

---

(1) Depuis que cet ouvrage est écrit, j'ai lu avec autant de plaisir que j'en mets à la citer comme autorité, la notice consignée par M. le docteur Dulaurent dans le journal complémentaire du dictionnaire des sciences médicales, cahier de novembre 1819, relativement à l'utilité de l'eau dans les maladies externes, ainsi que l'observation d'un officier supérieur des gardes du Roi, guéri le dix-septième jour, par la voie de la suppuration, d'une plaie contuse à la jambe gauche.

Je pourrais multiplier les observations pour préciser, par la pratique d'autrui, ce que j'ai toujours vu moi-même s'effectuer dans ce terme chez un sujet sain et à l'abri des surcauses ; mais il suffira, sans doute, d'avoir appelé l'attention sur ce point.

(2) Page 227.

» moindre effort qui tendrait à la déchirer; mais
» ensuite elle devient plus épaisse, plus consistante
» et plus forte, à mesure que le desséchement de la
» surface des chairs devient plus complet et plus
» profond par l'évaporation de l'humidité, laquelle
» ne cesse point de transpirer après la cicatrice
» même. »

La nature constamment la même, et toujours simple dans ses opérations, ne varie presque nullement ses moyens, comme on peut le voir en comparant la cicatrisation d'une plaie étendue avec perte de substance, avec celle qui n'a point éprouvé de déperdition; et même la cicatrisation au dernier stade d'une plaie qui suppure, avec la réunion par première intension pour celles qui ne suppurent pas.

Dans les plaies vastes avec perte de substance, la cicatrice commence toujours par la circonférence pour gagner successivement le centre. Il se forme en outre dans différens endroits de la surface, des points de cicatrice semblables en quelque sorte à de petites îles. Ces points de cicatrice se multiplient, s'étendent et vont à la rencontre les uns des autres, comme les os wormiens vont à la rencontre de ceux entre lesquels ils se développent. On peut comparer dans ce cas la dessication de la plaie à celle d'un terrain qui a été inondé par le débordement d'une rivière. Or, deux ou trois jours, en sus du terme fixé pour les plaies qui suppurent, et qui ne sont point accompagnées de perte de substance, nous ont toujours paru être le temps que l'observation

démontre suffisant pour amener ces plaies à guérison. D'ailleurs, ainsi que nous l'avons vu, la
cicatrice commence à se former et marche avec le
dégorgement, ce qui nous fait établir que ces blessures n'exigent pas plus de dix-huit à vingt jours
de traitement, lorsque d'ailleurs étant méthodiquement soignées, on a l'attention de maintenir les
bords de la solution dans un état de souplesse apte
à faciliter leur extension et leur réunion.

Si actuellement nous suivons ce qui arrive dans
les brûlures, nous reconnaîtrons qu'elles sont ou
bornées à l'inflammation de la peau, et dès-lors
qu'elles ne suppurent point, mais se terminent par
la résolution dont le temps de guérison a été établi,
ou avec escarre, quelle qu'en soit la cause, telle
que le feu, un caustique, la plaie d'armes à feu, etc.
Aussitôt que la partie frappée de mort, par la cause
qui a déterminé la blessure, a opéré l'escarre, celle-
ci rentre dans la plaie simple parvenue au dernier
stade, et guérit promptement. C'est d'ailleurs ce
qui se remarque tous les jours pour les exutoires
chez les individus sains. Si on oublie d'y placer un
corps étranger pour les entretenir (1), ils se ferment
dans l'espace de vingt-quatre heures.

« Il survient toujours aux plaies d'armes à feu,
» quelque temps après qu'elles ont été faites, un
» engorgement plus ou moins considérable, sui-
» vant l'étendue de la blessure, le degré de l'at-

______

(1) Un pois d'iris ou autre.

» trition, et la nature des parties lésées. Lorsque la
» plaie est peu étendue, et qu'elle n'intéresse que
» des parties charnues, l'engorgement est peu im-
» portant, et se borne au trajet de la balle et des
» parties environnantes. Alors cet engorgement se
» termine toujours par une suppuration assez abon-
» dante, qui détache peu à peu le tissu cellulaire
» et les autres parties désorganisées, et la plaie passe
» bientôt à l'état d'une plaie simple, et ne tarde pas
» à guérir. » (1)

M. Orfila paraît avoir observé que c'est du cinquième au huitième jour que se fait la chute de l'escarre profond, que l'on détermine par les caustiques
dans les plaies produites par la morsure d'un animal
enragé (2).

4.º *De la réunion par première intension et par*
suture.

Il est une autre voie de guérison pour les plaies,
dans laquelle l'art abrége le travail de la nature et
soustrait le blessé aux deux premiers stades que
nous avons observés, pour obtenir de suite la cicatrisation. Je veux parler de la réunion par première
intension et par suture.

Les lèvres d'une plaie mises en contact immédiat
s'agglutinent, se consolident, et la substance blanche

---

(1) Traité des malad. chirurg., page 361.

(2) Voyez page 149, des secours à donner aux personnes
empoisonnées ou asphixiées, etc.

organisée qui se forme entr'elles et qui les identifie,
prend le nom de cicatrice.

Ces blessures, dans lesquelles tout l'art du chirurgien se borne à une parfaite, mais quelquefois
très-difficile juxta-position des parties, guérissent
en quatre à cinq jours de ce contact, soit qu'il ait
été opéré par le simple bandage unissant, par des
bandelettes d'emplâtres agglutinatifs, soit qu'on ait
eu recours à la suture. Ce temps est généralement
suffisant pour toutes les plaies susceptibles de guérir
par cette voie de traitement, qui doit toujours être
recherchée et tentée, même pour les plaies contuses.
Les auteurs de chirurgie, en traitant de la suture,
s'expriment ainsi : « Lorsqu'on a retiré de la suture
» tout l'avantage que l'on pouvait s'en promettre,
» c'est-à-dire, lorsqu'au bout de trois à quatre jours
» on a obtenu la réunion de la plaie pour laquelle
» on l'a pratiquée, il convient de retirer les fils,
» qui, laissés plus long-temps, entretiendraient
» de l'irritation et de la suppuration dans leur
» trajet. » (1)

Ce temps de trois à quatre jours est donc suffisant. Quant à la manière dont s'opère cette réunion,
le mode en a toujours échappé aux observateurs;
on sait seulement qu'une inflammation modérée y
préside. Mais qu'importe ici le mécanisme de la
réunion aussi bien que celui de toutes les terminaisons des blessures, pour les parties molles ? Notre

____

(1) Nosog. chir., page 173 du quatrième volume.

but est rempli pour la médecine légale, le temps de guérison pour chacune d'elles est décrit et précisé ; les auteurs l'ont reconnu pour quelques-unes, des observations répétées me l'ont confirmé pour les autres, j'en fais aujourd'hui l'application à la médecine légale. C'est une lacune qui avait échappé aux auteurs qui ont écrit sur cette partie de l'art ; j'ai désiré la remplir, persuadé d'obvier par là à de graves injustices dont on ne pouvait accuser que la médecine légale.

CHAPITRE III.

DES TERMINAISONS DES BLESSURES POUR LES PARTIES DURES.

LES os sont sujets à presque toutes les maladies qui attaquent les parties molles, l'observation et le raisonnement le démontrent. Tel est l'aphorisme par lequel Boerhaave commence l'exposé des diverses lésions dont les organes sont susceptibles. M. Richerand dit encore (1): *Les mêmes tissus généraux ou générateurs, comme disait Bichat, entrent dans leur composition, et alors rien de plus naturel que de voir les phénomènes pathologiques s'y accomplir suivant les mêmes lois. Mais pour être analogues, ces deux choses ne sont point identiques. On observe dans la marche des maladies qui affectent le système osseux, une lenteur remarquable. Trois à quatre jours suffisent pour la réunion d'une plaie simple dont l'art maintient les bords rapprochés, plusieurs semaines sont nécessaires pour que la consolidation d'une fracture s'accomplisse, quelque simple que l'on suppose cette solution de continuité.* Ce temps, quoique pouvant être établi sous des termes

___

(1) Nosog. chir., troisième volume, page 7.

fixes, varie suivant l'âge, la nature de la lésion, l'espèce d'os affecté, et même selon la partie de l'os qui en est le siége. Sous ce rapport, nous sommes forcés d'entrer dans quelques détails que nous abrégerons le plus qu'il nous sera possible.

M. Foderé a établi pour les maladies des os les règles suivantes, qui, sans rien préciser, étaient approximativement ce qu'on pouvait dire de plus légal sur cette question.

« Les os du nez, des mâchoires, de la pom-
» mette, de la clavicule, du sternum, de l'omo-
» plate, des côtes, du calcanéum; les différens os
» de la main et du pied, de l'épine du dos, les os
» pelviens, se consolident entre le quatorzième et
» le vingt-unième jour. »

Mais observons, 1.° que ces fractures ne sont jamais, ou presque jamais les maladies principales, ainsi que nous le verrons en suivant les lésions en particulier. 2.° Que ce terme paraît seulement relatif au moyen âge de la vie.

« Celles des jambes et de l'avant-bras se conso-
» lident entre le vingtième et le trentième jour. »

Remarquons encore ici, d'après M. Richerand, que les fractures des membres supérieurs diffèrent notablement de celles des extrémités inférieures; qu'elles sont en général moins graves, les causes de déplacement moins actives, la guérison plus prompte, et qu'enfin elles n'exigent pas que le malade garde le lit pendant toute la durée du traitement. Un bandage roulé avec des attelles suffit pour

les

les contenir tant qu'elles sont simples, et dès-lors elles sont exemptes du traitement alité prévu par le code. Néanmoins l'observation de quelques cas consignés dans les rapports en particulier ci-après, nous paraissent prouver qu'il ne faut rien généraliser dans cette question, puisque, pour quelques fractures qui avoisinent l'articulation, le temps du traitement doit être alité, la position horizontale donnée au membre, et le bandage s'étendre de l'extrémité inférieure de celui-ci jusqu'à l'aisselle.

« Celle des bras entre le vingt-septième et le
» quarantième jour. Enfin les fractures du fémur
» entre le trente-septième et le cinquantième jour. »

On sait encore que ces règles générales varient suivant l'âge, et que dès-lors le pronostic à établir dans le cas d'une fracture chez un nouveau-né, n'est plus celui d'un adulte ; que ce dernier diffère également du temps de traitement qu'exigerait la même lésion chez un vieillard. C'est ce qui nous contraint d'entrer dans les détails qui suivent :

Le système osseux peut être le siége d'excoriations, de contusions et de plaies. Ces diverses lésions peuvent pour les os, comme pour les parties molles, se terminer par la résolution, par la réunion, par la suppuration ou la carie, enfin par la nécrose ou mort de la portion d'os qui a été lésée.

Lorsque les maladies de l'appareil osseux sont le simple produit d'une cause externe, de même que celles de tous les systèmes, elles doivent être considérées comme des maladies aiguës , tendant par elles-mêmes à des solutions heureuses et y arrivant dans un temps déterminé , si la guérison n'est point arrêtée par une surcause.

I. Une cause externe quelconque porte-t-elle une irritation assez forte sur un os pour amener le gonflement du périoste ; cette irritation parcourt tous les périodes de l'inflammation , mais avec beaucoup plus de lenteur et moins d'exaltation des propriétés vitales que ne le ferait une partie molle ; et , de même que pour ces dernières , l'inflammation est susceptible de se terminer par la résolution. Le mode n'en diffère que par le temps marqué , par une lenteur extrême , et alors tout se borne à une douleur locale que le médecin légiste ne peut admettre , si ce n'est avec la plus grande réserve , comme toutes les lésions qui ne se pré- sentent que par des signes rationnels. D'ailleurs , cette lésion ne peut être aidée que faiblement dans sa terminaison , et seulement par les moyens géné- raux anti-phlogistiques. Sa lésion , toujours marquée par la contusion des parties molles qui la recouvrent, trouve un temps de traitement et un terme de pro- nostic dans celui de la lésion des parties molles , qui, dans ce cas, est toujours avec comminution des chairs , et se termine par la suppuration.

Mais cette inflammation du périoste n'est pas toujours aussi simple , ni constamment bornée au périoste externe. Quelquefois elle envahit le tissu même de l'os, et jusqu'à sa membrane médullaire ;

alors elle forme une tumeur dure, qui prend le nom d'exostose.

L'exostose idiopatique se forme avec lenteur, mais guérit avec difficulté. Les médicamens n'agissent que par l'entremise des propriétés vitales dont ils augmentent, modèrent ou dirigent l'action. De quelle efficacité pourront-ils jouir dans les maladies d'un système d'organes où la vie est languissante et l'excitation difficile ? Au reste, ces exostoses par cause locale se terminent rarement par la carie; plus souvent elles restent stationnaires, contractent la dureté de l'ivoire, et n'incommodent que par leur volume et leur poids (1).

Les cas extraordinaires où le volume de ces tumeurs devient extrême et exige leur ablation, me paraissent ne pas appartenir à la médecine légale, étant alors toujours liés à un vice général préexistant ou acquis par l'individu, vice qui en développe seul l'accroissement ou en amène la carie, et qui dès-lors est une surcause.

II. Très-souvent aussi ces inflammations se terminent par la carie, qui est l'espèce de suppuration de ce système. C'est ce qui arrive aux os spongieux et pour les extrémités des os longs, lorsque la membrane qui tapisse les cellules des parties spongieuses se prend d'une inflammation qui se termine par la suppuration. Cette suppuration détruit bientôt l'os ou toute la partie spongieuse de l'os, et se

____

(1) M. Richerand, nosog. chirurg.

communique même aux os voisins , ainsi qu'on le remarque dans la carie du pied et de la main. Il est cependant à observer , pour notre sujet, que celles qui sont dues à des causes externes et ne se compliquent point par des surcauses telles que le scrophule ou le vice syphillitique , guérissent souvent d'elles-mêmes, ainsi que l'observe M. Richerand. La nature en borne les progrès et procure leur exfoliation , ce qui alors fait rentrer la blessure dans la classe que nous avons établie pour les plaies qui suppurent. Mais si cet état arrivait à la suite d'une cause légale , un coup de feu, par exemple, ou un écrasement survenu dans une partie qui abonde en substance celluleuse , telle que les condyles du fémur ou du tibia, les os des pieds et des mains ; s'il arrivait, dis-je , que la carie ne se bornât point ainsi , on sait que l'art doit venir au secours de la nature en déterminant la nécrose ou la mort de la partie ; et alors c'est l'état que nous avons décrit pour la plaie simple , après la chute d'un escarre.

III. La contusion , la dénudation des condyles du fémur , en déterminent la carie. Les mêmes causes produisent la nécrose de la partie moyenne ou du corps de l'os. Il en est de même pour tout l'appareil osseux dans lequel on voit la carie occuper les parties spongieuses , et même se borner aussitôt qu'elle rencontre le tissu compact d'un os ; tandis que la nécrose se développe sous l'influence des mêmes causes pour ce dernier tissu, et semble également se borner aux extrémités de l'os et être arrêtée par les parties spongieuses.

La nécrose, pour notre sujet, est le produit de l'enlèvement du périoste, membrane particulière dont les os sont revêtus, et qui leur transmet des vaisseaux et des nerfs, et par eux, la nutrition et le sentiment. Dès-lors, si cette membrane est détachée, la mort s'ensuit nécessairement pour cette portion d'os à laquelle elle transmettait la vie ; et, comme il existe pour l'épaisseur des os un état vasculaire, qui leur est fourni par les membranes externes et par l'interne ou médullaire, lorsque des causes externes ont porté sur la première de ces membranes, la vie n'est éteinte que dans les lames extérieures de l'os.

Un agent extérieur quelconque qui aura agi sur la surface d'un os compacte, de manière à contondre et à détruire ou enlever le périoste et à laisser l'os à nu, produira infailliblement la mort de la lame externe de cet os, à moins que le sujet ne soit encore jeune, et que la nature ne permette au rézeau vasculaire, qui, à cet âge, pénètre l'os de toutes parts, de donner naissance sur la surface externe aux bourgeons charnus qui alors pourront recouvrir la partie dénudée, et devenir, comme l'observe M. Richerand, le moyen d'une cicatrisation sans nécrose, et dès-lors sans exfoliation. Alors la blessure rentre dans la plaie simple, et guérit par la réunion par juxta-position. Mais lorsque ce réseau ne se développe point ainsi, l'os, perdant la vie dans les points où s'est opéré le déchirement des vaisseaux que lui transmettait le périoste, devient grisâtre, se desséche et meurt. Cette portion d'os ainsi nécrosée se sépare de la partie vivante, et repoussée au-dehors, comme corps étranger, par le développement des bourgeons charnus qui se boursoufflent sous la partie nécrosée, celle-ci tombe, et tout s'opère comme dans le sphacel, ou après la chute d'un escarre ensuite de l'application d'un caustique. Cette chute terminée, tout rentre dans l'ordre marqué pour les plaies simples qui suppurent. Mais plusieurs mois, et même des années peuvent s'écouler pendant la durée de ce travail (la chute de la portion nécrosée). Cette lenteur est proportionnée au faible degré de vie dont les os jouissent. Jusqu'au moment où la séparation de la partie malade s'achève, la nécrose rentre dans le domaine de la chirurgie expectante : il n'est point en notre pouvoir d'accélérer le travail de la nature en ce genre. Des observations répétées ont prouvé que la séparation des parties nécrosées n'est point hâtée, quel que soit le topique dont on les couvre.

Si une cause externe a agi assez puissamment pour déterminer le détachement de la membrane interne de l'os (ce qui ne se voit guère que pour la dure-mère, relativement aux os du crâne et dans les plaies de cette boîte osseuse suivies d'esquilles), alors la portion d'os ainsi frappée de nécrose dans toute son épaisseur s'exfolie, et cette chute s'opère beaucoup plus lentement que dans le cas où il n'y a que la surface externe de l'os qui soit attaquée, mais elle finit également par s'opérer. La surface de la dure-mère se présente alors couverte de boutons char-nus, et il se forme une cicatrice qui acquiert une certaine densité, mais qui doit toujours, ou au moins pendant plusieurs années, être protégée par un corps mécanique approprié au cas et placé sur la partie.

Les nécroses qui surviennent seulement dans le canal des os longs, sont très-rarement le produit d'un agent extérieur. Du reste, dans toutes ces lé-sions, et pour le pronostic légal à porter, on doit observer spécialement deux choses. Premièrement, les maladies de ce système sont le plus souvent l'effet d'un vice préexistant ou acquis chez l'individu, ou se compliquent le plus communément avec ce vice. Deuxièmement, on ne peut en déterminer le pro-nostic certain qu'après la chute de l'escarre pour la nécrose, et qu'après que la maladie est bornée, si c'est pour la carie. Mais dans la première espèce, tout le travail appartient à la nature, ainsi que nous l'avons vu ; tandis que dans la seconde, on doit venir à son secours pour en borner les progrès, toutes les fois que son siége le permet. « Heureux les malades, » lorsque l'os attaqué ne tient pas à des parties dont » l'ablation est impossible ! » (1)

IV. Les plaies des os diffèrent-elles essentielle-

______

(1) M. Richerand, nosog. chirurg.

ment des fractures, et méritent-elles des considérations particulières? Si l'on en excepte la cause qui, pour les plaies des os, est toujours l'action directe d'un agent vulnérant qui a divisé concurremment les parties molles et l'os, en mettant ce dernier à découvert, je ne pense pas que la différence du traitement soit aussi sensible que l'établissent des auteurs modernes, et une réflexion simple semble le démontrer. Dans la plaie d'un os déterminé, comme dans une fracture, la guérison s'opère par la formation d'un cal, et dès-lors le mode de guérison qu'emploie la nature reste le même pour l'un et l'autre cas, si aucune surcause n'en entrave la marche. Mais dans les plaies des os, il arrive fort souvent que la portion divisée par l'instrument a été absolument dénudée de son périoste, ou altérée par l'action de l'air, et même nécrosée, ce qui rend impossible la réunion, quoiqu'on doive constamment la rechercher. Il peut encore arriver que la juxta-position à l'os, dont elle est un fragment, ne puisse pas s'opérer immédiatement, et alors le travail de la réunion pourra être retardé, comme dans les plaies à lambeau des parties molles, ou même ne se faire que par le développement des bourgeons charnus, ce qui éloigne encore le terme d'une terminaison heureuse ; enfin, cette plaie peut être suivie d'exfoliation. Mais ici c'est toujours la marche de la nature entravée dans ses opérations, et le médecin légiste doit en rechercher soigneusement la cause pour déterminer si elle est le produit de l'agent qui a opéré la lésion , ou si elle est l'effet d'une surcause. Dans le premier cas , il pourra modifier son pronostic suivant la partie de l'os où se trouvera le siége de la lésion , d'après ce que nous établirons dans la suite.

V. Pour notre sujet, les fractures sont toujours le seul effet d'une cause externe ou physique qui a rompu un ou plusieurs os , dans un ou plusieurs de leurs points. Celles qui sont le simple produit de l'action musculaire , de même que celles qui surviennent sous des mouvemens un peu brusques par une cause prédisposante , effet de l'un des vices généraux , ne peuvent nous occuper , parce qu'elles sont toujours le résultat d'une cause étrangère à l'action que la loi réprime.

Les fractures produites par une cause externe sont toujours accompagnées d'un degré de contusion plus ou moïns grand , et presque toujours aussi d'un changement de configuration dans la partie. Dès-lors l'indication première à remplir est de placer le membre dans une position convenable , pour que les fragmens puissent être exactement rapprochés , et de maintenir , autant que possible , ce rapprochement , soit par des pansemens méthodiques , soit par les moyens généraux que l'art prescrit. « En tenant cette conduite, dit M. Boyer, on voit le » plus souvent le gonflement, la tension et la dou- » leur se dissiper dans l'espace de sept à huit jours, » et il ne reste plus qu'une echymose. »

Lorsque la fracture est avec plaie, la nature de celle-ci indique alors ce qu'il y a à faire. Toujours simple, et seulement relative à la cause qui l'a produite, elle rentre dans ce que nous avons dit des lésions par cause externe dans les parties molles. Seulement on doit se rappeler que l'engorgement du membre, les plaies, etc., qui sont le simple produit de la cause qui a déterminé la fracture, n'entravent point en général la formation du cal, et dès-lors ne font point varier le pronostic de la lésion principale, qui est la fracture. « Lorsque, » sans exercer des tractions trop violentes, on est » parvenu à réduire la fracture, on traite la plaie » comme une plaie simple, et on emploie tous les » moyens propres à prévenir les accidens inflam- » matoires que l'on doit justement redouter, » observe le savant professeur déjà cité ; il dit encore plus loin : « La plaie suppure médiocrement, la » présence du pus ne s'oppose point à la formation » du cal, et si le malade est jeune et d'une bonne » constitution, la fracture peut guérir presque aussi » facilement et aussi promptement que si elle était » simple. »

Les grands ravages que produisent quelquefois sur un membre, ou sur une partie d'un membre, les mêmes causes qui ont déterminé la fracture ; la multiplicité de celles-ci ou l'écrasement des os ; la comminution des parties molles, etc., déterminent souvent le médecin à employer l'amputation de la

partie ou du membre, le plutôt qu'il lui est possible.
Je ne dois point m'occuper ici des cas où cette opération devient ou non indispensable ; mais, en ne
la considérant que comme médecin légiste, et d'une
manière générale, je pense qu'il n'y a que deux circonstances où elle est irrévocablement commandée.
Premièrement, dans le cas où le tronc artériel du
membre aurait été ouvert dans un point où sa ligature ne laisserait aucune espérance de conserver ce
membre. Secondement, dans le cas d'écrasement ou
d'un délabrement total d'une articulation majeure.
Je ne me détermine point dans cet avis par les
exemples excessivement multipliés d'individus qui,
s'étant opiniâtrément refusés à l'amputation, ont
ensuite obtenu une guérison complète, parce qu'il
serait facile de m'opposer des cas contraires, dans
lesquels on a vu périr beaucoup d'autres personnes
qui auraient pu guérir par le moyen de l'amputation. Ce qui fonde mon opinion, c'est qu'une lésion
par cause externe, quelle que soit celle-ci ou la
gravité de la blessure, tend essentiellement à sa
guérison, et y arrive nécessairement par la succession de ses périodes, lorsqu'aucune surcause ne
vient arrêter sa marche, ou que la cause de la lésion
n'a pas totalement anéanti les propriétés vitales.
L'amputation est donc presque toujours commandée
par le seul état particulier du blessé relativement à
sa constitution, aux vices dont il peut être infecté,
enfin aux circonstances dans lesquelles il se trouve
placé ; et dès-lors l'accusé ne peut être chargé que

de la fracture et des lésions qui auraient été guéries, si l'individu se fût trouvé dans l'état naturel et sous les conditions nécessaires.

Le cal, moyen de réunion pour les fragmens des os cassés, ainsi que pour les plaies dont les os sont susceptibles, est absolument analogue à la cicatrice qui, dans les plaies par cause externe des parties molles, opère la réunion par première intension. Quel qu'en soit au surplus le mode, peu importe : mais, pour notre sujet, nous devons rechercher le temps que la nature emploie pour terminer ce travail. L'observation la plus constante a démontré que ce temps varie depuis douze jours jusqu'à soixante-dix, et que cette variété de temps est relative plus encore à l'âge et à la nature de l'os fracturé qu'à la partie même de cet os. Ecoutons à ce sujet M. Richerand : « Les fractures voisines des articu-
» lations, dit-il, sont à cause de cela (l'ankilose)
» réputées plus graves que celles des os longs. Mais
» s'il est vrai qu'il est moins aisé d'agir sur les frag-
» mens articulaires, et dangereux que l'inflamma-
» tion ne s'étende à la jointure, l'os n'est-il point
» dans cet endroit plus épais, les surfaces cassées
» plus larges, la fracture plus facile à maintenir, la
» réunion des fragmens plus prompte, la vie plus
» active dans la partie spongieuse que dans la subs-
» tance compacte ? Qui ne préférerait une fracture
» voisine de l'extrémité inférieure du fémur, à la
» même maladie située au corps de l'os, etc. ? »

VI. Les articulations peuvent être le siége de lésions par cause externe ; mais le gonflement de ces parties, connu sous le nom de tumeurs blanches, ne peut nous occuper, et doit même être rayé du cadre des lésions par cause externe, surtout pour la médecine légale. Soit qu'on étudie cette maladie dans les auteurs de pathologie, soit qu'on la suive dans ses effets sur un sujet qui en serait affligé, on se convaincra de cette vérité avancée par M. Richerand : « Une cause externe telle qu'un coup, ne » peut guère déterminer une tumeur blanche que » chez les individus qui s'y trouvent déjà disposés. » C'est ainsi que sur un scrophuleux une chute sur » le genou ou sur le coude en détermine la carie. » Si la lésion de l'humérus avec l'omoplate en offre bien rarement, celles de la hanche en sont fréquemment suivies. En effet, ce que les auteurs décrivent sous le nom de luxations consécutives ou spontanées du fémur, ce dont Hippocrate a parlé sous le nom de maladie des hanches, *morbus coxarum*, n'est autre chose que l'engorgement lymphatique ou la carie, et plus souvent encore ces deux maladies réunies dans l'articulation du fémur avec l'os innominé. Le déplacement de l'os de la cuisse n'est point ici le symptôme essentiel de la maladie.

Tel fut le motif qui détermina mon diagnostic, et sur lequel je crus devoir baser mon pronostic dans l'accident éprouvé par Mme M..., institutrice, place de la boucherie Saint-Paul. Cette personne reçut un soufflet qui la fit tomber de sa hauteur sur le grand trochanter ; quelque temps après, il se manifesta un commencement de luxation consécutive ou boursoufflement de la tête du fémur. Je n'y eus point égard dans mon rapport. D'ailleurs cette femme portait au membre opposé les signes certains des ravages d'une cause générale agissant sur le système osseux. J'ai appris que des médecins marquans de notre ville, et même l'un des chirurgiens majors, qui virent la malade après moi, ne crurent pas devoir s'arrêter à cette distinction. De là s'ensuivirent des prétentions exagérées et un procès qui n'est point encore terminé, quoique en ce moment (1820) la plainte remonte à près de quatre ans.

VII. Nous ne nous occuperons pas davantage ici de l'hydropisie du genou. Cette maladie ne paraît pas pouvoir être déterminée par une des causes externes que réprime la loi ; elle semble être seulement le produit d'une marche forcée, de l'exercice violent et prolongé d'une articulation, enfin celui de la goutte ou du rhumatisme. J'ai dit d'une articulation, pour ne pas limiter le siége de cette affection au genou seul, comme le font les auteurs, parce que j'ai en ce moment l'observation d'une véritable hydropisie de l'articulation du pied avec la jambe, chez une demoiselle sur laquelle on reconnaît deux tumeurs molles au toucher, situées au-devant et au bas des malléoles de la jambe droite, et produites par de faux pas ou de légères entorses.

VIII. L'entorse est le résultat de l'extension forcée d'une articulation, de son tiraillement, et même de la lacération des ligamens qui l'avoisinent. Cette lésion parcourt de très-nombreux degrés, depuis son état de la plus grande légéreté à celui de l'extrême gravité dont elle est susceptible, puisque son seul remède est quelquefois l'amputation, et que même dans quelques cas elle amène une mort prompte. Mais si l'on suit les progrès de cette lésion, on demeure assuré que lorsque le sujet est sain, qu'il est docile aux moyens à employer, et surtout qu'il se soumet à garder le repos, l'engorgement des parties molles qui suit cette maladie se termine par la résolution, et dès-lors le pronostic est connu. Il y a plus, nous avons vu, comme M. Richerand, des entorses qui paraissaient considérables se terminer en peu de momens par l'emploi des bains à la glace, dans lesquels on laissait plusieurs heures les parties malades. « L'entorse légère » est une maladie peu importante, et guérit en » quelques semaines si elle est bien traitée, » a dit M. Boyer.

Pour ce qui est des entorses graves, de celles où il y a rupture de plusieurs ligamens, et dès-lors désorganisation de la partie, les accidens inflammatoires sont non-seulement très-prompts, mais quelquefois des plus terribles. Leur terminaison base le pronostic, comme la connaissance du siége et de l'importance des parties rompues détermine si l'individu restera infirme, et si cette infirmité sera absolue ou seulement relative. C'est dans cette lésion surtout qu'on juge parfaitement, et qu'un médecin légiste doit spécialement examiner si les complications qui peuvent survenir ne résultent point de l'indocilité du blessé ou des vices généraux dont il peut être atteint. Dans les sujets bien constitués et exempts de tout vice interne, il est rare que l'entorse, même la plus considérable, ait d'autres suites (1).

IX. La luxation est un changement permanent dans les rapports naturels des surfaces articulaires des os, par l'effet de quelque violence externe. Celles qui sont le produit d'altérations organiques ne peuvent nous occuper. Etrangères à la cause que réprime la loi, elles le sont également à la partie que nous traitons ici.

Le déplacement des os n'exige en général qu'une opération manuelle et seulement momentanée : car les luxations anciennes n'appartiennent point à l'art de la médecine légale, et dès-lors malheur au blessé qui, ayant négligé la réduction, demeure infirme. En aucun cas l'accusé ne peut être responsable de sa négligence. Mais lorsque des accidens, produits par la cause même qui a luxé, commandent impérativement d'abandonner la luxation pour ne s'occuper que de la complication, alors la maladie principale ou l'accident basent le pronostic, et, d'après

____

(1) M. Boyer, traité des maladies chirurgicales.

l'espèce

l'espèce, il sera facile de le déterminer par ce que nous avons établi.

La luxation étant réduite, il faut en prévenir la récidive, en empêchant dans la partie lésée tout mouvement capable de la déterminer de nouveau. Pour cet effet, on place un bandage disposé suivant l'espèce d'os, et seulement dans cette vue. Mais le temps que devra rester ce bandage est relatif à la nature de l'os luxé. On voit que M. Richerand l'a laissé quarante jours pour une luxation de la clavicule sur le sternum. Je suis fondé à penser que toutes les considérations relatives à ce retour doivent être basées sur les complications inhérentes à la luxation ; si donc nous exceptons celle de la clavicule, l'engorgement, l'inflammation, etc., ayant pris leur terminaison par la résolution, tout bandage peut être levé, et l'individu abandonné à lui-même sans aucun danger. Il suffit, pour prévenir un nouveau déplacement, de s'opposer aux mouvemens qui ont eu lieu au moment de la luxation.

X. Les plaies des articulations ne diffèrent point de ce que nous avons établi pour les lésions par cause externe dans les parties molles. Il suffit même de rapporter ici ce que dit M. Boyer : « Le pro-
» nostic d'une plaie d'articulation n'est pas en gé-
» néral fâcheux, si la réunion immédiate a été faite
» dès le principe, si les surfaces articulaires n'ont
» pas été exposées très-long-temps au contact de
» l'air, et s'il ne s'est pas épanché de sang dans l'ar-
» ticulation. Hormis ce cas, la plaie peut guérir

» aussi facilement et aussi promptement que si l'ar-
» ticulation n'était pas ouverte. » Cette vérité est
encore confirmée par le succès des opérations qui
ont été pratiquées pour extraire des concrétions
cartilagineuses formées dans l'articulation du genou.

Les accidens qui suivent quelquefois ces lésions,
la mort même qui peut en être la conséquence,
sont toujours l'effet d'une surcause étrangère au
prévenu, que le médecin légiste pourra le plus
souvent démontrer, ou que l'on préviendra par des
secours sagement administrés.

XI. L'ankylose est cet état des surfaces articulaires qui, les unissant, détruit leur contiguité et
rend un os continu à celui avec lequel il avait seulement des connexions de rapport. Cet état est toujours le produit d'une inflammation des surfaces
articulaires favorisée par le défaut ou l'absence de
la synovie, et dès-lors ce n'est point une maladie,
mais c'est la terminaison de certaines lésions. L'art
peut presque toujours la prévenir, et, s'il est des
cas où il doit la favoriser et même la rechercher, ils
sont excessivement rares dans notre sujet, et paraissent bornés à ceux qui auraient amené le fracas
des surfaces articulaires ou produit leur suppuration. Dans tous les autres, l'ankylose est un produit
étranger aux agens extérieurs, et doit dès-lors être
rejeté. Mais quel est le temps que la nature emploie
à la formation de l'ankylose, lorsqu'on est forcé
par les circonstances d'y avoir recours, comme à la
seule voie de guérison ? Je ne trouve nulle part des

élémens propres à me déterminer dans la réponse ; je pense cependant qu'il est le même que celui qu'elle met à la formation du cal, et que, considéré seul, il varie dès-lors selon l'âge.

XII. Les tendons sont, de tous nos organes, ceux qui possèdent le moins les propriétés vitales. Il en est même où elles sont si peu marquées, qu'ils paraissent des corps purement oisifs, une matière, pour ainsi dire, inerte, non susceptible d'exaltation ou d'accroissement de ces propriétés. Telles sont les extrémités des tendons secs, grêles et longs des fléchisseurs et des extenseurs des doigts et des orteils ; s'ils sont coupés ils ne se réunissent point et ne produisent aussi aucune douleur : mais cette lésion est suivie d'une infirmité absolue, par rapport aux mouvemens dont ces parties étaient chargées. Si ceux-ci sont soumis à l'action de l'air, à la suite d'une plaie, ils s'exfolient et tombent par lames ou portions, à la manière des corps inertes.

On voit que dès-lors la section d'un tendon de cette espèce ne fait nullement varier le pronostic à porter sur la lésion, mais que le rapport doit énoncer l'infirmité qui en résultera.

Les tendons d'une certaine dimension, qui, dans l'interstice de leurs fibres propres, admettent du tissu cellulaire, des vaisseaux, etc., sont susceptibles d'inflammation. Elle peut s'y développer ; mais il est reconnu que quelque active que puisse être, comparativement, la vie dans ce système, son exaltation la plus grande est bien au-dessous de celle qu'éprouvent les os mêmes.

La position à donner à la partie pour en retenir les bouts réunis, varie selon le tendon qui est le siége de la lésion; mais elle doit être maintenue, pour le tendon d'Achille par exemple, vingt-cinq à trente jours; encore ne faut-il, après ce terme, abandonner le pied à tous ses mouvemens que graduellement, d'une manière insensible et très-long-temps après, attendu la force dont il a besoin pour résister à l'action des muscles gémeaux et solaires.

XIII. Les aponévroses sont des membranes inertes, ne possédant que l'élasticité. Leur division un peu grande par un agent tranchant, est le plus souvent suivie de la sortie des parties molles sous-jacentes qui se font jour à travers la blessure. Bientôt le volume de ces parties s'accroît, elles se tuméfient et sont resserrées dans l'anneau aponévrotique qui résulte de la lésion de cette membrane. Leur étranglement amènerait bientôt leur gangrène, si l'art ne venait, à l'aide d'incisions, agrandir l'ouverture accidentelle de l'aponévrose. Cette opération ramène la lésion dans son premier état de lésion simple. Dès-lors cet accident, qui doit être prévu, ne change point le pronostic.

Quelque concis que soit l'examen des lésions par cause externe que je viens de parcourir, il me semble que cette analyse rapide suffira aux personnes étrangères à l'art, et qu'elles y trouveront tout ce qu'il leur importe de savoir pour apprécier par elles-mêmes jusqu'à quel point l'auteur d'une blessure a contribué à la maladie, à l'infirmité, enfin à la mort du blessé. Il me reste à présenter au lecteur, comme conséquence simple et naturelle, le tableau suivant des pronostics à porter selon les cas. J'ose espérer qu'en faisant disparaître aux yeux du jurisconsulte et du magistrat, l'arbitraire qui régnait sur le temps qu'exige la guérison des diverses blessures, un pareil tableau pourra encore obvier à cette influence qu'exercent quelquefois sur les tribunaux certains noms en vogue, quoique les principes de l'art, d'accord avec l'expérience, démentent souvent leurs pronostics.

TABLEAU

Des pronostics des lésions par causes externes.

NATURE des LÉSIONS.	SIÉGE.	VOIES de GUÉRISON.	TEMPS de TRAITEMENT.	OBSERVATIONS.
POUR LES PARTIES MOLLES.				
Excoriations.	La peau.	Croûtes sanguines.	4 à 5 jours.	
Inflammations.	Les muqueuses.	Résolution.	10 jours.	
Escarres.		Chute de l'escarre et suppuration.	21 à 22 jours.	
Contusions.	La peau, Les muqueuses.	Résolution.	10 jours.	
Echymoses.	Le tissu cellulaire, Les muscles.	Suppuration.	17 jours.	

NATURE des LÉSIONS.	SIÉGE.	VOIES de GUÉRISON.	TEMPS de TRAITEMENT.	OBSERVATIONS.
Plaies.	La peau, Les muqueuses,	Réunion par 1re intension.	4 jours.	
	Le tissu cellulaire, Les muscles.	Suppuration.	17 jours.	
Plaies, avec perte de substance.	La peau, Les muqueuses, Le tissu cellulaire, Les muscles.	Chute de l'escarre et suppuration.	21 à 22 jours.	
Plaies d'armes à feu.	La peau, Les muqueuses, Le tissu cellulaire, Les muscles.	Chute de l'escarre et suppuration.	21 à 22 jours.	
POUR LES PARTIES DURES.				
Inflammation	du périoste, des os spongieux.	Résolution.	17 jours.	
		Suppuration.	21 à 22 jours.	
Nécrose.	Corps de l'os, tissu compacte.	Chute de la partie nécrosée.		Ne peut se déterminer qu'après la chute de la portion nécrosée, ce qui demande quelquefois des années entières.
Plaies des os en général.	Tissu compacte, et tête des os.	Le cal.	Selon l'âge.	Relatif aux fractures.

NATURE des LÉSIONS.	SIÉGE.	VOIES de GUÉRISON.	TEMPS de TRAITEMENT.	OBSERVATIONS.
Plaies des os en général.	Les os longs, Les os courts, tels que la clavicule, le calcanéum, etc.	Le cal.	De la naissance à 5 ans. 12 à 18 jours.	
	Les os courts, Les os longs des membres supérieurs, Les mêmes os des membres inférieurs.	Le cal.	De 5 à 25 ans. 14 à 20 j.s / 25 à 30 j.s / 30 à 35 j.s	Le plus souvent d'un traitement local. / Toujours d'un traitem.t alité.
Fractures en général.	Les os courts, Les os longs des extrémités supérieures, Les mêmes os des extrémités inférieures.	Le cal.	De 25 à 60 ans, 14 à 25 j.s / 30 à 40 j.s / 40 à 50 j.s	Le plus souvent d'un traitement local. / Toujours d'un traitem.t alité.
	Les os courts, Les os longs des extrémités supérieures, Les mêmes os des extrémités inférieures.	Le cal.	De 60 à 70 ans. 14 à 30 j.s / 40 à 60 j.s / 50 à 70 ou 80 jours.	Mêmes observations.
Entorse légère.	L'articulation du pied avec la jambe, Celle du poignet avec l'avant-bras.	Résolution de l'engorgem.t	10 jours.	
Entorse grave.	Les mêmes.	Suppuration.	17 jours.	Suivie souvent d'infirmité.

NATURE des LÉSIONS.	SIÉGE.	VOIES de GUÉRISON.	TEMPS de TRAITEMENT.	OBSERVATIONS.
Luxations	des articula-tions en gé-néral.	Réduction ma-nuelle.	Instantanée.	convalescence relative à l'es-pèce d'os. V. les rapports en particulier.
Plaies des arti-culations par des instru-mens tran-chans et con-tondans.	Articulations.	Réunion, 1.re intension.	4 à 5 jours.	
		Suppuration et amputation.	17 jours.	
Ankyloses.	Articulations.	Réunion des surfaces arti-culaires.		Temps relatif aux variétés établies pour les fractures.
Plaies des ten-dons.	Les grêles. Les gros.	Réunion.	Infirmité: 25 à 30 jours.	
Aponévroses.	Générales.	Débridement.		Ne fait point varier le pro-nostic.

Je ne prétends point que le tableau que j'offre ici présente une solution, une exactitude mathé-matique ; mais il me semble que c'est ainsi que les diverses lésions doivent être considérées pour la médecine légale, puisque c'est en observant la ter-minaison simple et naturelle de chaque blessure qu'on peut fonder légalement un pronostic, et obvier aux dangers toujours graves de laisser ce pronostic à l'arbitraire des hommes de l'art et aux contestations des gens d'affaires. Ce tableau est le résultat de l'expérience ; il est basé sur l'observation de ce qui se passe après une lésion quelconque, et il n'est personne qui, suivant par lui-même la terminaison d'une blessure simple, lorsqu'elle est dégagée de toute complication étrangère à sa cause, ne demeure bien convaincu qu'elle a un terme fixe et précis de traitement, uniquement relatif à la voie que prend la nature pour arriver à la guérison, ou à celle que l'art peut déterminer.

En présentant ces observations sur un art que j'exerce depuis environ quinze ans, je n'ai eu d'autre prétention, d'autre désir que celui d'être utile, et de répondre à la confiance dont la Cour et les Tribunaux de Lyon m'ont honoré. Si je n'ai point le mérite d'avoir perfectionné ce travail et précisé irrévocablement le temps nécessaire pour la guérison de toutes les lésions par cause externe, j'aurai du moins l'avantage de l'avoir beaucoup approximé, et d'être le premier qui aura tenté de combler la lacune qui existe dans cette branche de la science. J'aurai obvié aux inconvéniens dont se plaint M. Foderé dans le passage déjà cité, lorsqu'il demande : « Quel poids, quelle balance ont les » juges pour proportionner les peines infamantes » ou simplement correctionnelles à la gravité in- » trinsèque de la blessure, autre que la conscience » et les lumières des gens de l'art ? Et que dirons- » nous de l'action civile, des dommages et intérêts » toujours proportionnés à l'importance de la

» lésion ? » J'aurai enfin obvié à ce que désormais des pronostics exagérés et sans base soient portés par des médecins peu exacts ou ayant des vues coupables. L'observation ultérieure viendra sans doute ajouter à ce travail, et lui donnera toute la perfection dont il est susceptible.

CHAPITRE IV.

DES RAPPORTS EN GÉNÉRAL.

PAR le mot *Rapport*, en médecine légale, on doit entendre un acte par lequel, ensuite de l'ordonnance d'un juge ou de la réquisition formelle d'une autorité compétente, un ou plusieurs médecins affirment, sous la religion du serment et les peines portées par la loi (1), que l'individu ou la chose qu'ils visitent, présente, d'après les signes sensibles, dont ils consignent la présence, tel état physiologique ou pathologique, résultant d'une cause connue ou présumée par ses effets, et déclarent, dans leur àme et conscience et d'après leurs lumières, qu'elle a eu ou qu'elle aura telle termi-

---

(1) Article 160 du code pénal. « Tout médecin, chirur-
» gien ou autre officier de santé qui, pour favoriser quel-
» qu'un, certifiera faussement des maladies ou infirmités
» propres à dispenser d'un service, sera puni d'un empri-
» sonnement de deux à cinq ans. »
Article 162. « Les faux certificats de toute autre nature,
» et d'où il pourrait résulter soit lésion envers des tiers,
» soit préjudice envers le trésor public, seront punis selon
» qu'il y aura lieu, d'après les §. 3 et 4 de la présente
» section. »

naison pour résultat simple et immédiat. Ce qui constitue un acte légal judiciaire ou administratif.

Cette définition me paraît beaucoup plus exacte que celles données jusqu'à ce jour, 1.º en ce qu'elle offre l'idée de ce qui constitue seul le rapport légal ; 2.º en ce qu'elle embrasse, sous une idée générale, toutes les espèces de rapports ; 3.º parce qu'elle fixe l'ordre et les principaux chefs qui doivent être décrits dans chacun d'eux ; tandis que la définition donnée par Devaux, reproduite par les auteurs qui ont écrit depuis 1703, n'embrasse point les questions de virginité, d'accouchement, celles relatives à l'hygiène, celles d'identité, etc., puisqu'elle est ainsi conçue : « Il faut entendre par les rapports en » chirurgie, des actes authentiques et publics que » les chirurgiens titrés sont obligés de faire en jus- » tice quand ils en sont requis, ou qu'il leur est » ordonné par le magistrat, pour certifier sur leur » conscience de l'état de ceux qu'ils visitent, soit » *sains, malades, blessés* ou *décédés.* » (1)

D'après la définition que nous avons substituée à celle-ci, et à laquelle nous croyons devoir préféra- blement nous fixer, nous ne suivrons l'auteur de la doctrine des rapports en chirurgie ni dans sa divi- sion en trois espèces générales, ni dans ses subdi- visions en dénominatifs, provisoires et mixtes,

---

(1) MM. Foderé, page 35 du premier volume de l'ancienne édition ; Mahou, page 68 du troisième volume ; et Beloc, page 18.

parce que l'étude de la médecine légale, ainsi que sa pratique, prouvent qu'il n'y a réellement que deux sortes de rapports, les rapports verbaux et ceux écrits, et que les uns et les autres sont seulement ou provisoires ou définitifs.

Le rapport provisoire est celui dans lequel le médecin, après avoir rendu un compte exact de tout ce qu'il lui a été possible d'observer sur l'état où se trouve soit l'individu, soit la chose qui forme l'objet du rapport, se voit forcé, par les motifs qu'il circonstancie alors, de renvoyer à un temps plus ou moins éloigné, pour donner à cette époque une solution ou un pronostic certain.

Le rapport définitif est celui dans lequel on a pu tout prévoir et affirmer sur l'état passé, présent et futur du fait examiné ; c'est-à-dire, donner sur le tout une solution complète et légale. Ceux-ci néanmoins peuvent encore devenir provisoires, et c'est ce qui arrive toutes les fois qu'après un temps plus ou moins long, il survient des accidens assez graves pour exiger un nouveau rapport ; comme aussi lorsque le premier rapport étant attaqué, soit par la partie, soit par le ministère public, l'autorité croit devoir ordonner une nouvelle visite, et commet d'autres médecins pour y procéder. Heureuse et sage prévoyance de la loi, fondée sur la vérité de cet adage : *Errare humanum est........!*

Mais n'y a-t-il pas de graves inconvéniens à ce que la seconde visite qui a lieu se fasse hors la présence du premier médecin qui a rapporté ? La loi ne dispose rien à cet égard, et il paraît dès-lors que l'autorité, dont l'unique but est d'éclairer sa religion, doit être parfaitement libre. C'est dans cette même vue que nous devons rappeler ici ce que l'expérience nous a appris. Souvent nous avons vu que tel individu sur lequel on n'a trouvé lors de la première visite aucun signe sensible et caractéristique de violence, non-seulement en présentait à l'époque de la seconde, mais offrait même à ce moment des lésions graves ou compliquées. Sans doute alors, le premier rapporteur peut seul donner des indices certains pour déterminer la cause de ce changement, qui tantôt dépend d'une surcause, tantôt est déterminé par le plaignant lui-même dans des vues criminelles. D'ailleurs, d'après ce que nous avons dit des accidens consécutifs ou étrangers aux blessures qui peuvent survenir dans le cours du traitement, n'est-ce pas le médecin qui a procédé au premier examen, s'il a été exact et bien circonstancié, n'est-ce pas lui qui peut le mieux établir le peu de liaison que présentent ces mêmes accidens avec le fait principal que la loi réprime ? Ajoutons encore que tout médecin ne se livre pas à l'étude particulière de la médecine légale, et que, dès-lors, la généralité des médecins ne vérra presque toujours que l'état présent de la lésion, celui du blessé, etc., sans distinguer l'effet de sa cause ; et alors il y aura nécessairement une divergence plus ou moins marquée entre les deux rapports. Il y a plus, en appelant le premier rapporteur à la seconde

inspection et au rapport qui doit s'ensuivre, non-
seulement on obvie à ce premier inconvénient,
mais s'il y a divergence entre les seconds rapporteurs et le premier, la conduite que tiendra alors
celui-ci, s'il se croit fondé dans son avis, fournira
aux magistrats de nouveaux moyens de lumière. En
effet, le premier rapporteur doit alors motiver son
avis, le fortifier avec franchise et sans prétention
par un nouveau rapport. L'autorité les comparant
l'un à l'autre pourra juger par elle-même, et, s'il
lui restait quelques doutes, renvoyer le tout, soit à
un des professeurs de médecine légale, soit à une
société, pour prononcer entre ces avis et éclairer la
justice sur des points de fait contestés ou des résultats équivoques, que trop souvent l'amour propre
ou l'indulgence emploient pour cacher la vérité.
Mais l'observation la plus impérative commande
en quelque sorte à l'autorité d'appeler le premier
rapporteur aux contre-visites qui pourraient être
faites. Je l'ai vu dans plus d'un cas; des confrères,
auxquels je démontrai amicalement leur erreur
dans des rapports faits contre les miens, m'ont
répondu : L'autorité, en nous soumettant les premiers rapports, a paru nous insinuer que par des
faits particuliers résultant de l'information, elle en
rejetait la conclusion; il a dès-lors fallu lui opposer celle qui nous a semblé, après elle, la plus
naturelle.

Nous l'avons déjà dit, et nous devons le répéter
ici, une seconde visite est souvent impossible, quel-

quefois dangereuse, et il est une infinité de questions qui ne permettent pas d'y avoir recours. Que
pourra alors le nouveau rapporteur, surtout n'étant
pas assisté du médecin qui a procédé à la première
visite dans le délai utile ? La justice elle-même
sera-t-elle sans défiance sur l'opinion émise par un
homme qui, oubliant les égards dus à un confrère
et livré à lui seul, n'a pu être qu'imparfaitement
instruit des circonstances observées par le premier
médecin, dans un moment où les faits bien plus
rapprochés de l'événement étaient par cela seul
plus faciles à reconnaître et à apprécier ? Que
pourra encore un second rapporteur dans le cas de
l'ouverture d'un cadavre, lorsque les parties dénaturées, soit par les sections indispensables dans la
première opération, soit par une putréfaction toujours croissante, l'auront mis dans l'impossibilité
absolue de vérifier les faits, ou du moins une partie
des faits établis par le premier rapport? Une observation va rendre ce dernier point plus sensible :

Sur la fin de l'année 1818, un militaire de la
garnison se trouvant dans un état d'ivresse, met le
sabre à la main contre quelques habitans. Le bras du
soldat fut bientôt saisi, et à force de raisonnemens
et de patience on parvint à le calmer. Mais lorsqu'il
voulut remettre l'arme dans son fourreau, soit l'état
d'ivresse, soit qu'on l'aidât mal-adroitement, la
pointe du sabre porte sur le repli de la cuisse
gauche, et, en le blessant, ouvre l'artère fémorale :
ce militaire mourut très-promptement. Un premier
rapport

rapport fut dressé par M. M..., médecin de notre
ville. L'aide major de la légion à laquelle le militaire appartenait, en fit un second peu de momens
après l'accident; je ne tardai pas moi-même à recevoir l'ordre de visiter le cadavre, transporté alors
au dépôt des morts de l'hôpital général de Lyon.
Le cadavre n'avait point été ouvert, aucune dissection n'avait eu lieu, et je n'avais garde de présumer
que déjà deux rapports eussent été faits. Si j'en
avais eu la moindre connaissance, je me serais certainement adjoint les premiers rapporteurs, de
même que j'en ai agi dans tous les cas, même en
ceux où j'ai dû opérer contre des personnes ayant
un titre quelconque en médecine. Quoique étranger
à toute considération, à toute influence, je n'ai pas
craint de dire alors à l'autorité qui me requérait : Si
l'individu que vous soupçonnez est coupable, les
connaissances médicales qu'il possède me donne-
ront plus de facilité pour le convaincre, et votre
religion en sera mieux éclairée. S'il est innocent,
je dois à sa qualité les moyens d'asseoir une légitime défense, et d'écarter le soupçon qui plane sur
sa tête. De cette manière, j'ai toujours concilié les
devoirs de ma place avec les égards dus aux personnes. Ici, l'ignorance où j'étais de ce qui s'était passé
ne me permit pas d'appeler les premiers rapporteurs,
et je procédai seul à cette visite. J'établis d'abord
le siége, l'étendue, la direction, la figure et la nature de la lésion à son extérieur. Ensuite je prati-
quai une incision, et disséquai la partie pour recon-

naître la profondeur de la plaie; enfin je fouillai les viscères, qui me montrèrent l'estomac contenant des matières alimentaires très-impregnées de vin et de liqueur alkoolique. Je terminai mon rapport en établissant que la mort avait été un effet immédiat de l'ouverture de l'artère fémoral, effet au-dessus de tout secours. L'autorité fut frappée de l'extrême différence, pour ne pas dire de l'opposition qu'offrait mon rapport comparé à celui de M. le chirurgien aide-major de la légion, qui plaçait la blessure « à deux doigts de la région lombaire, du côté » gauche, entre la dernière fausse côte et les os des » îles; le coup ayant pénétré dans le bas-ventre, » est allé aboutir au-dessous de la dernière vertèbre » lombaire. J'y ai introduit le sabre dudit grenadier » encore teint de son sang, et j'ai reconnu que la » blessure mortelle dont il a été parlé a été faite » par cet instrument, qui y a pénétré facilement » jusqu'à l'endroit de la dernière empreinte du » sang. »

J'étais absent; un troisième rapport fut ordonné, et fait par des hommes d'un mérite généralement reconnu. Mais ceux-ci prenant sans doute l'incision que j'avais pratiquée pour la lésion elle-même (ce qui paraît résulter de leur rapport, lequel ne fait aucune mention des incisions que j'avais pratiquées), donnèrent à cette blessure une étendue de sept à huit pouces. Ce cas, très-simple, est remarquable par la divergence d'opinions sur l'étendue d'une semblable lésion. Il prouve l'attention que demande,

la description d'un fait en médecine légale, et démontre le peu d'exactitude du second rapport, qui,
plaçant la lésion dans le ventre, lui donnait un siége
et une direction opposée à celle qu'elle avait réellement, et n'en manquait pas moins, en disant que
l'arme présentée dans la blessure y avait pénétré.
Je ne pouvais placer ici une observation plus propre
à convaincre l'autorité combien il importe d'appeler le premier rapporteur aux contre-visites qui
sont ordonnées, et même tous ceux qui ont pu con-
courir à l'avis donné sur un cas de médecine légale.
Si l'aide-major de la légion eût été présent à ma
visite, il aurait reconnu et rectifié son erreur; et
si j'eusse été appelé au contre-rapport ordonné en
dernier lieu, les médecins qui y procédèrent n'auraient pas confondu avec la lésion une opération de
l'art, pratiquée pour reconnaître et constater la
profondeur de la blessure et sa direction.

Ce dernier rapport offre encore un point essentiel de considération, et démontre la nécessité
d'établir en médecine légale des pronostics immuables pour tous les cas de même nature. L'ouvrage
que je présente aujourd'hui pourra, j'ose le croire,
remplir ce but important. On ne peut en effet se
le dissimuler, tous les rapports sont à peu près
frappés du même vice, c'est-à-dire qu'ils offrent
presque tous une classification arbitraire des lésions
relativement à la léthalité. Celui-ci, comme je l'ai
observé, fut dressé par deux médecins jouissant au
plus juste titre de la considération publique et de

l'estime de leurs confrères; ils reconnurent également la lésion de l'artère fémorale profonde, et cependant ils terminent ainsi leur rapport. « Nous » devons ajouter, pour rendre hommage à la vé- » rité, que cette plaie ne peut pas être considérée » comme absolument mortelle, attendu que si le » médecin eût été appelé à l'instant même et eût » pu faire la compression de l'artère fémorale, on » aurait arrêté l'hémorragie et donné le temps de » procéder à l'opération qui aurait pu sauver les » jours du malade. » Nous motiverons ailleurs le contraire; il suffit de rappeler qu'en moins de quelques minutes la mort est le produit de la lésion dont il s'agit, et qu'elle ne peut être prévenue que par une réunion de circonstances impossibles à rencontrer dans un cas semblable. Je suis donc loin de voir aucun inconvénient à ce que la justice ordonne la présence du premier médecin à la contre-visite qu'elle juge nécessaire pour éclairer sa religion, et j'en trouve beaucoup à adopter une marche contraire.

Quant à ce que l'on nomme rapport dénonciatif, je m'abstiendrais d'en parler ici, si je ne le regardais comme aussi dangereux par les erreurs dans lesquelles il peut entraîner même l'autorité, que pénible pour le médecin aux rapports, qui se voit souvent dans la nécessité de démentir des hommes qui jouissent, à juste titre, d'une grande réputation en médecine pratique. Parmi plusieurs observations de ce genre, qui me forcent à reproduire ici ce que j'ai déjà dit ailleurs sur le même sujet, je me bornerai au fait suivant.

Dans le courant de 1817, on amena dans mon cabinet une jeune fille de moins de six ans, qui était attaquée d'un écoulement assez considérable par les voies naturelles. Sa mère était munie d'un certificat qui était revêtu de la signature de l'un des premiers chirurgiens de notre ville. Il attestait que cet écoulement était syphillitique, et que l'enfant avait souffert des approches. N'ayant reçu aucun ordre de visiter cet enfant, dont les parens ne s'adressaient à moi que par l'avis d'un confrère (1), je me bornai à examiner l'état des parties, qui ne m'offrirent aucun déchirement, et celui de l'écoulement qui était blanc, épais, et formait sur le haut interne des cuisses des couches muqueuses, mais sans donner lieu à la naissance d'aucun bouton et sans produire sur la peau aucun changement de couleur. Cet enfant paraissait d'ailleurs absolument sain, ne se plaignait d'aucune douleur, etc. Je rassurai les parens, prescrivis quelques bains ou lotions émollientes, l'usage interne du sirop de quina, etc., et je gardai le certificat si légérement délivré, mais qui paraissait à leurs yeux une démonstration irrésistible.

Le même jour je fus requis pour la levée du cadavre d'un noyé, retiré de l'eau sous l'arrondissement de M. Marrut-Duvarrin, alors commissaire

____

(1) M. le docteur Lusterbourg.

de police. En entrant dans son bureau, j'y reconnus les mêmes personnes qui s'étaient transportées chez moi le matin. Elles présentèrent un second certificat dénonciatif, beaucoup plus expressif que le premier, délivré par le même chirurgien. La jeune fille était présente, et je fus requis de donner mon avis sur la maladie dont elle se trouvait affectée. Je le motivai sur des principes diamétralement opposés au sentiment établi par le certificat. Les deux pièces furent soumises à M. le comte de Fargues, alors maire de Lyon.

Justement surpris d'une pareille contrariété, ce magistrat nomma secrètement cinq médecins pour examiner de nouveau l'état de l'enfant, et donner leur avis sur les causes qui avaient pu produire cet écoulement. Ils procédèrent à cette visite sans connaître les rapports délivrés, et établirent, comme moi, que l'enfant n'avait souffert aucun approche, et qu'il n'était attaqué que d'un simple écoulement muqueux.

La délivrance de ces certificats purement volontaires annonce dans celui qui les souscrit, je ne dirai pas un défaut de connaissances générales, mais bien peu d'études en médecine légale. Je ne conçois pas comment quelques auteurs ont pu appliquer le nom de rapport à de semblables affirmations, puisqu'elles manquent absolument des caractères qui seuls constituent le rapport et peuvent lui attacher une authenticité légale ; je veux dire le serment du rapporteur et l'ordonnance préalable de l'autorité.

Pour sentir combien la délivrance de ces certificats est inconvenante, il suffit d'ouvrir les divers traités écrits sur cette matière, depuis Devaux jusqu'à M. Foderé. Voici comment les auteurs s'expriment unanimement : « Il répugne aux vertus » douces et bienfaisantes qui doivent caractériser » l'homme de l'art, de prendre jamais de sa propre » autorité, ou sur la réquisition des plaignans, la » connaissance ou la recherche d'un délit. Il doit » attendre pour cela d'être requis par le magis- » trat. » On trouve encore dans le même auteur ce passage : « Les rapports dénonciatifs ne peuvent, » à mon avis, honorer un homme délicat et jaloux » de sa réputation ; indépendamment que les juges » n'ont que l'égard qu'il leur plaît d'avoir pour ces » rapports, parce que n'étant que des témoignages » volontaires, ils sont sujets à suspicion. » Ajoutons que la loi ordonne impérativement que le juge d'instruction, le procureur du Roi ou ses substituts commettent le médecin par une ordonnance ou une réquisition écrite, laquelle fait partie de la procédure et relate le serment prêté en justice, serment exigé dans tous les temps et par tous les codes. De tout ceci, il résulte que les certificats ou rapports dénonciatifs délivrés sur la simple demande des parties intéressées et plaignantes, sont des actes absolument irréguliers, nuls et en quelque sorte dérisoires.

Je sais cependant que Beloc a dit : « Je ne par- » tage pas entièrement l'avis de M. Foderé au » sujet des rapports dénonciatifs, c'est-à-dire de

» ceux qui sont faits à la simple invitation des
» parties intéressées. Il est certain néanmoins que
» dans des cas pressans et qui demandent la plus
» grande célérité, ce serait perdre le temps que
» d'attendre pour faire un rapport qu'on en ait été
» requis par le magistrat. C'est l'opinion d'Antoine
» Bruneau, fameux jurisconsulte, rapportée par
» Prevost, qui ajoute : que tout cela se fait par ce
» principe, *nemo debet alieno prægravari*. C'est
» encore ainsi que pensent Laroche, Flavin, Im-
» bert, etc. J'avoue cependant, continue Beloc,
» que lorsque la chose n'est pas pressante, je pré-
» fère renvoyer aux juges ceux qui s'adressent à
» moi. Je pense qu'on doit en agir ainsi toutes les
» fois qu'il n'y a pas urgence. »

Il me paraît qu'il suffit de se reporter à la définition du mot *Rapport*, pour être convaincu que,
même dans les cas d'urgence, tout acte fait sans
une réquisition légale ou l'ordonnance de l'autorité
compétente, manque du caractère le plus essentiel.
Il renferme dès-lors un vice radical, et je crois
qu'en aucun cas il ne peut avoir plus de mérite
qu'un simple renseignement de police.

La pratique de la médecine légale est donc assujettie à des règles essentielles à connaître. Devaux
les porte à douze principales, qui, selon nous,
renferment les devoirs imposés aux médecins chargés
des rapports. Nous allons les circonstancier dans les
paragraphes suivans, tels que l'observation nous les
a démontrés.

§. I.er

Impartialité et caractère qui doit distinguer le médecin légiste.

« Le premier devoir du médecin est de faire les
» rapports dans un esprit d'équité et d'intégrité
» qui soit à toute épreuve, de manière qu'elles ne
» puissent être ébranlées par les offres les plus
» avantageuses, ni séduites par les prières de ses
» proches, et qu'elles le rendent sourd et insensi-
» bles aux instances de ses amis, aux sollicitations
» des personnes puissantes, et de tous ceux à qui
» il est redevable des bienfaits les plus insignes. »
(Devaux.)

Mais le rapporteur ne peut offrir dans sa description l'impartialité désirée, s'il n'est toujours
armé de défiance contre les insinuations dangereuses
du blessé, souvent abusé lui-même par l'intérêt, la
vengeance ou toute autre passion.

Si la médecine pratique exige dans celui qui
l'exerce des soins affectueux envers tout être souffrant; si le médecin doit écouter avec intérêt les
renseignemens que donne le malade sur son état,
et sur la cause de ses maux; s'il lui est même quelquefois permis de flatter les passions du malade, ou
du moins de transiger momentanément avec une
partie de celles-ci, pour mieux les réprimer ensuite;
si, de l'autre côté, l'homme bien portant doit se

choisir **un** médecin qui, dans l'état de maladie, lui donne les soins nécessaires; qui joigne aux connaissances de l'art celles de son tempérament particulier, de ses habitudes; enfin qui réunisse l'intérêt du sentiment, de l'attachement, de la reconnaissance, et même d'une amitié éprouvée (1); il n'en est pas ainsi du médecin aux rapports. La même philantropie doit faire la base de son caractère, il doit aussi au malade des soins affectueux; mais dans cet être souffrant il ne doit voir qu'un homme toujours étranger pour lui; il doit se défier des mouvemens de son propre cœur, avoir sans cesse présent à la pensée que dans aucun cas il ne peut être l'homme du blessé ou de l'accusé; qu'il appartient tout entier à la loi, et que le vœu de la justice est que le médecin aux rapports n'ait aucune liaison avec les parties, qu'il jouisse de la plus grande liberté d'opinion, et que jamais il ne puisse être influencé, soit par la crainte de se faire des ennemis, soit par toute autre considération relative à ses intérêts personnels.

MM. Mahon, Foderé, et généralement tous les médecins qui depuis vingt-cinq ans ont écrit sur cette matière, expriment le vœu unanime d'une loi qui, fixant la pratique de la médecine légale, constitue le rapporteur juge indépendant de ses travaux judiciaires. Qu'il me soit permis de joindre ma faible voix à celle de ces hommes respectables, en ajou-

______

(1) Petit, médecine du cœur.

tant qu'il serait encore à désirer que la même loi
interdît au médecin rapporteur la faculté de pres-
crire et de suivre lui-même les moyens curatifs, si
ce n'est pour le premier appareil et lorsque aucun
secours n'a encore été administré par un homme
de l'art. Cette disposition laisserait au prévenu
une plus grande latitude pour exercer, s'il y avait
lieu, une censure légitime sur un traitement défectueux, et rendrait même, pour tous les cas graves,
pour ceux dans lesquels les rapports doivent être
multipliés, le rapporteur inspecteur du traitement
qui serait suivi. La justice aurait ainsi un moyen
facile d'être informée de la mauvaise volonté d'un
blessé, car il en est plusieurs qui, soit en négligeant
leurs maux, soit en abusant des remèdes, aggravent
leurs blessures et provoquent même quelquefois la
mort par une cause de leur propre fait. Enfin le rapporteur serait là toutes les fois qu'il s'agirait de démontrer dans un cas légal, l'effet d'une surcause quelconque. Sans cette interdiction, l'accusé peut devenir la victime malheureuse d'une prévention involontaire. Que le médecin qui, tout à la fois dresse
le rapport et donne ses soins dans la même maladie,
offre la garantie d'une moralité, d'une délicatesse
non suspectes; qu'il ait toute la droiture d'intention
qu'on peut désirer; pourra-t-il entièrement se dé-
fendre de cette sensibilité particulière et si naturelle
qui lui parle en faveur de ses malades, et lui cache
à lui-même sa partialité? « Rien ne ressemble plus
» à l'amour paternel, dit M. Petit, que l'attache-

» ment que voue un médecin sensible à l'homme
» qu'il a évidemment sauvé du trépas ; et, pour
» que la similitude soit complète, rien ne ressemble
» plus à l'ingratitude des enfans que celle de quel-
» ques malades guéris envers leur bienfaiteur. » (1)
Quel médecin ne l'a pas éprouvé pour un individu
quelconque, et même pour un individu des classes
inférieures de la société, tellement ce sentiment
fait passer sur toutes les distinctions sociales comme
sur les défauts, même essentiels, et rend le mé-
décin le plus délicat non-seulement indulgent, mais
même partial en faveur de l'individu qui lui doit la
vie, la conservation d'un membre, etc.

Mais faisons, pour un moment, abstraction de
ces circonstances ; est-il donc sans inconvénient
d'exposer le médecin rapporteur aux interpellations
de l'accusé sur la censure du mode de traitement
qu'il a suivi, et que, sans doute, le prévenu a droit
de critiquer ? Dans ce cas, le rapport peut devenir
nul, et alors le fait, abandonné aux preuves testimoniales, devient en quelque sorte lui-même pro-
blématique, si l'on considère combien d'un côté
l'exagération, de l'autre l'atténuation des circonstances peut le dénaturer. Si donc le mode de traitement attaqué en ce sens offre des dangers ; si la
seule dilation du temps de traitement, trop souvent
prolongé, peut laisser échapper les moyens de remonter à la vérité, de la constater, enfin de par-

____

(1) Notes sur la médecine du cœur, page 37, n.° 27.

venir à la connaissance certaine du corps du délit;
le rapport ne sera-t-il pas encore plus dangereux,
si, rédigé de bonne foi, mais avec la prévention
qu'inspire toujours un malade à son médecin, le
nom ou la réputation du rapporteur, médecin du
blessé, capte entièrement la confiance du Tribunal?
Ce rapport n'entraînera-t-il pas alors la condamnation du prévenu d'après la totalité des maux qui
lui ont été imputés, quoique ceux-ci puissent provenir réellement, ou du moins en grande partie,
d'une surcause qui lui est absolument étrangère? Les
nombreuses observations consignées dans les ouvrages de médecine légale, n'offrent que trop
d'exemples de ces erreurs judiciaires. Parmi les faits
que j'ai moi-même recueillis, je ne citerai que le
suivant.

Dans l'arrondissement de la justice de paix de
l'Arbresle, un homme reçoit sur la bouche l'action
d'un agent contondant qui divise les lèvres et
arrache des dents. Le médecin du lieu, homme très-
instruit, emploie la réunion par première intension,
et au moyen de la soie cirée lie une dent aux dents
voisines, dans l'espoir, autorisé par quelques auteurs, que les alvéoles se réunissant autour de cette
dent, la maintiendront, et la fixeront de manière à
la conserver pour ses usages relatifs à la mastication
et à la prononciation des sons. Mais dans son rapport, et ayant sans doute égard à cette dernière
vue, il établit un pronostic exagéré qui rendait le
prévenu justiciable de la Cour d'assises. Celui-ci

ayant eu connaissance du rapport, s'empressa de
présenter requête au ministère public, à l'effet de
faire ordonner une contre-visite, et je fus nommé
pour y procéder. N'ayant égard qu'à la réunion par
première intension très-judicieusement pratiquée
dans cette circonstance, et qui avait obtenu le succès
le plus complet, je rendis la blessure à son terme
fixe de traitement, et en transcrivant mot à mot ce
qui est consigné dans la nosographie chirurgicale,
je demandai l'extraction de la dent. Le magistrat
qui exerçait les fonctions du ministère public, justement étonné de la différence qui existait entre le
pronostic des deux rapports, requit d'office une troisième visite, et le juge d'instruction commit trois
des médecins marquans de notre ville. Deux seulement se rendirent près du blessé, et comme l'on
ne doit rien dissimuler lorsque l'on consigne une observation, surtout en matière de médecine légale,
je suis forcé de dire qu'oubliant leur mission pour
remplir l'office de conciliateurs, ils ramenèrent les
opinions contraires à un terme moyen, sans égard
au fait qu'ils devaient examiner, et qui était un cas
chirurgical des plus simples, puisqu'il ne s'agissait
que d'une réunion par première intension. Cependant leur avis arrivait au but, qui était de rendre
l'affaire à sa compétence naturelle, qui était celle
de la police correctionnelle.

§. II.

Vaquer de suite, lorsqu'on reçoit une réquisition.

Le second devoir qu'un médecin aux rapports doit observer dans la pratique de cet art, c'est de vaquer de suite à l'opération, toutes les fois qu'il reçoit une ordonnance ou une réquisition pour un cas quelconque. S'il s'agit d'une lésion, il est nécessaire de procéder à cette visite, autant que possible, avant le premier pansement, 1.º parce qu'alors les parties n'étant point encore engorgées, il est plus facile de juger de l'étendue naturelle de la lésion. On saisit plus exactement sa nature et sa figure, tandis qu'après les premiers momens, après que le blessé a reçu les secours de l'art, l'état d'une lésion est souvent changé, et l'on ne peut pas aussi sûrement en préciser les dimensions. On sait que les propriétés des tissus, telles que la contractilité musculaire, tendent à aggrandir ou diminuer l'étendue d'une lésion. « La contractilité musculaire est la
» cause la plus puissante de l'écartement, et pour
» juger de toute sa valeur, on doit faire attention
» que ses effets ne se bornent point à la séparation
» primitive des lèvres de la plaie, mais que les
» chairs palpitantes s'éloignent encore pendant plu-
» sieurs jours, si rien ne s'oppose à cette rétrac-
» tion, d'autant plus considérable que les fibres des
» muscles divisés ont plus de longueur, que l'irri-

» tation est plus vive dans la plaie, et que le tissu
» cellulaire contient moins de graisse. » (1) Il est
au contraire des tissus, tels que la peau, dont la
contractilité diminue l'étendue d'une lésion; ce qui
est surtout sensible pour celles produites par des
instrumens piquans, lorsqu'elles ont entraîné la
mort. J'ai souvent observé cet effet, en rapprochant
de la blessure l'instrument qui l'avait produite. Au
commencement de ma pratique légale cet effet fixa
mon étonnement. Un homme avait été tué à la
Guillotière par un coup d'épée, dont la lame était
renfermée dans une canne. Le peu de rapport qu'il
y avait entre cette lame et la dimension de la blessure m'en imposa d'abord; mais la peau étant enlevée, j'observai que le contraire avait lieu pour le
tissu musculaire. D'ailleurs l'homicide avait été
commis en plein midi, le meurtrier arrêté au même
moment et l'arme saisie dans ses mains, ainsi il ne
pouvait exister de doute.

2.º On doit vaquer de suite, parce qu'il existe
des questions dont on ne peut saisir les signes certains après les premiers momens ou les premiers
jours. Tel serait le cas d'un empoisonnement, dans
lequel le malade rend des matières qui, plus tard,
seraient imprudemment jetées ou dénaturées; tels
seraient encore le viol, l'avortement, la supposition
de part, etc., qui ont des termes prompts passé lesquels le médecin légiste ne peut rien affirmer.

____

(1) Nosographie chirurgicale, page 157.

3.º

3.º Cette visite doit être faite de suite lorsqu'il s'agit d'un cadavre, et surtout d'un noyé, comme nous le verrons en traitant cette question ; car, aussitôt qu'il sort de l'eau, il est presque toujours facile d'en faire la visite et l'ouverture légale, quel que soit le temps qu'il y est resté plongé ; au contraire, lorsque l'air a exercé son action sur le cadavre pendant quelques heures, ou même pendant quelques momens, il est fort souvent impossible de faire une ouverture légale, c'est-à-dire une ouverture qui, dégagée du doute, laisse une preuve incontestable de la cause de mort.

4.º On perd encore, si l'on ne vaque de suite aux opérations requises, on perd, disons-nous, le temps favorable pour établir l'identité d'un individu ; et cela arrive toutes les fois qu'on n'a point profité du temps où le cadavre n'était point tuméfié par un commencement de putréfaction. Il importe donc beaucoup que les magistrats fassent visiter, le plus promptement possible, les cadavres trouvés en quelque lieu que ce soit, et de ne pas permettre qu'il y soit touché avant que la levée n'en ait été faite par le médecin. Telle est la disposition de la loi, et cette prévoyance est fondée, 1.º sur ce que la position dans laquelle est le corps, le lieu où on le trouve, et toutes les circonstances qui l'environnent, sont souvent, pour le médecin instruit et attentif, les seuls points ou les seules bases qui dirigent ses recherches lors de l'ouverture du cadavre. 2.º Parce que le déplacement qu'on leur fait subir, le plus souvent sans soin, peuvent donner lieu à des lésions telles que des fractures, etc., d'où pourraient naître des doutes ou des erreurs graves dans le rapport. A cet égard, le manuel d'autopsie cadavérique de M. Marc s'exprime ainsi : « Lorsqu'il » deviendra indispensable de transférer le cadavre » d'un endroit à l'autre pour y être examiné, ce » transport devra se faire avec toutes les précau- » tions convenables. Ni le médecin, ni le chirur- » gien ne devront abandonner un instant le corps, » et ils auront soin que rien ne le puisse endom- » mager ou en augmenter les lésions. »

5.º La nécessité de vaquer de suite résulte encore de ce que la putréfaction, toujours très-prompte, après les morts violentes, telles que la strangulation, l'empoisonnement, les coups de feu, etc., peut, si l'on perd un temps précieux, ôter tout moyen de procéder fructueusement aux recherches légales.

§. III.

Remarques à faire avant de lever un appareil.

Le troisième point qui doit fixer l'attention du médecin aux rapports, c'est que, dans aucun cas, il ne doit toucher à un appareil placé par une personne qui n'est même point de l'art, sans s'être fait rendre compte préalablement de la position précise de la blessure, de la nature connue ou présumée de l'agent qui l'a produite, de celle du pansement fait; enfin sans avoir attentivement observé l'état général du blessé, son pouls, sa chaleur, etc., afin de s'assurer que la visite ne pourra en aucune manière nuire au blessé.

Un examen réitéré est souvent dangereux pour le malade; et le médecin doit, dans ce cas, se refuser à y procéder, en motivant cette cause dans un rapport provisoire, surtout s'il y a eu hémorragie arrêtée, soit d'elle-même, soit par compression ou tout autre moyen; et encore, s'il s'agit de lever un appareil de fracture ou dans les plaies à large surface qui doivent suppurer, sòit que cette voie de guérison s'opère, soit que la suppuration ne soit pas encore établie. « Tout l'art des panse» mens consiste à ne pas les renouveler sans néces» sité. On ne doit toucher au premier appareil » qu'au troisième jour, et même au quatrième, si » la saison est froide et la dépravation des fluides » moins prompte. »

Dans les cas où la réunion par première intension a été pratiquée, l'appareil ne doit pas être levé avant le troisième jour, ni plus tard que le quatrième, à moins que quelques raisons majeures ne déterminent à abandonner cette voie de guérison. Ce temps varie selon l'os qui a éprouvé la fracture et la nature de celle-ci, comme aussi selon l'âge du blessé; et le médecin aux rapports doit respecter l'appareil placé, toutes les fois qu'il paraît avoir été méthodiquement appliqué. Dans ces divers cas, il doit se borner à rédiger un rapport qui circonstancie l'état général dans lequel il a trouvé le blessé, s'il était levé ou alité, dans quelle situation il était; l'état du pouls, de la peau, de la face en général, des yeux, de la langue; celui de la respiration; si la plaie est grave; la situation morale de l'individu; l'état de froid ou de chaleur des extrémités; s'il y a eu ou non hémorragie, enfin l'état antérieur de santé ou de maladie dans lequel était le blessé; sa situation sous le rapport des circonstances générales et particulières, relatives à l'influence des surcauses qui peuvent agir sur lui, aux secours qu'il a reçus, au temps plus ou moins long dans lequel ils ont été administrés, aux moyens médicaux, tant généraux que locaux, qui ont été employés, et leur plus ou moins de conformité avec la méthode à suivre en pareille circonstance. Enfin, le médecin aux rapports déterminera l'époque à laquelle il estime que le blessé pourra être visité sans danger, et même interrogé, s'il y a lieu, ou les craintes qu'il a conçues d'une mort prochaine.

Je fus requis, il y a quelques années, de visiter un ivrogne qui, dans une dispute de cabaret et à la suite d'une orgie, avait eu la jambe fracturée. A mon arrivée, je trouvai le membre sous un bandage peu approprié au cas, et qui me fut dit avoir été appliqué presque immédiatement après l'accident, sans aucun égard à la cause qui avait agi et opéré la fracture. Le blessé avait été frappé d'une barre sur la jambe, et ce coup avait produit une plaie contuse avec engorgement de toute l'extrémité. Il me parut d'ailleurs entièrement dénué des secours nécessaires dans sa position. Je ne crus pas devoir lever l'appareil, et je me bornai à dresser le rapport que je transcris ici.

Conformément à une réquisition, etc.

Cet homme est couché sur un mauvais grabat, sans domestique ni garde-malade pour le servir. Il paraît dénué des choses de première nécessité pour les besoins de la vie, et plus encore pour ceux de sa position. Dans cet état, il porte la jambe gauche dans une espèce d'appareil de fracture, le pied très-engorgé, d'un rouge livide, mais conservant encore de la chaleur. Le genou et la partie inférieure de la cuisse, sont également très-engorgés. La peau présente généralement une chaleur sèche et brûlante; la face est rouge et enluminée, la langue est sèche et aride, le poûls est plein, sans vîtesse.

On me rapporte que dans la nuit dernière, cet homme étant ivrè, a reçu au tiers inférieur environ de cette jambe un coup de barre qui lui a fracturé le tibia; et M. le docteur ***, présent à ma visite, me dit avoir reconnu cette fracture. La position malheureuse de cet homme, la nature de cette blessure, d'après ce qu'il m'est permis de voir en ce moment, comme d'après ce qu'on me rapporte, me paraît faire craindre des suites fâcheuses par un défaut absolu de ce qui est nécessaire au dénommé, s'il restait dans l'état où je l'ai trouvé. En conséquence, il m'a paru utile qu'il fut transporté de suite à l'hôpital général de cette ville, où, après

que je l'ai eu décidé, il a été porté en ma présence, ayant eu soin de placer auparavant le membre
dans une situation plus convenable, pour qu'il y
arrivât sans danger. Mais je ne me suis point arrêté
à reconnaître la fracture, soit à cause de l'engorgement, soit parce que ce blessé devant subir un
pansement plus convenable à l'hôpital, je renvoie
à ce moment cet examen, lequel dans l'instant
actuel pourrait être inutilement douloureux, et même
dangereux, étant d'ailleurs peu commodément sous
une soupente très-basse. En foi de quoi, etc.

Dans ce rapport, je ne donne aucune description
du bandage, je ne m'appesantis point sur ce qu'il y
a de défectueux dans les soins donnés au blessé,
parce qu'il y avait peu de momens que cet appareil
informe avait été placé, et qu'en le relâchant presque totalement, j'avais obvié aux conséquences nécessairement graves qui en auraient été la suite;
enfin, parce que faisant transporter immédiatement
cet homme à l'hôpital, j'avais paré à tous les inconvéniens. Mon silence en cette partie était donc sans
danger, et je crois qu'on peut l'imiter toutes les fois
qu'une mauvaise opération n'a point eu encore de
conséquences pour la maladie, qu'on est à temps
d'y remédier et d'en prévenir les suites. Mais s'il
était trop tard, le médecin aux rapports ne doit
point dissimuler ce qui lui aurait paru défectueux,
taire un pansement mal exécuté, une opération nuisible, le danger d'une méthode ou de l'avis donné.
Il doit, sans prétention comme sans partialité, mais

avec tous les ménagemens convenables, démontrer l'erreur quelle qu'elle soit, et quelle que soit aussi la réputation du médecin qui a opéré, en appuyant son avis sur les auteurs de pratique moderne qui sont reconnus comme les maîtres de l'art. Enfin, dans les cas douteux et graves, le médecin aux rapports doit rappeler toutes les circonstances qu'il a recueillies, et, en établissant son pronostic, il demandera au magistrat qui l'a requis une consultation médico-légale. J'ai plusieurs fois suivi cette marche, et notamment dans le cas suivant.

Louis Audemard, marchand forain, prévenu d'assassinat envers son associé, fut traduit dans les prisons de cette ville, et devait passer à la Cour d'assises. Toutes les fois que l'époque de son jugement arrivait, Audemard se faisait passer pour malade, et hors d'état de soutenir les débats de l'audience. Déjà deux fois il avait obtenu d'un ancien chirurgien des prisons (mort aujourd'hui), un rapport qui établissait l'impossibilité où était le prévenu d'assister au jugement, et l'affaire avait été renvoyée. Mais ces renvois devenaient très-coûteux pour le gouvernement, par le nombre des témoins assignés; d'un autre côté, ces longueurs étaient devenues favorables à l'accusé par la mort de plusieurs témoins. Un nouveau renvoi était pour lui de la plus haute importance, et il parvint encore à obtenir du même chirurgien un rapport tendant au même but. M. Regnier, conseiller, présidant les assises pour cette session, rendit, sur le vu de ce dernier rapport, une ordonnance qui me commettait pour visiter le prévenu, et déclarer si ou non il était en état d'être jugé.

Je me transportai de suite à la prison de Roanne, Audemard était alité, offrait une débilité générale, annoncée par l'état du pouls et la chaleur alitueuse de la peau. La langue était noire, ainsi que toute la bouche, mais j'observai que cette couleur était le produit d'un simple enduit, qui ne me paraissait pas appartenir à la muqueuse, comme les enduits qui suivent le typhus ou les adynamies, mais qu'il formait sur elle une couche que le doigt enlevait. Le pouls, quoique faible, était grand et régulier. Je pris note de tout ce que je venais d'observer et de l'ensemble de l'individu, qui, sous des traits abattus, ne présentait point celui qui suit communément une maladie, et surtout trois rechutes de maladies graves, ainsi qu'elles avaient été décrites dans les rapports du chirurgien de la prison.

Je revis ce prisonnier sur les dix heures du soir, moment auquel je pensai qu'il ne pouvait pas s'attendre à ma visite, et je le trouvai à peu près dans le même état où je l'avais observé le matin ; mais sur les questions que je lui adressai, il m'apprit qu'il mâchait beaucoup de suc noir de réglisse, ce qui donnait à la langue et à la bouche la teinte noire que j'avais remarquée. Je le visitai encore le matin du jour suivant, et enfin ne trouvant chez lui aucun signe sensible qui caractérisât une maladie quelconque, je délivrai un rapport dans lequel je circonstanciai tous ces faits, et j'annonçai que cet homme me paraissait seulement affaibli par la diète rigoureuse qu'il observait, et le repos absolu auquel il s'était volontairement réduit depuis plusieurs mois; qu'il n'y avait pas lieu de croire que cet homme changeât de régime; que d'ailleurs il me paraissait avoir l'esprit très-libre, et l'entier usage de ses facultés morales; qu'en conséquence, j'estimais Audemard en état de supporter les débats d'une audience; que cependant considérant, d'une part, qu'un sentiment contraire avait été affirmé devant la Cour par M. le chirurgien des prisons; de l'autre, pénétré de toute l'importance d'un semblable pronostic dans une circonstance aussi grave, je priais M. le Président de vouloir ordonner qu'une consultation légale serait faite par les médecins qu'il lui plairait désigner à cet effet.

La consultation eut lieu, et mon avis fut adopté par les médecins. Audemard fut donc jugé sans qu'il survînt aucun accident, ni qu'il parût en lui aucune altération morale. La condamnation qui frappa cet accusé ayant été confirmée par la Cour de cassation, il subit son jugement environ trois mois après, sans avoir éprouvé aucune maladie dans tout cet intervalle.

§. IV.

Rechercher les signes certains de la mort.

Le premier soin d'un médecin légiste arrivé près d'un individu sans connaissance, quelle que puisse en être la cause présumée ou connue, c'est de chercher à le rappeler à la vie, et de s'assurer comme de consigner dans son rapport si la mort est certaine ou douteuse, en établissant les signes évidens par lesquels on l'a reconnue, comme ceux qui font présumer qu'il y a tant d'heures ou de jours qu'elle a eu lieu. Lorsque le médecin est appelé pour visiter un individu quelconque soupçonné mort, il doit, avant tout, se rappeler combien les signes de la mort sont douteux. Ce n'est souvent que par l'inspection la plus attentive du cadavre qu'il peut la reconnaître. J'en ai eu une observation remarquable dans le fait suivant, que, dans le temps, je crus devoir insérer dans le journal de notre ville, moins à cause de sa particularité, que dans le dessein de réveiller l'attention de l'autorité et celle des médecins qui délivrent les certificats de décès, sur la grande importance d'une fonction trop confiée au hasard par l'ordonnance même qui la prescrit. Dans le fait que je vais rapporter, déjà la veille, un médecin s'était transporté chez la femme dont il s'agit, mais s'en rapportant sans doute à la déclaration qui lui fut faite, il négligea de visiter le cadavre, et, d'après les circonstances qui seront reproduites, il n'eût peut-être pas été impossible de rappeler cet individu à la vie.

Une femme ayant passé la cinquantaine, d'une taille élevée, d'une complexion maigre, paraissant d'une constitution éminemment nerveuse, était tourmentée depuis long-temps par de nombreuses et mobiles aberrations de ce système, sans présenter néanmoins aucune affection organique fixe; elle se plaignait davantage depuis le premier du mois de décembre, et cependant elle n'appela point encore de médecin.

Le mardi 2 décembre 1817, cette femme annonça aux personnes qui l'entouraient habituellement qu'elle touchait à sa fin. Elle prépara elle-même, avec assez de sang froid, un linceul, une chemise et une coiffe, qu'elle désigna pour l'ensevelir après sa mort.

Le jeudi soir 4 du même mois, étant près de son feu, elle éprouva un frisson accompagné d'un accès de toux. Une femme présente lui offrit d'activer le feu, mais elle répondit qu'il n'était pas nécessaire, qu'elle allait mourir, et que déjà elle sentait que sa rate se détachait. On voulut la rassurer, et on l'engagea à se mettre au lit. Elle y consentit, en disant: Je le veux bien, d'ailleurs tout-à-l'heure vous m'y étendriez. On l'aida à se coucher, et elle dit encore avec force à une personne qui sans doute la serrait trop dans ses mains: vous me faites mal. Elle s'étendit alors dans son lit, et depuis ce moment ne donna aucun signe de vie.

Le samedi 6, je fus requis par M. Ferroussat, commissaire de police de l'arrondissement, à l'effet de constater le décès et de procéder à l'ouverture du cadavre en sa présence, celle de l'agent de police et de l'un des inspecteurs aux convois funéraires. Nous visitâmes le corps, et j'observai que sa chaleur approchait encore de la chaleur naturelle, quoique cette femme eût passé deux nuits et plus d'un jour simplement recouverte d'un linceul, dans une saison très-froide. Les articulations étaient tout aussi mobiles que dans l'état de santé, et aucun signe de putréfaction ne se manifestait encore. Nous reconnûmes que le ventre était souple, sans tuméfaction, et que les lèvres n'étaient pas totalement décolorées, etc. Mais d'un autre côté, les yeux, l'absence complète de la respiration, la cessation totale de la circulation du sang, paraissaient indiquer l'état de mort démenti par les signes précédens.

Je fis observer cet état aux personnes présentes, qui le reconnurent, et les signes de la mort étant absolument partagés avec ceux qui établissaient la vie, nous fîmes donner les secours indiqués en pareil cas, autant que la position et les circonstances pouvaient le permettre.

Le corps fut enveloppé dans des couvertures chauffées, des frictions furent faites sur toute sa surface, des excitans volatils furent portés au-devant des fosses nazales, deux cuillerées de liqueur spiritueuse furent introduites dans la bouche, et j'observai encore avec quelque étonnement qu'elles passèrent librement dans les premières voies, et ne ressortirent point, comme cela arrive communément sur les cadavres.

Ces secours continués pendant plus d'une heure, paraissant n'avoir produit aucun effet pour rappeler la vie, on jeta de l'eau bouillante sur les pieds, puis sur les jambes, et enfin on employa le feu sous les pieds, les jambes et les cuisses. J'observai alors qu'on déterminait le racornissement des parties, sans inflammation ; je recommandai de persister seulement à entretenir la chaleur et à exciter l'épigastre par des frictions.

Ces secours, peut-être trop tardifs et aussi peut-être inutiles, amenèrent sur le soir la seule preuve certaine de mort reconnue par les auteurs, les signes de la putréfaction.

Ce cas peu intéressant par son résultat, relativement à cette femme, présente à l'observation une nouvelle preuve de l'incertitude de la mort, et nous fournit l'occasion de rappeler combien de personnes pourraient être inhumées dans un état de mort apparente, sans l'attention que doit apporter le médecin chargé d'un semblable service. Parmi le grand nombre d'observations consignées dans les auteurs pour des cas semblables, je ne citerai que celle de M. Winslow, qui deux fois a été enseveli comme mort, et deux fois a été rappelé à la vie. Et qu'on ne pense pas que des faits de cette nature soient tellement rares , qu'ils se rapprochent du merveilleux ; car je pourrais rappeler ici ce qui , à ma connaissance , est arrivé au père de l'un de nos jeunes avocats, qui, enseveli, et après deux jours d'une mort apparente, revint à une vie tellement active, qu'il a vécu quinze années depuis cet événement. Et encore ce qu'a éprouvé la domestique actuelle de l'une de mes parentes, également ensevelie comme morte, et qui, peu d'heures avant son inhumation, donna des signes d'existence, et reprit tous ses droits à la vie qu'elle conserve encore aujourd'hui, c'est-à-dire depuis environ dix ans de cette époque.

Je rappellerai donc, d'après les auteurs, que les signes de la mort se tirent de l'absence de la respiration, de celle de la circulation du sang, du froid du corps, de la roideur des membres, etc. ; mais j'observerai avec eux que ces divers signes, même réunis, ne sont point encore suffisans pour établir la certitude de la mort, parce qu'ils peuvent provenir de toute autre cause. En citant ici les exemples que fournissent MM. Bruhier et Winslow, j'ai voulu prouver qu'on ne peut prononcer, dans ce cas, d'une manière légale, que lorsqu'un commencement de putréfaction générale ne permet plus de doute (1).

Nous terminerons cette observation en désirant, avec M. Bruhier , que dans chaque petite ville ou

---

(1) Voyez la quatrième lettre de M. le professeur Louis, sur la certitude des signes de mort.

bourg, des hommes de l'art, instruits et bien pénétrés de l'importance de cette fonction, soient commis pour la visite des corps. Ce vœu, répété d'après M. Foderé, obvierait aux justes craintes qu'il manifeste. « Quelle garantie avons nous, dit
» cet auteur judicieux, que d'avides héritiers, une
» épouse ou un mari perfide, et même de lâches
» assassins, ne précipiteront pas l'inhumation, ou
» ne dissimuleront pas l'heure du décès ? » (1)

Nous reviendrons sur ce sujet, en traitant de la mort et des précautions qu'on doit prendre pour établir un diagnostic légal de celle-ci; comme de l'importance qu'il y a à ne porter l'instrument sur le cadavre qu'après s'être pleinement convaincu de la réalité de la mort. Il serait peut-être même urgent qu'on astreignît le médecin à suivre, dans ces cas, l'exemple de Foubert, en ne permettant la dissection du cadavre qu'après qu'il aurait été préalablement soumis à une incision méthodique entre deux côtes, du côté gauche, comme dans l'opération de l'empyème, afin de pouvoir porter le doigt sur le cœur, et s'assurer ainsi s'il a perdu tout mouvement et toute chaleur. Notre habile confrère, M. Desgranges, offre dans son mémoire sur les noyés des exemples nombreux de ces morts apparentes, qu'il a lui-même recueillis. On ne saurait trop méditer ses recherches pour acquérir les ressources d'une

____

(1) Ouvrage cité.

précaution toujours précieuse, et les moyens à employer pour s'assurer de la mort.

Si le chirurgien appelé à établir la cause de mort de l'abbé Prevôt, trouvé pris d'une attaque d'apoplexie dans la forêt de Chantilly, se fût attaché à reconnaître si la mort était certaine ou non, il aurait attendu avant de porter l'instrument sur ce malheureux, qui poussa un cri sous la première incision, mais celle-ci était mortelle.

On peut voir dans l'ouvrage de M. Foderé combien ce défaut d'attention à s'attacher à reconnaître les signes certains de mort, a occasioné de meurtres, et juger par là combien il y a dû avoir de victimes de l'ignorance ou du peu de soin qu'on apporte dans ce cas.

Aussi le manuel de M. Rose dit : « Il est presque » inutile de remarquer que la vraisemblance la plus » éloignée d'un reste de principe vital, devra faire » recourir de suite aux tentatives propres à ranimer » la vie. »

§. V.

Déterminer approximativement le temps de la mort.

Après s'être assuré de la mort et en avoir établi les signes certains dans un rapport, il est encore de la plus haute importance de déterminer, autant que la question le permet, le temps qui peut s'être écoulé depuis cette mort. Il ne me paraît pas même nécessaire

nécessaire de fonder ici cette importance, soit sous le rapport criminel, soit sous celui des questions civiles auxquelles cette mort peut donner lieu ; car dans ces généralités, je dois seulement jeter un coup d'œil rapide sur tout ce qu'il est essentiel de rechercher au moment où le médecin requis procède à la visite. Chacune de ces questions sera traitée en particulier dans la suite de cet ouvrage.

Le temps qui s'est écoulé depuis le moment où l'individu a cessé de vivre, jusqu'à celui auquel on veut fixer cet intervalle, se détermine par des signes qui varient selon les causes de la mort ; et encore, suivant l'âge, le sexe, le tempérament, la manière de vivre, la constitution particulière de l'individu, la saison, le lieu où est placé le cadavre, etc. Les signes propres à calculer les heures écoulées depuis le décès, se tirent de la chaleur que présente la surface externe ou interne. Les jours se comptent d'après le degré de putréfaction qu'offre le cadavre. Et l'on sent dès-lors combien ces deux états sont influencés par les causes que nous venons d'énumérer.

J'ai eu à établir le temps présumé possible de mort dans différentes questions. Le nommé Colfavru, dont j'ai parlé ci-devant, s'empoisonna par le moyen de l'opium dans la nuit qui suivit son jugement. Je fus appelé par M. l'adjoint de la mairie chargé de la police des prisons, à l'effet de déterminer, d'après la nature présumée du poison qu'il avait pris, en combien de temps cette substance avait dû produire son action, et par suite la mort; comme aussi combien d'heures s'étaient écoulées depuis celle-ci. L'ensemble, cadavérique me permit de reconnaître l'action suivie de cette substance, et je circonstanciai les signes qui me fondaient à penser que cette action n'avait pas duré au-delà de six heures; et en suivant l'état de chaleur relativement à cette cause chez un jeune homme, je crus pouvoir déclarer par approximation que Colfavru était mort depuis les deux à trois heures du matin.

On doit néanmoins être très-circonspect lorsqu'il s'agit de prononcer sur ces questions, même approximativement. J'ai donné des secours, et ouvert ensuite le cadavre d'un homme mort à l'Hôtel-Dieu, lequel s'était suicidé par le moyen de pillules d'opium d'un quart de grain, suivant l'aveu qu'il m'en fit avant sa mort. Cet homme prit d'abord dans le même jour, mais à différens intervalles, six de ces pillules. Le lendemain il en prit un pareil nombre, et de la même manière. N'éprouvant d'abord qu'une chaleur, une constipation opiniâtre, une somnolence avec hébétitude, il crut s'être manqué, et vint de Châlons à Lyon par la diligence d'eau. Y étant arrivé, il en prit encore plusieurs à la fois, mais sans pouvoir en dire le nombre. Tourmenté par le besoin de boire et par une soif très-ardente, il quitte le lendemain son lit pour satisfaire ce besoin, mais il tombe dans sa chambre sans pouvoir se relever. Les maîtres de l'hôtel, gens

d'une probité réelle, et portant les égards envers
les étrangers pour ainsi dire jusqu'à l'excès, accou-
rent, le relèvent, et le placent dans son lit. Il demande du lait, mais il défend impérativement d'appeler un médecin. Comme je donnais ordinairement
mes soins dans cette maison, on s'empresse de
m'instruire de cet événement, en me priant de
passer près de l'étranger comme si j'étais venu voir
un autre voyageur malade, qui m'aurait informé de
l'accident qui venait de lui arriver. Je m'y rends ;
je trouve un homme de soixante ans à peu près,
d'une très-haute stature, gros et bien proportionné,
portant une très-belle figure à caractère. Il soute-
nait n'être point malade, malgré ce que je pus lui
dire, et quoique sa face fût d'un rouge livide et
mouillée de sueur ; le pouls accéléré, mais petit et
profond ; la respiration gênée, courte et avec bruit.
Voyant l'opiniâtreté de cet étranger à refuser mes
soins, je lui proposai d'appeler celui des médecins
de notre ville qu'il désirerait. Cet homme, qui annonçait de l'usage et paraissait instruit, répondit à
mes empressemens par un refus très-prononcé. J'ai
vu un nombre infini de suicides, et j'ai appris par
cette grande observation que les hommes qui ont
quelque mérite, qu'un enchaînement de maux ou
d'infortunes conduit à ce crime religieux, se ca-
chent à eux-mêmes leur faiblesse ; en outre je me suis
convaincu que les ministres de la religion seuls ont
quelques droits et une action forte sur ces malheureux. Je m'empressai donc de lui envoyer M. Neyrat,

prêtre, vicaire de l'église de St-Jean, en lui recommandant cet homme aussi intéressant qu'il paraissait infortuné.

Cet ecclésiastique se rendit facilement à mes désirs, et ne quitta pour ainsi dire l'étranger que lorsque son ame eut abandonné son corps. C'est lui qui le détermina aux aveux dont j'ai rendu compte. Il le détermina également à se livrer à mes soins, et à prendre ce que je crus convenable à sa position. Mais il était trop tard, et tous les secours de la médecine lui furent inutilement administrés. Il mourut deux jours après.

J'aurai occasion de revenir sur l'ouverture du cadavre de cet individu ; mais je crois avoir prouvé par cette observation combien l'on doit être circonspect lorsque l'on a à prononcer sur l'action d'un poison pour en déterminer le temps, et que ce n'est alors que par l'activité des signes cadavériques et par l'ensemble des signes rationnels qu'on peut fonder une solution toujours douteuse. Je soutiens que dans tous les cas de suicide présumé, il est convenable, important même, de faire rechercher, soit dans l'appartement, soit dans les lieux circonvoisins, si l'individu malade ou décédé a laissé quelque écrit. On doit tâcher de s'en assurer en visitant avec soin les mains, les doigts et les vêtemens du décédé, pour observer s'il n'y aurait point de trace d'encre, ainsi que je l'ai vu plusieurs fois, et tout récemment encore sur un

homme qui s'était pendu dans la prison de Saint-
Joseph.

§. V I.

Observer les vêtemens.

Dans tous les cas où un individu est trouvé mort,
le médecin aux rapports doit observer attentivement
les vêtemens, et s'assurer s'ils ne présentent point
de marques de sang ou de tout autre fluide, point
de déchirure récente, point de boue, de poussière, etc., desquelles il puisse résulter que l'individu a été terrassé ou traîné, soit avant, soit depuis
l'assassinat. C'est surtout par la réunion de leur état
particulier, par celui des cheveux et de tous les autres
signes cadavériques qu'il pourra se convaincre si les
coups, les pressions, les excoriations que le cadavre
présente doivent être considérés comme le résultat
et la suite d'une lutte. On sent bien, et l'expérience journalière le démontre, qu'un individu
atteint de coups mortels peut encore se traîner plus
ou moins loin avant de périr. L'on voit aussi assez
souvent des malades chez lesquels il existe une
compression cérébrale, un état convulsif, etc., déchirer leurs vêtemens et même se mutiler. Le médecin aux rapports doit donc porter l'attention la
plus scrupuleuse sur chaque circonstance propre à
indiquer la cause qui a agi, et pour cela, il est nécessaire qu'il fasse mettre à nu le cadavre qu'il

visite. « On déshabille avant tout le cadavre avec
» précaution, et si cela est nécessaire on le lave,
» et on rase les parties chevelues, » est-il dit page 6
du manuel; et après avoir suivi tous les vêtemens,
on visite la bouche, le nez, les oreilles du cadavre,
les parties sexuelles, l'anus, etc., notant au fur et à
mesure leur état, ainsi que les fluides ou autres corps
que le médecin pourrait reconnaître; il décrit la
nature de ceux-ci, leur consistance, leur couleur ou
odeur, enfin leur qualité et leur quantité; et lorsqu'il croira qu'en les soumettant à l'analyse chimique, il pourrait en résulter quelque induction utile
pour la connaissance du fait, il doit les réunir dans
des bocals séparés, et les faire sceller par l'autorité
présente à son opération, après avoir motivé dans
son rapport les vues qui le dirigent en prenant cette
précaution. Dans le cas de défloration, viol, avortement, accouchement; de maladies syphillitiques, etc.
il devra aussi visiter les vêtemens, et consigner dans
son rapport leur état précis, relativement aux fluides
dont ils peuvent être empreints.

§. VII.

Rechercher les signes propres à établir l'identité.

Lorsque le médecin est requis pour visiter un
blessé sans connaissance, un enfant exposé, un
individu noyé, pendu ou dans toute autre situation,
il doit, comme nous l'avons dit, s'il en est temps

encore, lui administrer les secours les plus prompts, et les continuer jusqu'à ce qu'ils aient obtenu quelque succès, ou que, par des signes certains, l'état de mort ne laisse plus aucun doute. Alors, si l'individu n'est pas reconnu par des témoins dignes de foi, le médecin rapporteur établira les signes physiques propres à le faire reconnaître : car l'identité physique est de son ministère. Les papiers trouvés sur le mort ne doivent pas dispenser de cette obligation, attendu qu'ils ont pu être substitués à ceux qui lui appartenaient. Et dans les recherches d'un cas qui est ou qui peut être criminel, on doit embrasser toute la latitude des possibles. Le médecin décrira donc la taille mesurée de l'individu (1), la grosseur du tronc, les traits du visage ; la couleur, la quantité et la longueur des cheveux ; celles de la barbe, son absence ou sa présence ; sa situation générale et relative ; l'état des dents, et enfin l'âge présumé. Il recherchera ensuite s'il a des cicatrices ou marques quelconques existantes sur la surface du corps, à l'effet d'en décrire la forme, la figure, l'étendue, la situation ; et dans le cas où il n'en rencontre point, il déclarera qu'il n'y en a aucune de sensible. Enfin il examinera si les oreilles ont

––––––––––––

(1) On n'ignore pas qu'un corps étendu sur un sol horizontal paraît beaucoup moins grand que lorsqu'il est dressé, et dès-lors la taille du mort ne doit jamais être simplement approximée. Elle doit être reconnue soit au pied, soit à toute autre mesure équivalente.

été percées ou non, et ne négligera rien de tout ce qui est relatif à l'individu ou propre à le faire reconnaître par ses seuls signes physiques et son signalement.

C'est un fait que l'expérience m'a souvent confirmé : toutes les fois qu'un individu a été trouvé mort, et qu'on est parvenu à le reconnaître, on a bientôt découvert également les circonstances précises de sa mort ; et si celle-ci a été l'effet d'une cause criminelle, on est promptement remonté jusqu'aux auteurs de ce crime. On retira, il y a quelques années, le cadavre d'un homme inconnu noyé dans le Rhône ; le corps fut de suite transporté au dépôt des morts, et je reçus une réquisition pour en faire la visite. Le temps qui s'était écoulé depuis que le cadavre surnageait et jusqu'à son transport au dépôt, avait été assez long pour que le degré de putréfaction rendît son approche aussi dégoûtante que dangereuse. Je surmontai cet obstacle, et les recherches que je pus faire me permirent de reconnaître sur la partie gauche latérale de la tête, une plaie avec enfoncement des os du crâne. La nature de cette blessure, sa figure, son étendue, me mirent dans le cas de soupçonner que l'individu avait été assommé avant d'être jeté à l'eau ; mais l'excessive putréfaction du cadavre ne me permit pas de suivre plus loin mes recherches anatomiques. Seulement l'examen de l'estomac me convainquit que cet homme était ivre au moment de sa mort. Je me bornai donc à établir mes doutes et à décrire, autant que possible, les signes physiques propres à faire reconnaître l'individu. Le commissaire de police (M. Rognon), qui jusqu'à ce moment n'avait conçu aucun soupçon, fit de promptes recherches, et bientôt il apprit qu'il manquait un homme depuis près d'un mois dans le quartier de l'hôpital. Divers témoins reconnurent le cadavre : un nommé Monbel fut soupçonné, et presqu'en même temps les preuves évidentes du crime s'accumulèrent. L'assassin périt sur un échafaud, par la seule conséquence de mon opération légale, vivement suivie par le zèle et les soins de M. Rognon.

Je me bornerai à un autre fait, qui justifiera combien il est essentiel dans la poursuite criminelle d'établir d'abord l'identité d'un individu trouvé mort. Le commissaire de police de la Guillotière avait fait transporter au cimetière de la Magdeleine, l'un des trois de cette ville, le corps d'un jeune homme qui avait été trouvé assassiné dans l'île de la Tête-d'Or, et il m'adressa un réquisitoire pour en faire la visite. Je me rendis de suite sur le lieu, et je reconnus que cet homme avait eu la gorge coupée par plusieurs sections, qui portaient la division profondément dans toute la partie antérieure du cou, supérieurement jusqu'à la colonne cervicale, et latéralement d'un côté à l'autre. Il portait encore sur la figure et dans toutes les directions, une multitude innombrable d'incisions profondes et superficielles. La face antérieure des deux mains présentait également des plaies profondes. Enfin le cadavre avait été trouvé tout habillé , la culotte déboutonnée , et malgré son genre de mort (une hémorragie des plus actives), la verge était encore en érection. Un rasoir trouvé près de ce cadavre répondait parfaitement, par sa nature particulière , à la dimension et à la figure des plaies, comme à leur nature propre , et par là ne laissait point de doute qu'il ne fût l'instrument de l'homicide. La situation , l'étendue , la multiplicité et la nature de ces blessures , l'état particulier de celles des mains , démontraient également que la mort était le produit d'un assassinat. Je pensai d'abord qu'il était presque impossible qu'un individu seul , quelque fût sa force , pût couper la gorge à un jeune homme vigoureux , qui indiquait d'ailleurs par les blessures des mains avoir saisi le rasoir à plusieurs reprises ; mais considérant ensuite et la nature des blessures , et leur direction constante de gauche à droite , il ne me fut plus permis de douter qu'elles ne fussent le produit d'un seul instrument dirigé par la même main. Je tirai parti de l'état d'érection dans lequel je trouvai la verge , et dès-lors je visitai l'anus , qui , par une rougeur particulière et un léger état d'excoriation , sembla fonder mes soupçons. Cet état me fit acquérir la presque conviction que c'était dans l'acte même de la pédérastie, et au moment où ce jeune homme était le patient , qu'il avait été ainsi égorgé.

L'individu mort portait l'uniforme d'officier du 24.e de ligne, qui venait de passer à une autre garnison, en laissant dans notre ville de glorieux

souvenirs. Je lavai le cadavre, réunis soigneusement les plaies de la face pour faciliter la reconnaissance, et me rappelant que dans la visite des
filles publiques, dont j'étais alors chargé, j'avais
rencontré plusieurs fois chez l'une d'elles un sous-
officier du même régiment, dont la figure me semblait offrir beaucoup de rapport avec celle du cadavre que j'avais sous les yeux ; je communiquai
ma pensée au commissaire de police, en lui observant que l'objet le plus important était de parvenir
à la reconnaissance de l'individu assassiné. Il envoya donc chercher cette fille par l'un de ses agens,
qui eut ordre de lui taire le motif pour lequel elle
était appelée. Le cadavre lui fut présenté à son
arrivée, et elle déclara ne pas le connaître ; mais
elle nous dit en même temps que son bon ami,
sergent-major dans le 24.e, le reconnaîtrait sans
peine. On fut alors chercher celui-ci, qui reconnut
effectivement l'individu, et nous dit que cet officier
était le sieur R..., fils d'un propriétaire qui habitait une commune peu distante de Lyon. Bientôt
la police découvrit que ce jeune homme s'était
rendu en cette ville pour y retirer une malle, qui
devait arriver par les relais de MM. Mercier et
Montagne, commissionnaires-chargeurs, place de
l'ancienne douane. L'un de MM. les commissaires
de police s'y transporta, et apprit de ces négocians
que la malle n'était point encore arrivée, mais que
déjà un jeune homme, qu'ils lui dépeignirent, était
venu la réclamer en leur présentant l'avis de leur

correspondant et les papiers du sieur R..., qu'il devait revenir le même jour pour la retirer à l'arrivée de leurs voitures. Des ordres furent donnés en conséquence, et ce jeune homme, s'étant représenté chez les mêmes commissionnaires, fut arrêté. Il était saisi du porte-feuille, des bijoux et de plusieurs effets qui furent reconnus appartenir à l'officier assassiné. Je reviendrai sur cette observation, qui, jusqu'à la fin, me paraît offrir un exemple utile pour le praticien chargé de l'exercice de la médecine légale.

Je pourrais facilement multiplier les observations de ce genre. Dans le cours de mon exercice j'en ai recueilli un grand nombre, qui toutes prouveraient également combien la pratique de la médecine légale est propre à diriger un médecin attentif et judicieux dans les circonstances difficiles.

Dans beaucoup de cas de simple visite, peut-être même ne serait-il pas inutile d'établir l'identité du sujet. Lorsque j'étais chargé de la visite des filles publiques, j'ai souvent vu des femmes malades faire visiter à leur place une de leurs compagnes en état de santé; et dans les visites de recrutement, combien de jeunes gens appelés par le sort n'ont-ils pas fait présenter sous leur nom, d'autres individus ayant des droits à la réforme!

Quoique au premier coup-d'œil, et comme le pense Mahon lui-même, les fonctions du médecin aux rapports semblent se borner à la simple description du fait et au pronostic qui en résulte, elles m'ont toujours paru s'étendre à tout ce qui avait un rapport direct avec ce fait, à tout ce qui était susceptible d'être démontré par des signes certains. C'est même par cette méthode que l'homme de l'art acquiert ce coup-d'œil et cette facilité dont il doit lui-même se défier. « Les sens, dit M. Cartier (1), » acquièrent une expérience, une rectitude à saisir » l'ensemble des phénomènes qu'on n'apprend » nulle autre part. »

Une des premières opérations judiciaires dans un cas quelconque où l'individu n'est pas connu, est donc de préparer cette connaissance par tous les moyens possibles. Or, comme tout ce qui appartient à l'état physique de l'individu entre dans l'examen du médecin aux rapports, et forme une partie essentielle de ses fonctions, il ne peut jamais être étranger à cette reconnaissance, parce que, 1.º elle est l'effet immédiat de l'ensemble de l'autopsie cadavérique; 2.º parce que l'état physique de l'homme démontre presque toujours non-seulement son tempérament, mais encore ses inclinations, ses penchans, je dirais même ses habitudes privées ou sociales. Et qui ne sait pas que le suicide appartient presque exclusivement à une constitution particulière, caractérisée par un ensemble physique que l'on pourrait presque dire propre à tous les suicides ? Petite stature, constitution maigre, teint jaunâtre, plombé ou olivâtre, yeux noirs et en-

____

(1) Observations cliniques, page 8 de la préface.

foncés, menton pointu avancé, cheveux bruns, crépus, etc. L'autopsie cérébrale, celle du foie, ne sont-elles pas, comme nous le verrons ailleurs, des signes qui, à défaut de tous autres, font pencher pour le suicide, ainsi que le dit M. Foderé?

Malgré les soins attentifs, et du médecin aux rapports et de l'autorité judiciaire ou même administrative, pour parvenir à constater cette identité physique, chaque année un grand nombre de cadavres reste cependant inconnu. C'est une vérité dont j'ai été dans le cas de me convaincre, mais que, dans une ville comme la nôtre, on pourrait attribuer en partie aux deux rivières navigables qui la traversent, et au grand nombre d'étrangers qu'elle renferme. Il en résulte des lacunes dans les registres de l'état civil extrêmement préjudiciables à la société. Ainsi une épouse passe quelquefois sa vie dans un veuvage involontaire et forcé, veuvage non moins contraire à ses intérêts propres, à ceux de sa famille, qu'à l'avantage de la société, parce qu'elle se trouve dans l'impossibilité de justifier la perte qu'elle a faite, et de rapporter l'acte qui constate la mort de son mari. A combien de procès civils ces morts inconnues ne donnent-elles pas naissance? Combien de nouveaux Sosies, etc.? J'ai souvent réfléchi sur les moyens qui pourraient obvier à ces inconvéniens très-graves, et peut-être ne serait-il pas impossible d'y parvenir, du moins en grande partie. Et pourquoi hésiterais-je à en proposer un simple qui pourrait obtenir ce résultat? Ce serait de soumettre tout enfant nouveau né à une marque qui, par des signes convenus, établirait l'année, le département, et même la commune à laquelle il appartiendrait. On pourrait y joindre les lettres initiales des noms et prénoms. Cette opération aurait lieu lors de la présentation à l'état civil. Je sens bien que la tendresse maternelle s'alarmera à l'idée de la douleur légère que doit éprouver l'enfant ; mais, outre que cette douleur est absolument momentanée, n'y trouverait-elle pas une grande compensation dans la certitude que cet objet de son amour ne pourra jamais lui être ravi, soit par une supposition en nourrice, soit par un enlèvement ou toute autre circonstance possible, sans qu'elle conserve un juste espoir de le retrouver. Peut-être pourrait-on parvenir au même résultat lors de la vaccination, en introduisant le virus au moyen d'un instrument à petites pointes imprégnées dans le vaccin. On remplirait en même temps le double objet d'assurer l'identité de l'enfant, et de le préserver d'une maladie affreuse et destructive. On sait que les marins, les militaires, etc., ont généralement l'habitude de se faire cette opération et de graver sur eux-mêmes divers emblêmes, ce qu'ils pratiquent au moyen d'une aiguille qu'ils enfoncent jusque dans le chorion, passant ensuite de la poudre à canon sur les petites plaies récentes qu'ils se sont faites. On sent bien que je ne m'appesantirai point sur ce que je ne propose ici que dans l'intention de faire naître de meilleures idées.

Pour diminuer, du moins autant que les circonstances actuelles le permettent, le nombre de ces
morts inconnues et des accidens graves qui en résultent, j'avais sollicité près des autorités supérieures de notre ville, l'établissement de filets semblables à ceux que la police de Paris entretient à
Saint-Cloud. Le confluent qui réunit nos deux rivières
offre de grandes facilités, et la dépense ne s'élève-
rait qu'à une somme modique. Sans doute des objets
d'une plus haute importance ont, pour le moment,
détourné leur attention. Je ferai connaître à la suite
de cet ouvrage la lettre que j'écrivis à ce sujet.

§. VIII.

État des lieux à reconnaître.

Dans les rapports qui ont pour objet la visite
d'un cadavre trouvé en quelque lieu que ce soit,
le médecin doit étudier les relations qui peuvent
exister entre la cause de la mort et l'état des lieux ;
et rechercher, même à une certaine distance, si la
nature du sol n'offrirait point un état local tel qu'il
ait pu, par l'effet d'une chute ou de tout autre accident, produire la blessure que l'on observe sur le
cadavre. Tel serait, par exemple, le cadavre d'un
noyé sur lequel on reconnaîtrait des fractures, des
déchiremens ou blessures quelconques qui répon-
draient par leur nature, leur figure, leur étendue,
à un lieu escarpé couvert de rochers, ou à quelque

autre

autre cause semblable, qui, par le fait d'une chute, aurait produit ces lésions avant que le cadavre fût parvenu dans une rivière dont le courant l'aurait entraîné au loin, ainsi que M. Foderé en offre une observation. Tout ce qui peut présenter une relation quelconque avec une blessure ou avec la mort d'un individu, tout ce qui peut tendre à faire reconnaître la cause de celle-ci, doit donc essentiellement fixer l'attention du médecin aux rapports. La situation précise dans laquelle on trouve le cadavre, celle des membres, les traits même du visage, rien ne doit être négligé. Ne sait-on pas que la peur, la colère, et dans le suicide le désir de la mort, impriment sur le visage telle ou telle expression? J'ai été fort souvent à portée de l'observer, surtout dans les accidens qui laissent à la malheureuse victime le temps de réfléchir et de ressentir les horreurs d'une mort inévitable. Tels sont ceux des ouvriers couvreurs ou maçons qui tombent de leurs échaffaudages; les muscles de la face peignent alors l'horreur et la crainte; les yeux sont fixes et saillans, toute la face est portée en avant et vers son centre. Le siége des blessures, leur figure, leur étendue, leur nature, sont les bases qui doivent conduire à la recherche et à la connaissance de la cause qui les a produites, en répondant par leur ensemble à ces causes. Et dans le cas d'avortement, d'accouchement, etc., on doit toujours décrire avec précision le sang ou la nature et la quantité des fluides observés sur les lieux où il s'en rencontre. Enfin, dans tous les cas de lésions, même légères, on doit établir l'action qui a dû être produite par un lieu mal sain ou ayant des influences particulières sur la nature de la lésion qu'on observe, et celle qu'elles pourrait déterminer. C'est ainsi qu'il est des états endémiques et sporadiques qui doivent être notés avec soin. Tel est le cas qu'on a observé à Mantoue, où, d'après l'observation de Donnat, toutes les blessures à la tête devinrent mortelles pendant quatre à cinq ans.

§. I X.

Rechercher le corps du délit.

Les devoirs du médecin aux rapports ne se bornent pas à reconnaître les effets produits par une cause criminelle, il doit encore s'occuper de la recherche de cette cause matérielle ou corps de délit, comme on la nomme en terme de barreau. Sa découverte est de la plus grande importance, parce que réappliquée sur les points sur lesquels elle a agi, non-seulement elle ne laisse aucun doute sur son effet, mais encore elle devient souvent pour la justice un témoin irrécusable du fait. Et comme c'est par la nature de la blessure, par sa figure, son étendue, etc. qu'on parvient à reconnaître cette cause matérielle, sa recherche appartient aussi au médecin aux rapports, et c'est lui qui doit la diriger. Mais il doit savoir que toutes ces recherches doivent être faites par l'autorité, et en sa présence. Si le corps du délit existe, s'il est retrouvé, le médecin le présentera aux blessures, à l'effet de s'assurer par leur nature, leur figure, leur étendue, qu'elles répondent précisément à cette cause; ou, s'il s'agit d'empoisonnement, pour reconnaître si la série des signes observés répond à la nature des substances trouvées, et diriger par-là l'opération chimique à faire sur les organes digestifs et sur leur contenu. Alors il le fera sceller par l'autorité. Et en effet, dans tous les cas de mort, surtout d'une mort criminelle ou soupçonnée telle, le médecin ne doit opérer qu'en présence de l'autorité judiciaire, et bien plus, s'il s'agit d'un empoisonnement, et que pour tromper sur ce crime, donner le change et faire présumer que l'individu s'est détruit lui-même, on ait pendu ou noyé le cadavre, qu'on lui ait tiré un coup d'armes à feu, etc., mais que des signes indiquent la présence de substances ayant agi sur le tube alimentaire, etc.; l'autorité judiciaire seule a le droit de sceller les substances recueillies dans le corps. D'ailleurs toutes les fois qu'il s'agit d'une opération délicate, un médecin jaloux de ne laisser aucune possibilité au soupçon, ne doit point y procéder sans témoins. Mais aussi, comme tout doit être secret dans un cas criminel, les seuls témoins que le rapporteur puisse alors se donner, sont les autorités elles-mêmes.

« Le médecin et le chirurgien regarderont comme » une obligation sacrée de ne parler, dans aucun

» cas, du résultat de leurs recherches à d'autres
» personnes qu'à celles requises par la justice. L'in-
» discrétion qui, en général, est incompatible avec
» les devoirs et la dignité de l'art de guérir, peut
» surtout compromettre la responsabilité du mé-
» decin légiste. » (1)

Quant à la cause qui a agi, ce n'est pas seulement autour du cadavre qu'on doit la rechercher,
même dans les suicides. J'ai vu plusieurs fois que les
armes dont se sont servis les individus pour se brûler
la cervelle, soit par leur nature, soit par l'excès de
la charge, n'étaient retrouvées qu'à vingt pas du
cadavre. C'est ce qui arriva dans le suicide du père
M..., dont nous parlerons au paragraphe ci-après;
l'arme dont il avait fait usage ne fut trouvée qu'à cette
distance, et ensevelie sous une herbe très-haute.

Il ne faut cependant pas s'en laisser imposer par
cette observation, qui ne permettait aucun doute
sur le genre de mort, puisque la lettre de M...
levait tout soupçon. Il arrive aussi quelquefois,
dans les cas d'assassinat, que l'arme qui a servi à
commettre le crime n'est jetée qu'à quelque distance du lieu où le fait s'est passé. Voici à cet égard
une observation assez singulière, et qui mérite d'être
connue.

Au printemps de 1816, deux hommes sont vus
sur le chemin de la Pape; ils dînent ensemble, et
d'une manière même somptueuse, relativement à

----

(1) Manuel d'autopsie cadavérique, page 15.

leur position apparente , reconnue telle ensuite. Quelques réflexions sinistres échappent à l'un d'eux, enfin ils sortent de l'auberge où ils avaient dîné. Le lendemain, de grand matin, M. le maire des communes de Cuire et Caluire réunies, me fait prévenir que le cadavre d'un homme assez mal vêtu, venait d'être trouvé dans un chemin vicinal débouchant sur la grande route; que ce cadavre portait à la tête un coup de feu, et avait en outre un mouchoir qui lui bandait les yeux, enfin que l'ensemble des circonstances faisait présumer un assassinat. Il me requiert de venir procéder à la levée du cadavre.

Je m'empressai d'en communiquer à M. le Procureur du Roi et à MM. les Juges d'instruction. Un de ceux-ci (M. Cottier), accompagné de M. Bréghot du Luth, substitut de M. le Procureur du Roi, se transporte sur les lieux. J'examinai le cadavre, et l'ayant fouillé, je trouvai sur lui une carte d'indigence qui annonçait son nom et son domicile. M. le substitut envoya le garde champêtre au lieu indiqué, et des voisins amenés bientôt reconnurent facilement l'individu. Mais l'arme n'était point encore trouvée; on s'occupa de sa recherche, et elle fut reconnue à une distance telle qu'il était impossible qu'elle y eût été portée par le seul effet de la détonation; tout annonçait, au contraire, qu'elle avait été jetée par dessus un mur. La police s'occupa de la recherche de l'homme inconnu qui avait dîné avec le mort, et il ne tarda pas à être arrêté. Les informations ultérieures parurent démontrer que le mort voulant se détruire, mais ne se sentant pas le courage nécessaire, avait payé à dîner à cet officieux ami, qui lui rendit ensuite le service de le débarrasser de la vie, et, en fuyant, jeta l'arme dans un clos voisin.

§. X.

Suivre le crime jusque dans la visite de l'individu soupçonné d'en être l'auteur.

Dans tous les cas pour lesquels le médecin aux rapports peut être requis, il doit suivre tout ce qui, dans son art, peut éclairer la justice ; et lorsque la visite d'un blessé, d'un mort, ou l'examen d'un fait quelconque fait présumer qu'on pourrait obtenir soit une preuve, soit l'éclaircissement d'un point légal, par un nouveau rapport fait en tel lieu ou d'après la visite de tel autre individu, le médecin doit alors énoncer les motifs qui lui paraissent devoir déterminer cette autre recherche, et demander que la visite ait immédiatement lieu. Fort souvent en effet, c'est du premier moment, de la diligence comme du soin que le médecin apporte dans ses opérations, et de sa présence d'esprit, que dépend tout le succès d'une accusation criminelle. Alors, la moindre négligence, le plus léger oubli, peuvent avoir des conséquences graves, exposer le rapporteur à des reproches mérités, et être même suivis de vifs regrets.

Dans beaucoup de cas, la visite du blessé ou l'ouverture du cadavre m'ont fait présumer que l'auteur du fait devait porter des marques sensibles de son crime, soit parce que la victime n'avait pas été tellement surprise qu'elle n'eût pu laisser sur l'assassin des traces de sa défense, soit que la nature de l'instrument employé pour commettre le crime me fît penser que le coupable pouvait ou devait en porter des marques. Enfin dans les circonstances, quelles qu'elles fussent, qui m'ont paru devoir éclaircir le fait, j'ai toujours demandé par mon premier rapport que l'autorité ordonnât cette visite.

Les violens soupçons qui s'étaient élevés dans mon esprit d'après les circonstances que j'avais observées sur le cadavre du sieur R..., assassiné dans l'île de la Tête-d'Or (1), la nature de l'instrument, qui était un rasoir, me firent motiver l'utilité de visiter le nommé Colfavru, présumé coupable de l'assassinat de cet officier, dont il paraissait être l'ami, et qu'il fréquentait depuis long-temps. Cette visite eut le résultat que je m'en étais promis. Je reconnus que Colfavru portait aux mains plusieurs coupures; que la figure, la direction et l'étendue de ces blessures, surtout de l'une d'elles, qui offrait l'enlèvement d'un petit lambeau de l'extrémité du doigt *medius* gauche, sans que la plaie fût le plus légérement mâchée, ne permettaient pas de douter qu'elles étaient le produit d'un instrument éminemment tranchant, quoique le blessé prétendît

____

(1) Voyez ci-devant.

mal-adroitement qu'elles étaient l'effet d'une chute de cheval. La visite de l'anus sur le cadavre du mort me fit encore soupçonner que Colfavru avait déjà été patient, dans l'acte honteux pour lequel il conduisit sa victime dans le bois de l'île ; mais l'anus ni la verge ne me présentèrent aucun signe qui méritât d'être noté.

Outre les cas de viol, dans lesquels on peut soupçonner qu'il y a maladie vénérienne, etc., voici un autre exemple qui prouve combien, dans beaucoup de circonstances, la visite de l'accusé est importante.

La veuve Barrachin, demeurant à Lyon, rue Saint - Marcel, avait chez elle un de ses neveux nommé Dufrêne, âgé d'environ 19 ans. Dufrêne se présente chez le commissaire de police de l'arrondissement, et lui déclare que la veille ayant été envoyé par sa tante au faubourg de la Croix-Rousse pour y faire une commission, il avait, à son retour, frappé et sonné plusieurs fois à la porte, sans que personne eût répondu ; qu'il avait cru sa tante dehors, et passé la journée à l'attendre, espérant toujours qu'elle rentrerait ; que le soir sa tante n'étant point encore revenue chez elle, il avait couché chez le sieur Mazardier, l'un des locataires de la même maison ; que, comme elle l'avait souvent menacé qu'elle le deshériterait et se ferait recevoir à l'hôpital ou aux Antiquailles, et donnerait à ces maisons tout son bien, il avait été le matin voir à ces deux hospices, et qu'il ne l'y avait point trouvée. D'après cette déclaration, le commissaire de police ayant rempli les formalités requises, fit faire l'ouverture du domicile, on trouva cette femme assassinée. Je fus requis aussitôt ; mais l'agent de police n'ayant pu m'indiquer où je devais me rendre, je fus forcé d'attendre une nouvelle réquisition, qui ne me parvint que le lendemain. Dans cet intervalle, le cadavre avait été transporté au dépôt de Saint-Paul.

Je précisai le siége, la figure et l'étendue des blessures, ce qui me mit dans le cas de démontrer qu'elles avaient été le produit, les unes de l'extrémité ou tête d'un marteau ayant telle étendue dans sa surface ; les autres, de la partie tranchante du même instrument, de laquelle je donnai également les dimensions. J'énonçai encore que le cadavre de cette femme, déjà âgée, était très-conservé et chargé d'obésité ; que son poids paraissait être au moins de 170 livres.

Pour embrasser toutes les questions importantes que présentait ce cas, je demandai à voir par moi-même le lieu de l'assassinat, celui où le cadavre avait été trouvé, que l'on m'avait dit être une alcove, placée dans une chambre voisine de celle où la femme Barrachin avait été assassinée. Enfin, sur les soupçons que le commissaire avait conçus contre Dufrène et qu'il me communiqua, je témoignai le désir de voir également ce jeune homme pour juger de ses forces physiques, et me convaincre s'il ne portait aucune marque de ce crime.

Nous nous transportâmes dans la maison rue Saint-Marcel. Après avoir observé la largeur des portes; comparé à la grosseur du cadavre de cette femme, petite, mais fort grasse, les forces physiques de Dufrêne; après avoir recherché les traces du sang qu'elle avait dû répandre par ce genre d'assassinat, sang qui avait été soigneusement lavé et épongé, mais dont le sol lui-même justifiait, quoiqu'on eût pris la précaution de brûler sur cette place de la paille et du papier pour en effacer les traces; enfin, après avoir pris toutes les notes nécessaires, je fis mettre Dufrêne tout nu entre quatre agens de police, et en présence du commissaire. Je reconnus que toute la surface antérieure de l'extrémité inférieure droite était recouverte par du sang, que le genou du même côté en avait une couche épaisse qui y formait une croûte; enfin j'observai qu'aux mains, les articulations inférieures des premières phalanges, à leur face postérieure, portaient des excoriations profondes et récentes, qui me parurent être le produit du frottement contre le montant des portes dont nous avons parlé.

Je rédigeai du tout un rapport, qui réduisit Dufrêne à la nécessité de se couper par plusieurs versions différentes, dont l'incohérence ou la contradiction lui ayant été démontrées dans les divers interrogatoires qu'il subit, il se trouva forcé d'avouer enfin lui-même les circonstances de son crime, qui étaient telles que je les avais présumées.

Ce qui mérite encore d'être observé dans ce fait

important, c'est que j'avais établi dans mon rapport, ainsi qu'on l'a vu ci-dessus, que l'assassinat paraissait avoir été exécuté au moyen d'un marteau ; qu'ayant fait rechercher avec le plus grand soin, chez la veuve Barrachin, l'instrument que je désignais, on me présenta plusieurs marteaux, mais qui, par leur figure et leurs dimensions, ne paraissaient pas répondre aux blessures que j'avais examinées ; que le commissaire ayant eu l'attention de faire vider la fosse d'aisance, on y trouva les linges qui avaient servi à éponger le sang versé sur le carreau, mais non ce marteau. Cependant Dufrêne qui ignorait absolument le contenu de mes rapports, ayant subséquemment indiqué Mazardier comme son complice, et comme l'ayant porté à commettre cet assassinat, déclara enfin devant le juge d'instruction que, sur une soupente existant dans le domicile de ce même Mazardier, et derrière une planche qu'il désigna, on trouverait le marteau avec lequel il avait frappé sa tante. On descendit aussitôt sur les lieux, le marteau fut trouvé et reconnu.

C'est surtout dans les cas d'empoisonnement ou de soupçon de ce crime que le médecin aux rapports doit se rappeler que, par ses fonctions, il est l'homme de la justice, et qu'il doit faire rechercher scrupuleusement tout ce qui, dans son ministère, peut devenir la base d'un jugement équitable, et corroborer les signes physiques que présentent les malades ou les cadavres.

Dans les cas nombreux d'accusations semblables pour lesquels j'ai opéré, après avoir recueilli les signes caractéristiques qu'offraient les malades, ou les signes physiques, par les autopsies cadavériques, et par une note exacte de toutes les circonstances commémoratives, j'ai toujours fait rechercher soigneusement, et chez l'individu victime de l'empoisonnement, et chez les personnes désignées pour en être les auteurs, si on ne trouverait pas des marques ou échantillons de poison, surtout de celui présumé ou reconnu avoir agi.

Il y a environ quatre années que le commissaire de police du premier arrondissement de cette ville m'adressa une réquisition, à l'effet de visiter une femme enceinte de plus de six mois; on soupçonnait qu'elle avait été empoisonnée, ainsi que son mari, dans un ragoût de veau. Je me transportai de suite dans le domicile des malades où je trouvai la femme assise, pâle et défaite, les yeux éteints, le pouls élevé, la langue rouge, mais sèche et limoneuse, la peau brûlante et aride. Le mari était à peu près dans le même état.

Ils me rapportèrent que le père de l'époux leur avait envoyé huit jours auparavant, un semblable ragoût; que le mari seul en ayant mangé fut presque aussitôt pris d'un satyriasis qui ne trouvait ni soulagement ni effet dans l'acte vénérien, lequel était seulement suivi de quelques gouttes de sang; qu'il éprouva des cuissons avec douleurs brûlantes dans tout l'appareil de la génération; qu'il vomit beaucoup, fut tourmenté par une soif insatiable et une privation absolue de repos, etc. ; que cet état se calma insensiblement dans l'espace de trois à quatre jours. Ils m'apprirent encore que la veille, au moment où ils me parlaient, ils avaient reçu de leur père un semblable apprêt qu'ils avaient mangé à leur soupé, et que peu de momens après ils avaient éprouvé tous deux les mêmes accidens généraux, les mêmes désirs vénériens et de violens vomissemens.

Je ne pouvais douter que cet ensemble de symptômes ne caractérisât un empoisonnement, par le moyen des cantharides. Quelques causes de haine, des menaces faites, et surtout la visite du vase qui avait contenu le ragoût et qui laissait apercevoir des parcelles de cantharides, détruisirent toute incertitude, et motivèrent la demande que je fis au commissaire, de faire visiter de suite le domicile du père, à l'effet de reconnaître s'il n'y existait pas quelques portions de cette substance animale et dangereuse. Nous y étant transportés, je demandai au père s'il n'avait pas chez lui quelques substances vénéneuses, telles que l'arsenic, le sublimé corrosif, des cantharides ou tout autre poison. D'après sa réponse négative, on commença les perquisitions. On trouva beaucoup de petits paquets de substances inertes, et aussi un petit pot dans lequel se trouva une grande quantité de poudre de cantharides mêlées avec de la graisse. Ce mélange paraissait récent. On trouva encore près de ce petit pot un paquet qui renfermait environ un gros de la même poudre. Cet homme, interrogé sur l'usage auquel il destinait cette poudre, répondit qu'il s'en servait journellement pour entretenir des exutoires qu'il avait aux genoux. Je les visitai, et ne trouvai que les plaques déjà anciennes de ces exutoires. Ces circonstances, et la visite analytique que nous fîmes faire des substances rejetées par les jeunes gens, enfin la reconnaissance, au moyen de la loupe, des parcelles de cantharides que nous avions cru voir dans l'assiette dont il a été parlé, ne permirent plus de doute sur l'exactitude de nos opérations.

Lors des débats qui eurent lieu devant la Cour d'assises, deux circonstances favorisèrent l'accusé. La première, et qui mérite surtout d'être connue, c'est que le prévenu déclara avoir acheté ces cantharides dans l'une des premières pharmacies de cette ville, qui, par sa situation sous l'œil de l'autorité, devait paraître exempte du reproche de délivrer aussi inconsidérément des substances dangereuses, surtout en semblable quantité. M. le président chargea secrètement l'un des huissiers de la Cour d'en acheter dans la même pharmacie, et pour la même somme que l'accusé avait déclarée. On en délivra à l'huissier la même quantité à peu près, sans aucune difficulté, sans s'informer de son nom, sans même lui adresser aucune question sur l'usage qu'il prétendait en faire. La seconde circonstance fut que cet homme âgé, dont la vue était extrêmement faible, allégua que les accidens qui avaient été observés chez ses enfans et leur cause reconnue,

ne pouvaient être que l'effet d'une méprise involontaire ; qu'en assaisonnant le ragoût il avait probablement pris des cantharides en croyant prendre
du poivre qu'il tenait dans un petit papier absolument pareil.

Puisse ce fait rappeler à une autorité tutélaire
l'extrême danger qui existe dans la vente publique
et indistinctement faite des substances pharmaceuti-
ques. Combien d'accidens ne produit pas dans les
villes populeuses cette liberté illimitée ? Combien
n'en résulte-t-il pas pour les campagnes, qui, par leur
éloignement, sont nécessairement soumises à une
surveillance moins active ? Souvent même c'est des
campagnes, et avec des vues criminelles, qu'on vient
dans les villes se procurer ces substances dangereuses. Je pourrais citer beaucoup de faits à l'appui
de cette assertion, mais ils m'entraîneraient trop
loin, et je me bornerai au suivant, dont l'observation s'applique à des substances végétales.

La fille N ... est trouvée mourante chez elle, et
je reçois une réquisition à l'effet de m'y transporter
de suite. Chemin faisant je rencontre M. Martin,
alors attaché en qualité de médecin à l'hospice de
l'Antiquaille. Je l'engage à m'accompagner, il y
consent. Nous arrivons ensemble près de cette
malheureuse, et nous la trouvons dans un état comateux, la face violette, les yeux rouges, le pouls
petit, les mâchoires légèrement resserrées. Une
sueur froide couvrait tout le corps. Les extrémités
supérieures et inférieures étaient également froides

et ématiées. La bouche n'exhalait aucune odeur particulière, et ne présentait aucune couleur qui pût être indicative. Après avoir recherché dans sa chambre si nous n'y trouverions pas les restes ou les traces de quelques substances nuisibles, nous reconnûmes dans un vase sur un fourneau le résidu d'une décoction de trente têtes de pavots.

Nous ne rapporterons pas ici d'autres accidens opérés par le moyen des minéraux, par l'acide nitrique surtout. Il s'en présente souvent, soit qu'ils soient produits par le hasard, soit qu'ils doivent être attribués à l'intention du suicide.

Mais pour suivre jusqu'à la fin notre observation sur l'empoisonnement tenté par le moyen des cantharides, je dois rapporter l'événement qui suivit peu après :

Le 23 juin 1817, je fus requis par M. le juge de paix du premier arrondissement, à l'effet de me transporter sur l'un des prés qui bordent les derrières du faubourg de la Guillotière, pour y visiter le cadavre d'un homme qui venait d'y périr d'un coup de feu à la tête. Quelle fut ma surprise de reconnaître dans l'individu suicidé la personne de M…, le même qui avait été dernièrement poursuivi à raison de l'empoisonnement de ses enfans ! Je le fouillai, et je trouvai sur lui une lettre qui indiquait pour motif du suicide auquel il s'était porté, cette même affaire des cantharides. On n'avait point encore rencontré l'arme dont il avait fait usage, je fis réitérer les recherches, et à une vingtaine de

pas

pas on trouva un vieux pistolet d'arçon nouvelle=
ment déchargé.

Les cas d'empoisonnement sont, sans contredit,
ceux dans lesquels un médecin aux rapports ren=
contre le plus de difficultés pour asseoir un pro=
nostic légal. Une série de signes identiques viennent
souvent établir le doute avec d'autres affections, et
peu de signes certains caractérisent suffisamment la
cause criminelle. De là ce sentiment généralement
établi par les auteurs et adopté par les juriscon=
sultes, que le médecin aux rapports ne doit établir
l'empoisonnement qu'autant que l'analyse aura dé=
montré la nature et la présence du poison, soit dans
le tube intestinal, soit dans les matières rejetées
par le malade. Sans doute dans les accusations de ce
genre l'inquisition de la substance léthifère est la
première opération et la plus importante, puisque
sa découverte offre une preuve sans réplique du
délit recherché. Mais a-t-on bien réfléchi sur la
difficulté, pour ne pas dire sur l'impossibilité fré=
quente de reconnaître par l'analyse chimique les
poisons, même minéraux, lorsque mêlés aux subs=
tances ils ont été soumis aux forces digestives ; lors=
qu'ils ont été étendus, absorbés, et, s'il est permis
de s'exprimer ainsi, parsemés sur une surface de
six à huit fois la longueur du corps de l'homme,
c'est-à-dire sur l'ensemble des voies digestives ?
Ajoutons que le plus souvent ces substances vénéneuses ont été rejetées par les vomissemens que le
malade éprouve ou par ses déjections, avant que

le simple doute de l'empoisonnement eût engagé à recueillir ce qui sortait de l'individu. Il est encore extrêmement rare, dans les cas d'empoisonnement, que le médecin soit appelé assez tôt pour prendre cette précaution essentielle, et une longue pratique m'a convaincu de cette vérité. Portons maintenant nos regards sur les moyens connus et généralement employés dans ces sortes d'accidens. Quel est l'effet des antidotes ou neutralisans que nous fournit la chimie, et de ceux que dicte l'observation ? N'est-ce pas de dénaturer le poison administré, d'en altérer les principes, et de former dans le tube intestinal une substance inerte, au moyen de cette combinaison nouvelle ? Alors, et surtout après la mort, où l'action doit s'opérer dans le corps aussi facilement que dans les menstrues du chimiste, quelle lumière plus certaine pourra produire l'analyse ? Enfin, il est un autre point de considération encore plus puissant, pour démontrer l'impossibilité où se trouve très-souvent le médecin légiste de ne baser son rapport que sur l'existence de la cause d'empoisonnement matériellement reconnue et saisie ; c'est lorsque celui-ci a été produit par le moyen des gaz. Comment alors obtenir cette preuve matérielle, et saisir un corps qui s'est évanoui au moment même de son action ?

Etablir en principe que l'empoisonnement ne doit être admis, comme cause de mort, qu'autant qu'on peut saisir la matière vénéneuse elle-même, me paraît donc une erreur grave et très-préjudiciable à la société, puisqu'elle favorise le plus affreux de tous les crimes et le plus difficile à démontrer par sa cause matérielle. Si, malgré les recherches les plus exactes, les soins les plus scrupuleux, le médecin aux rapports n'a pu parvenir à cette démonstration; s'il ne lui est pas possible de saisir la matière même qui a opéré l'empoisonnement, lui sera-t-il interdit d'établir sa propre conviction lorsqu'elle est fondée sur l'ensemble des signes commémoratifs, sur la nature des accidens qu'a éprouvés l'individu, sur celle des secours qui lui ont été administrés par son médecin, sur l'état anatomique, etc., surtout lorsqu'il y a lieu de penser que le poison est de nature à n'être pas reconnu par l'analyse, ou qu'il a pu être rejeté sans être recueilli? etc. Cependant si les circonstances qu'offrira l'information viennent se réunir à ces présomptions, si la preuve testimoniale confirme l'opinion du médecin, alors le magistrat aura acquis une base certaine sur laquelle il pourra appuyer sa décision; et dans le cas contraire, l'innocence n'a couru aucun danger, puisqu'en établissant le fait le médecin n'a pu en désigner l'auteur.

Un médecin aux rapports n'est jamais accusateur, il est seulement chargé de reconnaître, de démontrer un fait qui a pu être criminel comme accidentel. Sa prudence, la rectitude de son jugement, sa moralité, ses connaissances, doivent être hors de suspicion. Ces qualités qui le dirigent dans ses opérations, doivent aussi éloigner de lui les atteintes de la calomnie. Mais les magistrats n'ignorent point qu'il est homme, et qu'en cette qualité il est susceptible d'erreur. C'est dans ces questions obscures surtout, et qui souvent ont mis en défaut les hommes les plus instruits, que le juge doit chercher à éclaircir, à rectifier par la preuve testimoniale, les faits avancés par le rapporteur. Mais celui-ci doit d'autant moins balancer à circonstancier, à déclarer sa conviction, que si, d'après l'inutilité de l'analyse, il assignait toute autre cause de mort, il pourrait se trouver en opposition avec les recherches et tous les documens de la procédure, qui dès-lors deviendrait elle-même sans objet. Dans le cas d'empoisonnement, le témoin le moins suspect, le juge le mieux instruit, c'est sans contredit le médecin. Je pourrais ajouter que dans plusieurs suicides commis, même au moyen des substances minérales, on a trouvé des écrits attestant la mort volontaire et les moyens mis en usage, et que cependant l'analyse a été inutilement employée pour les constater.

Le sieur N..., de cette ville, avait écrit en mourant qu'il s'empoisonnait avec une forte dose de sublimé et autant d'opium. L'analyse des matières contenues dans l'appareil digestif, qui fut faite avec beaucoup de soin, n'obtint aucun résultat. Cependant ce particulier qui fut secouru, mais beaucoup trop tard, par M. Martin jeune, n'avait eu aucune évacuation, du moins connue.

Le sieur G..., élève dans l'une des premières

pharmacies de cette ville, s'était également empoisonné. Sa position lui donnait la facilité de choisir parmi les poisons celui qui convenait le mieux à ses vues. M. Antoine, non moins distingué par son zèle que par l'étendue de ses connaissances, fut chargé de l'analyse des matières recueillies dans ce suicide. Les devoirs de ma place, mon instruction et aussi la curiosité, m'engagèrent à suivre avec beaucoup d'attention les procédés de M. Antoine, soit par l'emploi des réactifs connus, appliqués directement sur ces substances, et sur celles-ci étendues dans l'eau distillée ; soit par la voie de la macération et de la dessication, en un mot, par tous les moyens indiqués dans les auteurs ; et cependant ces divers procédés ne donnèrent aucun résultat certain et légal.

Dans le rapport que je fus chargé de dresser après l'empoisonnement du sieur B..., je m'appuyai sur les signes commémoratifs, sur l'ensemble de ceux que le malade avait présentés pendant l'espace de vingt-quatre heures, sur la nature du traitement qu'avait employé son médecin, sur l'état cadavérique, soit de la surface externe, soit de son autopsie interne, enfin sur ce que de l'arsenic avait été trouvé entre les mains de sa femme après qu'elle eut affirmé qu'il n'existait chez elle aucune matière de cette espèce, aucune substance vénéneuse, et je me prononçai pour l'empoisonnement par le moyen de ce minéral. J'étais fortement persuadé que l'analyse démontrerait la présence du poison. Cette analyse avait déjà été faite, mais d'une manière illégale, et on déclarait avoir reconnu l'existence d'un minéral. Trois de mes confrères, qui assistaient à cette visite, partageaient ma certitude. Je délivrai mon rapport après l'avoir souscrit, ainsi que le firent deux des médecins requis avec moi. L'analyse fut faite subséquemment par MM. Raimond, Deschamps aîné, et Tissier. Ces trois chimistes, auxquels on ne peut refuser un mérite réel et des connaissances fort étendues, ne trouvèrent absolument rien. J'avouerai que j'eus un tort dans cette affaire, ce fut celui de diviser mon rapport par parties et suivant chaque vacation. La dernière établissait l'ouverture du cadavre et les conclusions tirées de l'ensemble des rapports précédens. On s'arrêta à ce dernier, et ne tenant aucun compte des autres, on produisit une consultation très-prudente sans doute, puisqu'elle se bornait à dire que les signes émis dans le rapport n'étaient pas suffisans pour établir la preuve de l'empoisonnement. Cette consultation, jointe au résultat de l'analyse, jeta quelques doutes sur cette cause : mais l'ensemble des preuves testimoniales ne tardà pas à les dissiper, et le coupable reçut la juste punition de son crime. Nous reviendrons sur cette observation.

§. XI.

Maladies simulées.

Devaux avait déjà prévenu les médecins aux rapports de se tenir en garde contre les maladies simulées par des contorsions ou des convulsions, par du sang seringué, des tumeurs apparentes, des contusions en peinture, etc. J'en ai recueilli de nombreux exemples ; mais je ne citerai que les suivans, comme ayant eu lieu dans des cas de quelque importance.

Dans l'hiver de 1815, environ les onze heures du soir, un homme arrive chez le sieur Marmet, logeur, près la boucherie de Saint-Paul. En entrant il se jette à terre : il était haletant et mouillé de sueur, ses vêtemens étaient couverts de boue. Il paraît ensuite se trouver mal, et laisse échapper quelques paroles d'assassinat. On le couche promptement, et on vient me chercher. Je me rends de suite près de cet homme ; j'observe son pouls, l'ensemble de son état, qui ne me parurent nullement d'accord avec la situation qu'il désirait feindre. Cet homme refusant de répondre aux questions que je lui adressais, je le visite de nouveau avec le plus grand soin, et je demeure bien convaincu qu'il n'avait aucune plaie à la tête. Les yeux n'étaient point fixes ni les paupières echymosées, rien enfin n'indiquait des accidens ni du côté du cerveau, ni du côté de la

colonne vertébrale. Je lui déclarai donc qu'il en imposait, et que s'il ne donnait pas de suite des détails plus certains et quelques preuves de véracité sur le prétendu assassinat dont il avait parlé, j'allais prévenir M. le Maire et M. le Procurenr du Roi de sa position, qui était au moins celle d'un imposteur, et peut-être d'un homme coupable lui-même de quelque assassinat. Il réfléchit quelque temps, et bien persuadé que je n'étais pas disposé à être sa dupe, il s'assit sur son lit, et déclara « qu'il venait
» de la foire de Montmerle, et avait fait route avec
» quatre autres hommes ; qu'à une petite lieue de
» Lyon ils avaient été arrêtés par des gens armés,
» qui l'avaient dépouillé et traîné sur la route ;
» qu'étant près d'une sévelée (haie), il avait eu le
» bonheur de se sauver par un trou qui y était, mais
» qu'il avait reçu sur la poitrine de violens coups
» de talon de fusil. » Je lui observai encore que des blessures semblables auraient nécessairement laissé des traces sensibles, des signes non équivoques, et que n'en trouvant aucun, je demeurais convaincu qu'il en imposait ; que j'étais même fondé à croire que s'il y avait eu un assassinat commis sur la grande route, ainsi qu'il le disait, il en était lui=même l'auteur ou le complice ; que dans ce doute, j'étais forcé de le remettre entre les mains de la garde de nuit (ou surveillance), et d'en informer de suite M. le Maire : ce que je fis en effet.

M. Miger, alors commissaire de police, chargé d'interroger cet homme, après avoir rédigé son procès-verbal, le fit conduire par des gendarmes sur les lieux qu'il prétendait avoir été le théâtre de cette attaque. Mais les ayant promenés d'un endroit à l'autre presque toute la journée, et à une grande pluie, sans pouvoir reconnaître l'endroit, il fut obligé d'abandonner ce roman, et bientôt la police fut instruite que cet homme avait été effectivement à la foire de Montmerle, qu'il y avait joué, et qu'ayant perdu tout son avoir, il avait imaginé cette fable pour duper ses créanciers.

Peu de temps après, le commissaire de la Guillotière me requit de visiter un colporteur voyageant avec un mulet. Cet homme rapportait qu'en traversant les plaines de Vaux, il avait été arrêté par des gens armés de fusils de chasse, qui, l'ayant horriblement maltraité, avaient fracturé ses malles et volé son argent. Je visitai cet homme, mais ne trouvant sur la surface du corps aucune blessure, aucune trace qui pût laisser soupçonner la moindre violence ; observant encore que l'ensemble général de cet individu paraissait dans son état naturel, je conçus de violens soupçons sur la véracité de son récit, et les communiquai à M. le commissaire de police. Celui-ci parvint bientôt à acquérir la preuve, et même à obtenir l'aveu de l'imposture. Ce colporteur avait des engagemens à remplir dans notre ville, et ne pouvant y satisfaire, il avait forgé cette histoire pour inspirer de l'intérêt à ses créanciers et en obtenir de nouveaux délais.

Dans tous ces cas, un médecin aux rapports ne

doit agir qu'avec beaucoup de circonspection ; un jugement froid et sans prévention doit toujours le guider. Un fait bien observé doit le conduire à un autre fait, et c'est par cette réunion de vérités bien constantes qu'il doit se décider dans les cas obscurs. Mais en établissant son avis sur ceux de cette nature, il doit encore observer de ne le présenter que comme douteux et avec réserve. Il doit s'attacher à l'étude du moral des hommes, de leurs caractères, de leurs passions, de leurs vices, afin de n'être pas souvent dupe des moyens astucieux qu'ils emploient, soit pour se soustraire à ce que prescrit la loi, à ce qu'exigent leurs propres engagemens ; soit pour satisfaire leurs passions, la cupidité, la haine, la vengeance, etc. Je ne puis passer ce sujet sans reproduire ici l'observation que j'ai consignée dans mon aperçu général sous le n.º 5, page 71, comme bien propre à mettre en garde contre les maladies qui ne présentent aucun signe certain.

Le nommé ***, fusilier dans la garde départementale, sort de l'hôpital, où il était entré pour une indisposition légère : de retour à la caserne, il ne répond plus lorsqu'on lui parle, et tous ses camarades disent qu'il est devenu sourd.

A ma visite, comme médecin de ce corps, un sous-officier m'en parle, et après l'avoir examiné, un pressentiment me suggère l'idée d'éprouver ce jeune homme. Dans cette intention, je proposai devant lui de le mettre au cachot, jusqu'à ce que ses oreilles reposées par le silence qui y règne pussent recouvrer ce sens précieux.

Cet homme intelligent et rusé feignit de ne m'avoir pas entendu; mais quelle fut ma surprise, lorsqu'à la visite suivante on m'apprit que ses camarades lui ayant écrit ce que j'avais dit sur sa maladie, il avait voulu se jeter par la fenêtre, et avait fait mille gestes et simagrées qui annonçaient un violent désespoir.

Ce jeune homme, surveillé pendant deux années par des sous-officiers intègres, fut soumis à diverses épreuves. Dans les momens où l'on prévoyait qu'il n'était point sur ses gardes, on tirait derrière lui des coups de fusil, sans qu'il témoignât la moindre surprise, et qu'on reconnût en lui de ces mouvemens inattendus qui semblent naturels et indépendans de la volonté de l'homme. Enfin, je fus à portée d'avoir des rapports journaliers avec ce militaire pendant plus de trois mois, pour cause de maladie, et jamais il ne me répondait si je n'écrivais ce que je voulais lui dire. Il fut réformé, et moins de deux mois après il dit à ses anciens camarades, et notamment à un des sous-officiers bien digne de foi, et de qui je tiens ce récit : « Je ne suis » plus sourd; je suis allé prendre les eaux, et j'ai » recouvré l'ouïe. »

Il est évident que cet homme n'avait jamais été sourd; qu'il n'avait pas pris les eaux, qui n'eussent même point été dans le cas de lui rendre l'ouïe dans un aussi court espace de temps. A la vérité, il est difficile de concevoir qu'un homme soit assez maître de lui pour se contraindre à ce point. Mais outre cette observation, il en existe une preuve encore plus forte qui fut annoncée dans les journaux il y a quelques années. Ce fut celle d'un jeune homme, dont le nom n'est point présent à ma mémoire, qui se fit passer pour sourd et pour muet, en soutint le rôle pendant plusieurs années, au point que tout le monde fut sa dupe, et qui, arrêté, avoua juridiquement et prouva qu'il n'était ni l'un ni l'autre.

Plus récemment encore le sieur N..., détenu dans les prisons de Lyon, feignit d'être devenu sourd et muet, et n'a paru recouvrer ces deux sens que le jour de sa mise en liberté.

Ces observations sont bien propres à mettre en garde contre les maladies qui n'offrent que des signes rationnels. Parmi nombre d'exemples de maladies simulées que je pourrais citer, je me bornerai au fait suivant.

Dans une rixe, une femme reçut un coup de poing. Un officier de santé, qui dressa sur-le-champ un certificat, y énonça que cette femme était infailliblement dans le cas de périr dans la nuit. J'ignore si l'état de cette femme était dû aux effets de la colère, à sa dissimulation ou à la complaisance du rapporteur; mais commis par les magistrats pour m'y transporter sur-le-champ, je trouvai la prétendue mourante, qui ne s'attendait point à ma visite, et à une visite aussi spontanée, se livrant aux opérations de son commerce, et son inspection ne m'offrit aucun signe d'altération sensible. La dernière observation que je consignerai ici est des plus récentes, puisqu'elle ne remonte qu'au 30 octobre 1819.

Ch. V. Biessy, docteur en médecine, etc.

Cet homme porte à l'aine gauche, près la symphise du pubis, une tumeur oblongue, étendue transversalement, ayant dans cette direction près de trois pouces sur plus d'un de haut en bas. Cette tumeur, qui est en ce moment rouge, et présente des excoriations encore saignantes, est tout simplement un bubon syphillitique, sur lequel on a très-récemment rasé les poils, ce qui a produit la rougeur et l'excoriation observée. Mais ce qui confirme d'une manière légale le diagnostic de cette lésion, c'est que, outre qu'il n'y a point de contusion à la partie, on n'y observe point d'echymose, et que le gland, pour sa partie à peu près moyenne gauche, est le siége d'un petit ulcère, dont les bords calleux et irréguliers, le centre creux et profond, ne permettent pas de douter du caractère vénérien.

Cet homme s'opiniâtre à dire que la tumeur observée est le produit d'un violent coup de pied, reçu avant-hier, ce qui est évidemment une illusion.

En foi de quoi, etc.

Nota. Devant M. Seon, commissaire de police à la Croix-Rousse, cet homme arrêta les effets de sa plainte, de laquelle il se désista et avoua la vérité.

§. XII.

Conduite à tenir dans les cas de maladie ancienne,
ou de signes d'un accouchement clandestin, etc.

Il est inutile de rappeler que fort souvent on rencontre sur les cadavres des signes de maladies anciennes ou des preuves d'un écart de morale, qui, sans avoir un rapport immédiat avec le fait, ne laissent pas d'être souvent utiles pour la justice. Mais d'un autre côté il faut observer que la connaissance de ces faits peut être préjudiciable aux familles, et nuire même à la morale. Le médecin placé entre ce double écueil sera sans doute embarrassé. Cependant, comme je l'ai souvent observé, soit après des morts accidentelles promptes, soit après des suicides, si le cadavre d'une fille donne lieu de croire qu'elle a été mère, alors l'état civil, l'intérêt de l'enfant, semblent exiger que la justice soit instruite de cet état, et le médecin ne doit point hésiter à l'établir dans son rapport. Mais s'il ne s'agit que de cicatrices syphillitiques, psoriques, etc., et même de la présence ou de l'activité d'une maladie de ce genre, si elle n'a aucune relation avec les causes de mort, je pense qu'on peut se dispenser d'en faire mention dans le rapport; quoique, comme l'observe Devaux, les rapports doivent être faits avec tout le secret possible. « C'est pour cela, dit-
» il, que l'ordonnance porte qu'on les délivrera

» cachetés, parce que la révélation du secret, ainsi
» que l'observe un auteur moderne, amène souvent
» l'impunité du crime et la persécution de l'inno-
» cence. » De là suit la nécessité de n'admettre aux
opérations légales que des personnes qui, par leur
caractère ou leurs fonctions, doivent naturellement
prendre part à l'opération.

§. XIII.

Un médecin peut et doit, dans quelques cas, refuser de donner un rapport.

Il est des cas ou un médecin aux rapports peut
se refuser à la visite requise, d'autres où il le doit.
L'excessive putréfaction où se trouve un cadavre
ne permettant pas, pour certaines questions, d'en
découvrir les signes certains ou même négatifs : par
exemple, dans les cas où il s'agirait de déterminer
si un individu, qui ne présente du reste aucune
fracture, aucun enfoncement, aucune ligature, a
été jeté à l'eau avant ou après la mort; dans quelque
esprit que le rapport soit alors rédigé, il ne peut
être que dangereux, se trouvant en contradiction
ou pouvant l'être avec ce qu'a appris la procédure.
Le médecin ne pourrait établir la question que pour
démontrer l'impossibilité de la résoudre par les
moyens de l'art. « Si l'ouverture a été différée, de
» manière à ce que la pourriture s'en soit déjà em-
» parée, on ne doit la faire qu'avec une extrême

» précaution ; la pourriture change totalement l'état
» des choses. Et s'il s'en exhale déjà une très-mau-
» vaise odeur, l'homme de l'art peut se refuser à
» en approcher ; car on ne peut l'obliger à une
» opération qui deviendrait non-seulement inutile
» en grande partie, mais encore qui pourrait être
» nuisible à sa santé. » (1) On sait que la Peyronie
se refusa à l'ouverture du cadavre de Louis XV,
mort de la petite vérole, sans doute adynamique.
Cependant le médecin aux rapports, bien pénétré
de toute l'importance de son ministère, sera naturellement porté à le remplir, et ne balancera pas à
exposer sa santé et quelquefois même sa vie, si ce
sacrifice peut être nécessaire, et que de son opération dépende tout le succès de la recherche ou de
la découverte d'un crime. L'honneur, l'amour du
devoir, n'ont pas moins de prix que la vie.

Il y a quelques années que dans le puits d'une
maison alors en reconstruction, place Bellecour de
cette ville, on reconnut l'existence d'un cadavre.
M. Rognon, à cette époque commissaire de police
de l'arrondissement, qui en fut prévenu aussitôt,
plaça près de l'ouverture de ce puits un agent chargé
de n'en permettre l'approche à personne, avant
l'arrivée du médecin qui serait chargé de la visite ;
et il m'adressa la réquisition d'usage. J'arrivai sur
les lieux en même temps que le juge de paix. Ils
pensèrent comme moi que la première, la plus

____

(1) M. Foderé, première édition, page 28.

importante

importante question à établir dans ce cas, était de constater la position du corps de l'individu dans ce puits. Je m'y fis descendre dans une attitude extrêmement gênée, attendu l'étroite dimension du puits, et de manière qu'ayant la tête penchée en avant, je n'étais retenu que par les jambes. Je reconnus que le cadavre appartenait à un homme, et était comme assis dans une fosse très-resserrée. La putréfaction était tellement avancée, qu'ayant attaché une corde aux extrémités inférieures, celles-ci se détachèrent du reste du corps et vinrent seules. Dans le cours de mon exercice, plusieurs faits de même nature, à peu près, se sont présentés.

J'ai dit cependant, et je le répète, il est des cas où un médecin judicieux refusera son ministère. Ce sont ceux où il doit agir dans le seul intérêt de la loi, et lorsque son opération ne peut présenter aucune utilité légale, ou même pourrait devenir un moyen de défense pour l'accusé. Tel serait, par exemple, le cas de viol simple, après le quatrième ou le cinquième jour écoulé; celui d'avortement, de supposition de part, et en général tous ceux qui ont des rapports directs avec l'accouchement, passé le dixième jour : car après ce temps, comme le dit M. Lafosse dans l'encyclopédie, il est très-difficile, pour ne pas dire impossible, d'apercevoir des traces certaines du fait.

§. XIV.

Du premier rapport.

C'est, dans tous les cas, le premier rapport qui forme la base de l'instruction ou de l'action criminelle ; aussi le médecin, jaloux de remplir dignement les honorables fonctions qui lui sont déléguées, celui qui en apprécie toute l'importance, doit ne rien omettre, ne rien négliger, au moins d'essentiel, pour le cas dans lequel il exerce. Il ne se piquera pas de juger *à priori* ; au contraire, ce n'est qu'après avoir tout vu, tout examiné, tout senti, qu'il croira pouvoir asseoir son jugement. Il ne doit pas craindre le reproche de lenteur ou de minutie. Le plus léger fait, judicieusement observé, conduit souvent à des découvertes plus importantes. Jusqu'à ce que le médecin ait assis son jugement, et qu'il l'ait pu fonder d'une manière claire, précise, invariable, il ne doit pas cesser ses recherches. Ce n'est que lorsqu'il a acquis la certitude qu'il peut fatiguer le malade, que sa visite doit lui paraître longue.

Dans aucun cas, le médecin aux rapports ne se déterminera d'après les signes rationnels, ce sont les apparences sensibles qui seules peuvent et doivent être son guide ; seules elles forment la matière d'un rapport légal. Toutefois, si le plaignant ne pouvait offrir que les premiers, le médecin les consignera par écrit, en établissant leur valeur, leur

conséquence, la relation qu'ils ont avec le fait allégué, sa cause, et toutes les circonstances relatives
à celle-ci; mais sans jamais en affirmer l'existence.
Rien ne décèle davantage l'intention de charger
l'accusé, que ces récits, quelquefois burlesques, qui
accompagnent la déclaration du plaignant sur l'état
prétendu qu'il dit éprouver ou avoir éprouvé. Souvent ces prétendus effets n'offrent pas le plus léger
rapport, la moindre connexité avec le fait allégué.
Ce serait donc abuser des termes que de donner le
nom de rationnels à des signes que la raison re-
pousse. On pourrait à bien plus juste titre les appeler
spéculatifs. Et en effet, leur objet principal est le
plus souvent une soif immodérée de vengeance, ou
l'espoir non moins coupable d'accroître, à l'aide de
ces prétendues souffrances, la somme des dommages
et intérêts. Si le médecin s'y arrête un instant, c'est
qu'ils forment pour lui un nouveau motif de défiance; mais il ne les mentionnera pas dans son rapport: 1.º parce qu'ils pourraient établir dans l'esprit
des magistrats ou des jurés, une prévention défavo-
rable à l'accusé; 2.º parce qu'ils sont ordinairement
l'effet d'un premier mouvement d'indignation ou
de colère auquel se livre le plaignant; 3.º enfin,
parce qu'aucune conséquence légale ne peut être
déduite que d'après des signes sensibles et certains.
Quelle que soit l'expérience que l'on acquiert dans
la pratique de la médecine légale, on ne peut donc
recevoir avec trop de défiance les déclarations du
blessé.

En 1817, le cheval d'un ancien frère de l'hôpital, attaché à une porte, et effrayé sans doute par
quelque bruit soudain, lance une ruade. Une femme
se trouvait en ce moment derrière l'animal, et soit
frayeur, soit qu'en s'éloignant avec précipitation
elle eût rencontré quelque corps, elle tombe à la
renverse. On porte plainte au nom de cette femme,
et l'on expose qu'en passant elle avait été atteinte
sur l'épigastre d'un coup de pied violent lancé par
ce cheval. Je fus requis de faire la visite de cette
blessure. Je trouvai cette femme alitée, et se plaignant beaucoup au plus léger attouchement du
ventre, quoique la partie désignée comme étant le
siége du coup n'en offrît absolument aucune trace;
le coude seul portait des signes certains d'une légère
contusion.

Plusieurs sœurs et frères de l'hospice s'empres-
sèrent de visiter cette femme, et, soit pour arrêter
les poursuites, soit plutôt par un esprit de charité
et de religion, ils convinrent avec le mari que de
part et d'autre on s'en rapporterait à mon arbitrage,
quant à la réparation civile, c'est-à-dire pour la
quotité des dommages et intérêts. Ce traité avait
été fait à mon insçu, et ma qualité de médecin aux
rapports me parut un titre suffisant pour m'y refuser. Mais pressé par les instances réitérées de plusieurs des membres de cette maison respectable, à
laquelle d'ailleurs j'avais été long-temps attaché, je
cédai et me rendis à leurs désirs.

J'étais loin de croire à la réalité des douleurs

que la malade déclarait ressentir; d'un autre côté, j'avais recueilli plusieurs observations sur des accidens à peu près semblables, qui, ne présentant d'abord aucun signe sensible, avaient eu néanmoins les suites les plus graves, et même dans certains cas avaient produit une mort prompte. Ici, à la vérité, toutes les apparences étaient de nature à rassurer : le pouls, la peau, la respiration, la langue, la figure, rien, en un mot, ne m'avait paru altéré. Cependant les affirmations réitérées de la malade, le dire des assistans, me laissaient quelque inquiétude sur le diagnostic de ce cas particulier. Je ne voulus donc point me décider d'après mon seul sentiment, et je priai MM. Gonel, ex-médecin du même hospice, Martin jeune, chirurgien en chef de celui de la Charité, de vouloir m'aider de leurs lumières. Nous revîmes cette femme, ses prétendues douleurs étaient toujours les mêmes. Nous calculâmes la possibilité des accidens, ce qu'ils pourraient être, et quelques louis terminèrent l'affaire. J'avais promis de donner des soins à cette femme, je me rendis donc chez elle le lendemain de bonne heure. Déjà l'argent reçu avait produit tout son effet; je trouvai la malade debout, vaquant à ses occupations ordinaires, et complètement guérie.

Toutes les fois que l'ensemble des signes caractéristiques ne démontre pas plus la cause criminelle qu'une simple altération maladive, qui peut tenir à toute autre cause, et tels sont

souvent les cas de viol, d'avortement, d'accouchement, d'empoisonnement, etc. ; toutes les fois que
le médecin n'est pas appelé assez à temps pour découvrir la preuve matérielle de l'accusation, le
rapporteur doit alors préciser tout ce qu'il a pu observer du fait, et déterminer le doute dans lequel
il est resté. Mais il doit aussi se rappeler que tout
est d'une stricte rigueur dans les fonctions qu'il
exerce ; qu'auxiliaire en quelque sorte du ministère
public, sur son ordre, et alors avec lui, il recherche
le crime dans tout ce qui est du ressort de la médecine ; et que dès-lors, dans les cas où sa position
serait telle qu'il y eût à douter entre le *oui* et le
non, et qu'aucune recherche légale, aucune expérience ne pût le déterminer, la balance doit pencher pour un *oui* douteux, parce que, 1.º au moins
pour la très-grande partie des cas, son ministère
n'accuse personne, et que c'est alors par la preuve
testimoniale que le juge rectifiera le rapport ;
2.º parce qu'il n'est pas plus permis au médecin
d'être indulgent que d'être sévère, et que dans ces
cas le rapport est la base de tout l'édifice judiciaire ;
3.º enfin, parce que le juge seul a le droit d'absoudre. Mais s'il s'agit d'un fait dont la décision
puisse être éclaircie par le temps, le renvoi à ce
temps est alors le seul jugement à porter. Tel serait
celui où le médecin aurait à prononcer sur une
femme condamnée à mort, et qui, au moment de
subir son jugement, se serait déclarée enceinte.
Alors le médecin ne doit rien prononcer sans la

preuve certaine. Dans ce cas, comme en tous autres où, soit le temps, soit toute autre circonstance peut seule amener une preuve irrécusable, il convient d'attendre que le temps nécessaire soit écoulé ou que la circonstance ait établi le fait, et cela toutes les fois que le médecin aura conçu le plus léger doute.

C'est le plus souvent de la célérité et de l'exactitude du premier rapport que dépend la preuve légale du crime, et l'on doit y apporter d'autant plus de soin, qu'outre les dangers que présente une seconde inspection, dangers dont nous avons parlé précédemment, cette preuve devient ensuite quelquefois impossible. C'est ce qui arrive toutes les fois que les faits, sensibles au premier moment de la lésion, ont disparu, soit par le temps qui s'est écoulé, soit par les moyens de traitement qui ont été employés. Telles seraient, par exemple, une luxation qu'on aurait réduite, une plaie à lambeau, après la section de ce lambeau, l'ouverture d'une artère, après sa ligature ou sa compression, etc. Comment le médecin aux rapports pourra-t-il affirmer que ces faits ont existé, ou du moins qu'ils ont nécessité les moyens employés? Cette vérité devient encore plus sensible, s'il s'agit d'une amputation ou de l'ablation d'une partie quelconque, s'il n'a pas vu le blessé avant l'opération. Alors il ne peut ni reconnaître ni affirmer sa nécessité, et il doit se borner à rendre compte de ce qui s'est fait et de l'état où il a trouvé le malade. Il est d'ailleurs tant de cas où une seconde inspection serait aussi dangereuse qu'inutile, par le doute où laisseraient nécessairement les conséquences qu'on en pourrait tirer, que nous nous abstiendrons d'en faire ici le détail. Dans tous ces cas, le médecin aux rapports établira l'impossibilité dans laquelle il se trouve de reconnaître l'action précise de la cause criminelle qui a agi, et annoncera que tel ou tel de ses confrères qui, dès l'origine, a donné des soins au blessé, peut seul motiver et l'état de traitement antérieur à l'opération, et les circonstances qui l'ont déterminé à employer le mode de traitement dont il a fait usage.

Nous ajouterons qu'il est souvent très-difficile, pour ne pas dire impossible, de corriger entièrement les erreurs d'un premier rapport. Il a fixé en quelque sorte l'opinion, établi des préjugés indélébiles. En vain l'erreur sera démontrée : quelque fondée que soit la contradiction, elle laisse toujours un vaste champ ouvert au doute, et la prévention subsistera. Il en est de même dans les cas d'ouverture de cadavre, soit que les faits ayent été dénaturés par le scalpel du premier rapporteur, soit que la putréfaction survenue rende impossible toute recherche secondaire à la première visite. Il est donc infiniment essentiel d'établir par le rapport premier, mais d'une manière certaine et sans rien laisser au hasard, tous les faits que présente un cas de médecine légale quelconque.

Le magistrat chargé du ministère public ne peut pas toujours choisir à son gré le médecin aux rapports, et malgré les conséquences graves qui en sont presque toujours la suite, il est souvent forcé de prendre un médecin sur les lieux mêmes où le délit a été commis. Mais la généralité des communes peut être considérée comme ne formant chacune qu'une même famille, dont le médecin est en quelque sorte forcé d'adopter le sentiment sur la nature et l'importance du fait; et c'est malheureusement cette opinion générale qui très-fréquemment dirige toute son opération. D'un côté, l'opposition du médecin à l'avis de tel ou tel individu, le perdrait irrévocablement; de l'autre, en lui supposant tout le courage nécessaire, tout le désintéressement possible, peut-on espérer que pour une opération rare et casuelle, il veuille, il puisse même se consacrer particulièrement à l'étude de la médecine légale. Non sans doute. Ce n'est cependant que par l'étude suivie de cette science que l'on peut acquérir cette sécurité, cette force si souvent nécessaire pour démontrer des faits terribles qui doivent conduire le coupable sur l'échafaud ou le plonger dans les fers; et, dans quelques cas, faire triompher l'innocence injustement accusée. C'est par elle qu'il se met au-dessus des vaines clameurs, en méprisant les atteintes de l'intérêt particulier et les traits de la calomnie. C'est enfin dans la sécurité de sa conscience, dans la certitude de n'avoir rien donné au hasard, qu'il trouve la paix du cœur et le courage dont il a besoin.

En médecine légale, un rapport est un acte judiciaire soumis à des formes déterminées; c'est une conséquence immédiatement liée , essentiellement déduite du fait unique que la loi réprime, sans égard aux effets produits par des surcauses. Peut-il être indistinctement confié à tout médecin ? Quel que soit le talent de celui-ci, comme praticien, saisira-t-il avec toute l'intelligence nécessaire l'universalité des conséquences qu'entraîne un rapport, s'il n'a aucune habitude raisonnée de cette partie de la science ? Une phrase inutile, la plus légère omission, un mot mal placé, un mot seul peut ouvrir un vaste champ au défenseur du prévenu ; il peut donner lieu à des consultations médico-légales où règne presque toujours l'art de dénaturer les faits, d'altérer le sens du rapport et de l'annuller, pour ainsi dire, par des observations plus ou moins identiques dont on a soin de déduire des conséquences différentes, de faire sortir un résultat contraire.

Je ne balancerai point à le dire ici : dans une procédure criminelle tout est sacré ; quiconque vient y figurer, soit volontairement, soit comme requis, doit se pénétrer des sentimens d'une scrupuleuse équité, et ne rien affirmer, ne rien avancer que sa conscience n'avoue. Il convient donc que le médecin près duquel on réclame une consultation légale, ne s'arrête pas entièrement à la forme des questions que MM. les avocats ont l'habitude de proposer, parce que, de la manière dont ils les présentent, elles ne permettent ordinairement qu'un sens, tandis que placées dans le cours d'un rapport elles s'interprètent conséquemment à ce qui précède ou à ce qui suit, et offrent une toute autre significa-tion. Avant de donner son avis, le médecin dont la volonté est de ne pas blesser la justice, exigera donc la communication de la procédure ; il se pé-nétrera du vrai sens dans lequel le rapport comme l'acte d'accusation ont été rédigés, afin qu'une con-sultation trop légérement donnée ne le mette point en contradiction formelle avec les témoins muets, la preuve testimoniale, etc.

J'ai été fort souvent consulté sur des rapports délivrés par des médecins étrangers à notre ville comme à nos tribunaux, et nommés par les juges de paix de leurs cantons, précisément dans des cas comme ceux de Paul Zacchias et de M. Pelletan. Le même rapport offrait des assertions contradictoires. Le premier fait était complètement démenti par celui qui suivait, et l'établissement du pronostic n'était pas moins vicieux. Le plus souvent il était fondé sur des motifs rationnels, sur des apparences équivoques ou liées à des causes, à des affections préexistantes ou concomitantes, presque jamais sur des signes certains, concordans et caractéristiques du fait seul que la loi réprime.

Tel est le cas de l'observation que j'ai consignée sous le n.º 2 de mon aperçu général, observation que M. Foderé rappelle (1), mais sur laquelle il commet une erreur que je crois devoir relever. Je n'ai point, comme le dit cet auteur, tiré une con-

____

(1) Page 273 du troisième volume de sa dernière édition.

clusion dans un rapport, je n'avance point encore que l'individu était de notre ville, puisqu'il habitait un autre arrondissement de sous-préfecture, ce qui du reste serait fort indifférent à la question. Dans l'espèce, j'agissais non en qualité de rapporteur, mais comme simple médecin consulté par l'avocat de l'accusé ; et dès-lors il m'était bien permis de choisir entre l'affirmation et le doute, ou même d'embrasser le sentiment négatif d'après mes lumières et la conviction de ma conscience. C'est une vérité qu'on ne contestera pas sans doute. Je vais donc reproduire littéralement la consultation que je délivrai, et on jugera si je me trompai en déclarant que l'individu n'était pas mort des suites de sa blessure ; ou si l'auteur cité n'est pas tombé lui-même dans l'erreur en estimant le contraire, et s'il n'est pas en opposition formelle avec les principes établis par la loi *Aquilia*, qu'il cite cependant. Je rends hommage aux lumières très-étendues de M. Foderé, et je partage bien sincèrement les sentimens d'estime qu'il s'est acquise ; mais c'est par ce motif même que je me détermine à signaler une erreur d'autant plus dangereuse, que son auteur a obtenu une plus juste célébrité, et que le même cas peut se représenter souvent. Voici le fait :

M. R..., avocat, me communique les rapports dressés dans la procédure suivie contre N..., dans un cas qui méritait toute l'attention d'un médecin légiste, pour déterminer si le nommé M..., décédé quarante-sept jours après la blessure dont il va être fait mention , était mort des suites de cette blessure, ou si, au contraire, la mort était l'effet de quelque surcause.

En lisant les rapports des 30 mars, 13 avril et 11 mai 1809, sur la maladie du sieur M..., on ne peut nier les conséquences suivantes.

Dans le rapport du 30 mars, on s'est borné à dire :

« J'ai reconnu une plaie récente de la longueur
» de deux pouces, située transversalement sur le
» front ; ladite plaie pénétrante (la plaie allait jus-
» qu'à l'os, mais ne pénétrait pas, c'est ce qu'on
» jugera par le rapport du 13 avril), et laissant
» apercevoir le coronal à découvert dans toute la
» longueur de la plaie, ce qui rend la maladie plus
» grave, et doit être traité avec attention pour par-
» venir à une parfaite guérison. »

Le second rapport, qui est du 13 avril, non-seulement détruit le premier par ses conséquences, mais encore par le fait, s'exprimant en ces termes :
« Ayant interrogé sa femme et ses voisins présens,
» ils me dirent qu'avec une blessure à la tête ledit
» M... s'était rendu le 24 mars dans son domicile,
» où, pendant deux jours, il n'avait pas paru d'al-
» tération bien sensible à sa santé ; qu'après ce, il
» était tombé dans un assoupissement bientôt suivi
» de convulsions très-fortes, fréquemment réité-
» rées, qu'il était resté huit jours dans cet état, etc. »
On reconnaîtra sans doute une contradiction frappante entre ces deux rapports, si l'on considère

que lors de la visite du 3o mars, les accidens de la compression du cerveau existaient déjà depuis quatre jours, et que cependant il n'en est fait aucune mention.

Suivons ce second rapport, et arrivons à ses conséquences. Elles sont ainsi conçues : « D'après ce
» que je dis, que par le coup d'un corps tranchant,
» obtus, porté avec la plus grande force sur la tête
» dudit M..., il lui a été fait au front une plaie
» transversale de deux pouces environ d'étendue,
» qui a altéré tous les tégumens et mis à découvert
» l'os coronal, sans l'avoir visiblement altéré ; que
» l'effet du coup s'étant probablement propagé à
» l'intérieur, a pu occasioner une fracture de la
» table interne de l'os, rupture de quelques petits
» vaisseaux, engorgement ou décolement de la
» dure-mère, ou ébranlement de la substance du
» cerveau ; qu'à l'une ou l'autre de ces causes, on
» doit véritablement attribuer comme accident
» consécutif de la commotion l'état ci-dessus dé-
» crit, etc. »

En métaphysique, le doute serait pardonnable ; mais en chirurgie, qui est une science de fait, il ne peut y en avoir, et en médecine légale on ne peut en admettre.

Quels que soient les talens des chirurgiens qui ont rapporté dans ce cas, ils se sont évidemment éloignés du fait, ils ont divagué dans leurs opinions, et cependant le cas est simple : il n'y a ni commotion, ni fracture, etc. Un mot pris dans l'auteur de la nosographie chirurgicale va le prouver.

« Lés signes de la commotion du cerveau se
» tirent principalement de l'état comateux, mais
» la compression de la masse cérébrale par un
» ébranlement peut également causer un assoupis-
» sement léthargique. Comment distinguer si cet
» accident dépend de l'une ou de l'autre de ces
» deux lésions ?

» Si le malade tombe assommé au moment même
» du coup, et reste plongé dans une léthargie pro-
» fonde, ces accidens primitifs sont dus à la com-
» motion ; au contraire, si l'état comateux ne se
» déclare qu'une ou deux heures après le coup, il
» doit être attribué à un épanchement. » (1)

En rapprochant de cette pierre de touche les faits
existans dans le rapport du 13 avril, on ne peut
douter que M... n'ait éprouvé les effets d'un simple
épanchement, et non d'une des maladies énoncées
dans le rapport du 30 mars. Cette cause de maladie
se lie d'ailleurs aux effets décrits par le rapport du
13 avril et par celui du 11 mai.

Ce fait reconnu, il s'élève plusieurs questions,
les unes légales, les autres pratiques.

« Les blessures considérées par rapport à la mé-
» decine légale, se divisent en mortelles ou non
» mortelles. Dans le premier cas, elles sont mor-
» telles nécessairement, et cette nécessité de

____

(1) M. Richerand, deuxième volume, page 213.

» mourir exclut toute idée de possibilité du con-
» traire. » (1)

La blessure de M... était-elle mortelle nécessairement? Qu'on lise le rapport du 30 mars, et
qu'on se rappelle que le rapporteur termine ainsi:
« Doit être traitée avec soin pour parvenir à une
» parfaite guérison. » Donc la terminaison par guérison est évidente, donc la blessure n'est pas nécessairement mortelle.

Le second rapport qualifie la blessure dangereuse, parce que le désordre qui s'est produit à
l'intérieur peut entraîner des infirmités diverses, et
avoir une terminaison encore plus fâcheuse. Ce pronostic annonce encore que la maladie n'est pas réputée essentiellement mortelle, puisqu'on voit le
doute entre la santé, l'infirmité ou la mort; doute
plus évident encore, par ce qui est dit plus bas dans
ce même rapport du 13 avril.

J'aurais déjà tranché le pronostic, et assuré que
la blessure de M... n'était point essentiellement
mortelle, qu'elle était de la nature de celles qui guérissent, si je n'avais voulu en prendre la preuve
dans l'énoncé des rapports eux-mêmes. « Le blessé
» s'est retiré chez lui. Il est resté deux jours pen-
» dant lesquels il n'avait pas éprouvé d'altération
» bien sensible, mais ensuite il est tombé dans un
» assoupissement, etc. »
Voilà la preuve d'une plaie de tête suivie d'épan-

____

(1) Mahon, deuxième volume, page 6.

chement,

chement, qui comprime le cerveau. Rapprochons
ce fait des observations consignées dans les auteurs
marquans qui ont écrit sur les plaies de la tête, et
nous nous convaincrons que les plaies semblables
à celle de M... ne sont pas essentiellement mortelles (1).

Voici donc trois points évidemment établis sur la
maladie de M...:

Le premier, la maladie principale fut un épanchement qui comprimait le cerveau.

Le second, la maladie n'a pas été approfondie par
les chirurgiens qui ont rapporté.

Le troisième, la maladie n'était pas essentiellement mortelle ; au contraire, elle était de nature à
guérir parfaitement.

Que conclure de ces faits? Qu'il reste démontré
que le traitement de la blessure a été négligé, et
même ignoré; que le prévenu ne peut être responsable de l'erreur ou de l'ignorance qui seules ont
procuré la mort de M..., et qu'il est fondé à réclamer contre cette accusation. Mahon a dit (2):

« Un homme blessé à la tête étant mort parce
» qu'une certaine quantité de sang se sera épanchée
» sur la substance même du cerveau, ou seulement
» sur la dure-mère, et qu'il n'aura point été tré-
» pané, mille faits attestant d'ailleurs qu'en enlevant

---

(1) Pott, premier volume, page 61, cinquième et huitième observation; page 67, neuvième observation.

(2) Page 8, volume 2.

» les grumeaux de sang à l'aide de cette opération,
» on parvient à conserver la vie aux blessés, l'ac-
» cusé aura droit de conclure que dans le cas pré-
» sent on a omis des secours essentiels. »

Le fait est que M... a reçu un coup à la tête le
24 mars ; que l'agent même n'a pas été reconnu
tranchant, piquant ou contondant, dans sa nature
constitutive ; qu'ainsi on n'apprend point par les
rapports si c'est une substance lourde ou légère,
dure ou non, etc. ; on ne s'est pas même occupé
des effets qui ont eu lieu au moment de la blessure,
effets si importans pour baser le traitement et fonder
son diagnostic et son pronostic. Il est constant encore qu'aucun mode de traitement n'a été employé,
et il paraît que le blessé a été entièrement livré à
la nature. Enfin, on voit par les rapports que M...
s'est retiré seul chez lui, qu'il n'a rien éprouvé jusqu'au troisième jour. Or si M... s'était livré entre
les mains d'un médecin instruit, qu'on eût employé
les moyens convenables, tels que des saignées co-
pieuses, l'application de nombreuses sangsues au
cou, l'usage de l'infusion d'arnica, le tartrite en
lavage, etc., ledit M... aurait été guéri et n'eût
pas éprouvé les accidens de la compression du cerveau par un fluide qui a pu être du sang, du pus, etc.
Supposons encore que, malgré l'emploi de ces
moyens, la compression du cerveau eût existé ; peut-
on ignorer, d'après les observations de Pott qu'on
a sous les yeux, que par l'application de plusieurs
couronnes de trépan on eût parfaitement rétabli M...?

Les jurés ont décidé que M... n'était pas mort des suites de sa blessure, mais qu'elle l'avait tenu alité plus de quarante jours.

J'ai cru apercevoir dans cette déclaration une erreur frappante, parce que si M... a été alité plus de quarante jours par l'effet de sa blessure, tous les effets de la maladie doivent être imputés au prévenu ; tandis que si M... n'était pas mort faute des secours nécessaires, sa blessure devait indubitablement être guérie dans un délai beaucoup plus court. Or, je le demande à présent à tout médecin qui a vu un certain nombre de plaies de tête, qui est également convaincu qu'une blessure quelconque est une maladie aiguë, etc., je lui demande, dis-je, s'il ne sera pas, comme moi, surpris de la contradiction de cette réponse du jury. Et certes, la seule observation du fait démontre que la blessure de M..., traitée convenablement, n'aurait offert aucun accident ; et même, si l'on veut ne prendre son traitement que depuis l'accident survenu, il aurait eu un pronostic basé sur la résolution ou sur la terminaison par suppuration, qui alors aurait exigé un temps de traitement relatif, ou déterminé une mort qui n'aurait été que l'effet d'une surcause, et qui aurait eu lieu dans un temps beaucoup plus rapproché de l'accident, mais qui eût dû être établie par l'ouverture du cadavre. S'il est nécessaire de recourir au code pénal de 1791 pour expliquer cette réponse, comme nous ne sommes plus aujourd'hui dans les siècles où l'étude de la médecine était tellement bornée, qu'elle permettait aux docteurs de se livrer en même temps à celle du droit, et de cumuler ainsi les deux doctorats, j'adopterai aveuglément l'inconcevable explication qu'en donne M. Foderé (1).

Du reste, on voit tous les jours des plaies de tête bien plus considérables et plus dangereuses que celle dont il s'agit dans cette consultation, qui ne sont cependant pas mortelles, et qui n'exigent pas non plus un traitement de quarante-sept jours.

En 1816, je fis deux rapports provisoires pour une plaie de tête, produite par la chute d'un tras tombé du toit d'une maison, rue Lafond, près de l'hôtel-de-ville, sur la tête d'un jeune homme qui traversait cette rue. Il perdit toute connaissance au moment même de la blessure, et fut de suite transporté à notre hôpital général, salle de 12 fr., où il fut confié aux soins de M. Bouchet, alors chirurgien en chef. Les accidens les plus graves se succédèrent jusqu'au dixième jour, puis tout indiqua que ce jeune homme se rétablirait très-promptement. Et en effet, peu de jours après il quitta l'hôpital, contre l'avis des médecins, il est vrai, et partit pour Bourg, sans avoir eu depuis à regretter cette précipitation.

L'hôpital de Lyon présente à l'observation un nombre infini de ces plaies de tête, et on peut dire que par les soins attentifs et les lumières des premiers chirurgiens de cette maison, il en est très-

____

(1) Page 275.

peu qui soient suivies de la mort. Voyez le précis des observations recueillies par M. Cartier. Les faits se sont passés sous nos yeux, et la méthode qu'il a employée, et qu'il décrit, est propre à diriger le médecin dans la suite du traitement qu'il convient d'adopter pour ces différens cas. C'est d'après les principes de ce maître, dont je me fais gloire d'avoir été l'élève, d'après la méthode de MM. Petit et Viricel, que j'ai obtenu un succès complet dans le cas que je vais rapporter.

Le nommé Witton, alors domicilié en cette ville, rue Saint-Jean, veut traverser, en escaladant un balcon qui existe sur le pallier de l'escalier, et pénétrer dans la chambre de son père, à l'effet de rentrer chez lui; mais gêné par une canne qu'il tenait à la main, il tombe du troisième étage dans la cour, pavée en larges dalles de pierre. Dans cette chute, il se fracture le bras gauche avec plaie, et saillie d'une portion de l'humérus. Il se fait en outre sur la bosse pariétale droite une plaie, avec enfoncement considérable de l'os.

Ce jeune homme a passé par les accidens les plus graves de la commotion, pour retomber dans ceux de l'épanchement. Je le traitai suivant les méthodes décrites par M. Cartier, et au vingt-huitième jour mon jeune malade courait les rues, ayant seulement un bandage roulé qui contenait simplement, au moyen d'éclisses, les mouvemens trop brusques que ce membre eût pu exécuter. Mais je dois dire qu'il avait conservé une légère altération mentale, et que dans le fort de l'hiver, peu de temps après qu'il fut entièrement remis de sa chute, ce jeune homme, conduit par un instinct naturel, a été plusieurs fois casser la glace de la Saône, et se baigner dans cette rivière.

§. XV.

De la conduite du médecin aux rapports devant la Cour d'assises.

Nous avons rappelé dans ce chapitre les différens devoirs du médecin, et ce qu'il convient qu'il observe lorsqu'il est appelé pour décrire un fait de médecine légale, c'est-à-dire une lésion quelconque par cause externe. Sans doute, tous les cas particuliers ne peuvent être renfermés ou prévus dans des données générales; je pense toutefois que celles-ci doivent être constamment présentes à l'esprit de l'homme de l'art, commis pour visiter un malade quelconque et rédiger un rapport, parce qu'elles le conduiront naturellement à reconnaître la nécessité ou l'utilité des autres recherches. Mais dans la pratique de la médecine légale, il ne suffit pas de se rappeler ces règles générales, il importe encore essentiellement qu'elles reçoivent leur application dans tous les rapports. Chaque article doit y être non pas indiqué seulement, mais scrupuleusement décrit et tellement précisé, que les diverses conséquences déduites soient le résultat simple et nécessaire des circonstances, des faits, des signes ob-

servés; en sorte que la question étant soumise, soit
à un médecin particulier, soit à une société de médecine, la seule lecture du rapport suffise pour leur
offrir l'idée la plus exacte de chacun des faits observés, et que l'un et l'autre se trouvent en état
d'en déduire une conséquence juste et légale.

Il faut se garder surtout d'imiter la conduite,
malheureusement trop fréquente, de certains médecins qui, ayant à dresser un rapport sur une question quelconque en matière légale, se bornent à
ouvrir un livre qui en traite, et croyent s'être ac-
quittés de la mission qui leur était confiée en copiant
à peu près et les signes énoncés dans l'ouvrage, et
le pronostic que l'auteur en déduit. Moi-même je
l'ai entendu dire par des gens chargés de la rédaction d'un rapport : « J'ai un modèle de ce cas; j'y
»- changerai quelques mots, et mon rapport sera
» bientôt fait. » En médecine légale, le livre des
signes d'une lésion et du pronostic à en porter,
c'est la recherche de ceux que présente le cas, l'ap-
titude à les saisir, enfin l'examen attentif du malade.
La lecture et la méditation des auteurs enseignent
seulement à distinguer, à reconnaître ces signes,
à les suivre, en un mot, à en tirer les conséquences
légales. Copier un ouvrage, un modèle, c'est substituer aux signes réels et existans des signes apo-
cryphes et illusoires, du moins relativement au fait
dont il s'agit; c'est offrir, au lieu d'un récit fidèle
et véridique, un rapport mensonger, une fable
controuvée, et, pour le dire sans détour, un faux

matériel. Ah! si ceux qu'on pourrait appeler aux fonctions de médecins aux rapports ne rejetaient pas cette manière d'opérer avec l'indignation qu'elle mérite, quels maux ne produirait pas un ouvrage tel que celui-ci, qui doit offrir des rapports particuliers sur chaque cas possible ou observé! Ce serait alors que le désir d'être utile, en publiant un ouvrage clinique qui manquait à la science, aurait trompé mon espoir le plus doux.

Cependant, dans les recherches de l'instruction, lors des débats à l'audience, soit correctionnelle, soit criminelle, le masque tombe, la paresse et l'ineptie du rapporteur se montrent à découvert. Dans les premières, rien ne coïncidera avec le rapport; aux seconds, la contradiction des témoins sur le fait ou sur une partie du fait, démontrera l'incohérence du rapport avec ce même fait, et fera éclater l'inexactitude et l'incapacité du rapporteur.

Qu'on ne s'abuse donc point : si la carrière du médecin aux rapports est en médecine l'une des plus honorables fonctions qu'on puisse remplir, puisque, comme le dit M. Foderé, elle élève celui qui l'exerce avec distinction, à la dignité de juge; dans tous les actes de cette fonction le médecin est à découvert, sans que dans aucun cas la moindre erreur, la moindre omission, enfin la plus légère faute puisse être cachée. Si cette pratique a de puissans attraits pour celui qui s'y livre entièrement; si, comme nous l'avons déjà dit, elle devient son aliment journalier; que d'épines, que d'inquiétudes viennent balancer ces avantages ! Un cas se présente : le médecin chargé d'opérer ne doit-il pas trembler lorsqu'il envisage toute l'importance de sa fonction ? A-t-il d'un œil attentif et sévère tout examiné, tout observé dans le plus entier recueillement, tout noté ? il craint encore d'omettre quelques faits importans ou d'avancer la moindre idée qui ne résulte pas évidemment de ceux observés. Enfin il rédige son rapport. La procédure s'instruit, les témoins sont entendus sur le cas, et toutes les circonstances avancées par le rapporteur sont reconnues exister. L'acte d'accusation est dressé, le jour du jugement fixé, et le rapporteur est assigné à y comparaître. Quelle que soit sa sécurité morale, la tranquillité de sa conscience, sa force d'esprit, peut-il paraître sans émotion devant une Cour où il sait d'avance que le défenseur du prévenu emploira tous ses efforts pour détruire par des sophismes, par des raisonnemens plus ou moins captieux, et l'accusation, et le rapport qui en est la base. Parmi nombre d'exemples qu'offrent les sessions diverses de la Cour d'assises, je citerai le suivant, comme le plus remarquable.

En 1819, je fus dans le cas de dresser les rapports ci-après dans une accusation d'avortement.

Ch. V. Biessy, docteur en médecine et médecin assermenté pour les rapports, près la Cour et les Tribunaux de Lyon, membre, etc.

Certifions qu'ensuite d'une réquisition, en date de ce jour 7 août 1819, émanée de M. Delacroix, commissaire de police pour la ville de Lyon, nous nous sommes transporté sur les sept heures et demie du matin de ce même jour, au dépôt des morts sis à St-Paul, où étant, en la présence de M. le commissaire sus dénommé, du sieur Favrot l'un de ses agens, du sieur G.... ex-étudiant en médecine, lequel a déclaré avoir ses inscriptions de la faculté de Paris, mais avoir ensuite abandonné ses études pour se livrer à la fabrication de la colle, avouant cependant qu'il a donné des soins à la fille dont l'autopsie cadavérique va nous occuper; enfin, en présence du sieur Pierre G..... nous avons visité et ouvert le cadavre de Marie B..... âgée de vingt-deux ans, ce qui nous met dans le cas d'affirmer ce qui suit :

La surface externe de ce cadavre est boursoufflée par un emphysème général, effet de la putréfaction, prononcé surtout pour la tête. Les aisselles sont le siége de flictaines noires remplies d'eau. Le bas-ventre pour les aînes et les parties externes de la génération est bleu et noir, également parsemé de petites flictaines. Les fosses nazales donnent passage à un fluide sanguinolent, rouge et peu lié. La bouche présente les mâchoires fortement serrées l'une contre l'autre. Ouverte et les joues incisées, elle a montré la langue blanche, et toute la bouche et l'arrière-bouche saines. L'anus a laissé échapper des matières fécales d'une consistance ordinaire, existantes encore sur le périnée, et ne présentant rien de particulier. Les parties sexuelles donnent, sous l'introduction du doigt, du sang rouge et sans mélange d'aucune autre substance.

Les seins sont développés par l'emphysème; disséqués, ils ont montré la glande mammaire peu grosse, et ses vaisseaux contenaient, mais en très-petite quantité, un fluide séreux dont la nature ne nous a pas paru laiteuse, quoique nous ne puissions pas la caractériser, puisque, seulement recueillie sur la lame d'un bistouri, elle en couvrait à peine la surface.

Les grandes lèvres étaient étendues, minces et flasques. Ecartées, elles ont montré que les nymphes étaient à peine sensibles, et que la droite avait un petit déchirement comprenant les deux replis de la peau, et transversal à sa direction. L'ouverture du vagin était dilatée et circulaire dans l'étendue de presque deux pouces; la fourchette, le méat-urinaire, le clitoris, le mont de Vénus, etc. n'ont rien montré, ces parties étaient seulement recouvertes par du sang caillé et du sang fluide. Essuyées au moyen d'un linge, nous avons reconnu qu'elles avaient conservé leur couleur naturelle, et que dès-lors elles n'ont point été prises d'inflammation ou autres lésions qui intervertissent les propriétés des tissus.

Les parois antérieures du tronc enlevées, nous avons vu,

Pour la poitrine : les poumons affaissés, mais sains. Un épanchement séreux et sanguinolent, paraissant le produit de la fermentation putride, existait pour l'intérieur des plèvres de chaque côté, et pouvait être aussi évalué pour chaque à environ une verrée ordinaire ; le cœur était petit, vide, ainsi que ses oreillettes et les vaisseaux qui arrivent et qui partent de ce viscère.

Pour le ventre : les épiploons étendus et sains, ainsi que le péritoine, n'ont rien montré. Le tube alimentaire était boursoufflé et rouge, mais sans autre changement pour ses tissus. L'estomac ouvert s'est montré vide, sa muqueuse humide et saine, ainsi que celle des intestins ; le foie était jaune, sa substance pulpeuse, ses vaisseaux vides, état maladif et cadavérique qui, du reste, était général, et paraissait l'effet d'une lésion aiguë et récente ; sa vésicule était saine et pleine ; la rate, à la putréfaction près, s'est montrée dans son état naturel ainsi que les reins ; la vessie était vide.

Les organes internes de l'appareil de la génération ont montré la matrice et ses dépendances, savoir : les ligamens ronds, les trompes et les ovaires noirs et tuméfiés, la membrane commune s'enlevant de dessus la matrice par l'effet de la putréfaction, qui avait dégagé des globules d'air qui la soulevaient. Ce viscère, de la grosseur d'une tête d'enfant au terme de la gestation, était à peu près sphérique, seulement un peu aplàti antérieurement et un peu à sa partie postérieure, il existait dans le centre du grand bassin, et ne présentait d'ailleurs, pour toute sa surface répondant à l'abdomen, aucune ouverture ni aucune lésion par cause externe, de même que pour la portion du péritoine qui sépare le ventre du vagin, ce qui était surtout sensible par de la sérosité sanguinolente qui s'est trouvée dans cette partie du ventre, et qui ne pouvait point passer dans la cavité du vagin. Du reste, nous n'avons point trouvé chez cette fille d'épanchement séreux et flocconneux, dernière terminaison de l'inflammation du péritoine, et celui-ci était généralement sain.

Pour observer le vagin et la partie inférieure de la matrice, nous avons désimphysé le pubis, ce qui nous a fait voir toute l'étendue du vagin sain, et seulement entaché de sang noir et caillé, lequel essuyé a montré la membrane de cette cavité sans lésion et sans altération dans son tissu. Cette cavité avait d'ailleurs ses dimensions et n'offrait aucun vice de configuration. Le col de la matrice mince et court, n'ayant pas plus de quatre à cinq lignes de hauteur, son orifice déchiré transversalement dans l'étendue de plus de six lignes, et laissant tomber un lambeau pour sa partie droite, ayant huit à dix lignes d'étendue sur deux à trois d'épaisseur ; l'ouverture de la matrice, ayant un pouce et demi environ, laissait sortir des portions flocconneuses et parenchimateuses qui ont paru être des portions d'arrière-faix.

Cet organe a été enlevé et visité de nouveau avec le plus grand soin, mais il n'a rien offert autre. Ouvert, sa cavité était incrustée de portions celluleuses ; mis dans un sceau d'eau, ces portions se sont séparées par lambeaux, ce qui nous a fait penser que l'arrière-faix avait été arraché, laissant ces portions celluleuses adhérentes. Le sieur G.... interrogé sur ce point a confirmé nos doutes, en nous disant qu'il avait été expulsé : le tissu musculaire de la matrice était rouge, pulpeux, et se déchirant sous les doigts, effet d'une putréfaction active.

D'après cette autopsie nous sommes fondés à établir, 1.º que cette jeune fille était enceinte de trois à quatre mois au moins, ce que confirme d'ailleurs le sieur G....; 2.º que cette fille a eu un avortement provoqué par une cause mécanique, ce que démontre le déchirement de la nymphe du côté droit, et surtout celui de l'orifice de la matrice de ce côté ; 3.º que la mort, effet de cette dernière cause, a été prompte et est survenue dans un état convulsif et de perte active, ce que prouve l'état des viscères qui n'ont point participé à la lésion des organes de la génération ; enfin, ce que nous apprenons du sieur G......, qui nous dit que le mercredi 3 du présent mois, la dénommée vint le chercher, et remit un billet au portier de la maison qu'il habite, pour le prier de passer chez elle ; qu'il ne la vit que le 4, sur les dix heures du matin ; qu'il n'observa chez elle qu'un mal-aise général, avec inflammation et douleurs dans tout le ventre ; que ces accidens ont continué, qu'ils ont augmenté le jeudi soir, et qu'il est survenu une perte qui a continué toute la nuit ; qu'enfin, sur les quatre heures du matin du vendredi 6, elle s'est délivrée d'un avorton qui a été jeté dans les latrines ; que la perte ayant continué et des convulsions étant survenues, cette fille était morte sur les huit heures du matin.

En foi de quoi, etc.

Ch. V. Biessy, docteur en médecine, etc.

Certifions qu'ensuite d'une réquisition, en date de ce jour 7 août 1819, émanée de M. Delacroix, commissaire de police pour la ville de Lyon, nous nous sommes de suite transportés à St-Clair, maison Orcel, n.º 14, au cinquième, domicile du sieur G.... M. le commissaire susdénommé a fait faire des recherches exactes dans l'appartement qu'il occupe ; mais il ne s'y est trouvé aucun instrument de chirurgie ni aucune substance ; et le sieur G.... ayant déclaré avoir vendu tous ses instrumens à Paris, nous nous sommes retirés.

En foi de quoi, etc.

Ch. V. Biessy, docteur en médecine, etc.

Certifions qu'en conséquence d'une réquisition, en date de ce jour 7 août 1819, émanée de M. Delacroix, commissaire de police pour la ville de Lyon, nous nous sommes transportés rue Saint-Pierre de cette ville, au quatrième étage d'une maison portant le n.º 8, et dans la chambre où est morte M.... B...., dans laquelle étant nous avons, en présence de M. le commissaire susdénommé, de son agent, et du sieur G..., visité les substances, le lit et les linges trouvés dans cet appartement, ce qui nous met dans le cas d'affirmer ce qui suit :

Sur une table près de la croisée s'est trouvé, 1.º une fiole étiquetée sirop de capillaire, et en contenant environ une cuillerée à bouche. 2.º Une autre fiole sans étiquette, contenant une potion de six onces au moins, que le sieur G... nous a dit être une potion tempérante simple, dans laquelle il a fait entrer un grain et demi d'opium, et qui a été préparée chez le sieur Boitel, pharmacien, près l'hôtel du Nord. 3.º Une petite fiole étiquetée éther sulphurique, et en contenant très-peu. 4.º Un pot, infusion d'un mélange de fleurs de violettes et de tilleul. 5.º Une cuvette contenant un linge mouillé, ne donnant d'ailleurs aucune odeur particulière, et paraissant avoir servi à faire des lotions d'eau froide. 6.º Une dernière fiole, également sans étiquette, contenant une potion ou mélange de substances non reconnues par le sieur G..., et dont nous ne pouvons par ce seul examen indiquer la nature. Enfin un paquet de plantes de mauves.

Par l'ensemble de ces substances, on juge de l'indication qu'on a cherché à remplir ; savoir, celle de calmer des accidens nerveux des plus forts, et par des lotions d'eau froide d'arrêter une hémorragie active.

Le lit a présenté, 1.º un drap de dessus, ensanglanté en beaucoup d'endroits. 2.º Un de dessous, tout ensanglanté dans son milieu. 3.º Un matelas, également

également ensanglanté d'outre en outre. 4.º Un garde-paille, qui a été traversé par le même fluide. La couleur de ces linges était d'un rouge pâle, et se rapprochait dès-lors de celle du sang mêlé avec de l'eau. Cette nature n'était pas d'ailleurs douteuse. Dans le bas d'une armoire étant près de la porte d'entrée, s'est trouvé un drap absolument tout taché de sang rouge et pur; des serviettes, des chemises, et divers autres linges dans le même état. Du reste, nous avons suivi un à un toutes les parties de ces linges, et nous n'avons trouvé aucun caillot, aucun corps particulier; mais nous ne pouvons pas douter, d'après leur ensemble, et la quantité de sang qui les entache, le siége de celui-ci pour les chemises et même les draps, etc., qu'il ne soit le produit d'une hémorragie utérine des plus fortes.

En foi de quoi, etc.

La procédure écrite, et les débats établirent comme fait constant que la fille B... menait une vie peu régulière; qu'elle avait quitté la femme chez laquelle elle demeurait, en la prévenant que peut-être elle ne reviendrait pas coucher la nuit; enfin, qu'elle avait loué pour six jours seulement la chambre dans laquelle elle est morte; qu'elle était bien portante en y entrant, mais qu'elle avait prévu devoir y être malade, puisqu'elle s'était précautionnée d'infusions et de secours pour la nuit, et avait prié la domestique de la maison de coucher avec elle.

Nous l'avons déjà dit, le médecin aux rapports

n'est point chargé de la recherche des coupables, ceux-ci ne peuvent en aucune sorte l'occuper. La recherche du crime en lui-même, de ses signes particuliers et sensibles, de ses effets, est la borne de ses seuls devoirs. Je crois les avoir parfaitement remplis dans cette circonstance.

Cependant par l'avis de son conseil, homme très-instruit, avocat distingué, le prévenu fit assigner, comme témoins à décharge, sept des médecins les plus marquans de notre ville, et ceux-ci interrogés sur les rapports, les atténuèrent par des j'ai vu.... il est possible.... il reste tel doute.... etc. etc. Je ne puis rendre ici littéralement les expressions dont ils se servirent, parce que l'avocat de l'accusé demanda que je ne fusse point présent aux débats, lorsque la Cour entendrait les médecins qu'il avait fait assigner. Mais son plaidoyer même m'instruisit que tout s'était borné à élever des doutes, à en inspirer aux jurés par des distinctions subtiles, etc.

Déjà cette manière de détruire des faits observés en médecine légale-pratique était connue, et n'avait point échappé au savant Foderé. C'est aux cours et aux tribunaux à s'en défier et à en prévenir l'abus. Voici comment s'exprime cet auteur (1) : « L'amour de la justice est inhérent à la probité ; » cependant on se laisse émouvoir par l'intérêt des » personnes ou par la gravité de la peine que la » preuve acquise d'un délit va leur faire supporter.

____

(1) Introduction à la médecine légale, page 53.

» L'amour propre est souvent flatté de faire décider
» le contraire de ce qui aurait été prononcé d'après
» l'énoncé d'un premier rapport ; il se fait une
» justice à sa guise, et de prémisses fausses quant
» au fond, il tire des conclusions dont l'équité ap-
» parente subjugue les juges et voile la vérité. On
» n'ignore pas qu'en fait de raisonnement, il n'est
» aucune thèse qui n'ait son antithèse, et que, là
» où les faits sont oubliés, deux hommes d'esprit
» opposés en opinion peuvent avoir raison à la fois.
» C'est ce qui arrive en médecine légale, quand
» on a recours à des consultans qui n'ont pas vu le
» cas, et dont la mission est bornée à éplucher un
» rapport. L'autorité d'un grand nom, des raison-
» nemens spécieux, la magie de l'éloquence, font
» souvent plus d'effet qu'un narré pur et simple
» des circonstances de l'événement et de l'état de la
» chose examinée. Je ne remuerai pas de grandes
» causes éteintes et jugées, je parlerai même ac-
» tuellement dans le sens de ceux qui leur ont pro-
» curé une terminaison favorable ; mais je puis
» assurer, d'après les renseignemens qui me sont
» parvenus depuis que je m'occupe de cet ouvrage,
» que la pure et saine vérité n'a pas toujours présidé
» à ces jugemens.

» Alors la médecine légale, loin de devenir un
» moyen de plus d'assurer l'application de la jus-
» tice, serait au contraire un nouvel écueil pour les
» mœurs et pour la vertu ; un foyer de corruption
» ajouté à tant d'autres. Et ce serait bien le cas de

» se plaindre avec Rousseau, que le perfectionne-
» ment des arts et des sciences est plutôt nuisible
» qu'utile à l'humanité.

» Ce n'est point au médecin à s'appliquer, dans
» la recherche dont il est chargé, l'axiome qui dit :
» *Il vaut mieux sauver dix coupables que de faire*
» *périr un innocent.* Ce n'est point là son fait. Son
» fait est d'éclairer les juges : et il ne les éclaire
» pas, lorsqu'il leur donne ses sentimens particu-
» liers à la place de la vérité. Examiner le fait en
» lui-même avec toutes ses circonstances et ses par-
» ticularités, et en tirer les conséquences qui dé-
» coulent nécessairement de l'état des choses ; sus-
» pendre son jugement lorsque le fait est équivo-
» que, et qu'il ne présente aucune conséquence
» nécessaire, inhérente aux choses observées : tel
» est le devoir du médecin. S'il a de la perspicacité
» et de l'instruction, il sera l'appui le plus solide
» de l'innocence, et l'argus le plus formidable aux
» méchans. »

Que doit faire le médecin aux rapports en opposition et en contradiction avec des consultans ? Sa
conduite doit être imperturbablement la même
pour tous les cas. Il doit se renfermer à ramener
l'attention égarée sur les seuls faits que présente la
question, sur ses signes sensibles et certains, sur
les conséquences qu'en ont tiré les auteurs.

Mais en vain je cherchai à établir d'après M. Foderé, que l'accusation de l'avortement criminel
était une conséquence des cinq circonstances sui-

vantes, qui toutes se réunissaient pour motiver mon avis : 1.º des traces encore récentes de l'accouchement ; 2.º de la connaissance du corps expulsé ; 3.º de celle des moyens employés pour cette expulsion ; 4.º des circonstances morales telles qu'une conduite irrégulière, avoir caché sa grossesse, avoir tout disposé comme devant être malade, etc. ; 5.º enfin, de la gravité des symptômes.

Je n'ai absolument aucune prétention en appelant le jugement des savans sur ce cas particulier. Je le répète, l'accusé ne peut jamais occuper le médecin aux rapports, et il ne lui appartient pas même de savoir sur qui peut retomber l'accusation d'un crime dont il a reconnu l'évidence. Mais ce fait, étant l'un des plus récents de ceux que j'ai observés, a dû me servir d'exemple ici pour démontrer que dans un cas de cette importance il serait peut-être essentiel que le ministère public fît expliquer par écrit, et sur le champ, les hommes de l'art qui viennent s'immiscer dans une procédure criminelle, et que la procédure, les rapports et cette consultation légale fussent envoyés secrétement à un professeur de médecine légale de l'une des facultés de médecine, pour que cette faculté réunie pût décider entre ces différens avis. En effet, si dans un cas de médecine légale quelconque, il importe de donner à l'accusé toute la latitude possible pour sa défense ; il n'importe pas moins à la justice et à la morale qu'on puisse être convaincu de l'équité des jugemens. Par cette mesure, le ministère public s'assurerait encore de la capacité et des talens des médecins auxquels il accorde sa confiance, et pourrait leur rendre justice dans des débats publics, où il est plus facile de porter atteinte à la réputation d'hommes qui se sont consacrés à des fonctions aussi utiles que délicates. Peut-être même ce moyen aurait-il un résultat plus généralement utile, celui de ne voir un médecin entrer en lice, dans des cas de médecine légale, que lorsque l'amour de la justice, soutenu d'un savoir réel, lui ferait un devoir de venir démontrer l'erreur ou l'incapacité d'un rapporteur : car ce serait alors la cause de l'humanité qui seule dirigerait le savoir et la justice.

CHAPITRE V.

DES RAPPORTS EN PARTICULIER.

SUIVANT la définition que nous en avons donnée, le rapport est un acte judiciaire ou administratif, par lequel et en vertu d'une réquisition ou d'une ordonnance émanée de l'autorité légale, un ou plusieurs médecins ou chirurgiens circonstancient, sous la foi du serment, tout ce qu'il leur a été possible d'observer relativement à l'objet pour lequel ils sont appelés, et en déduisent les conséquences d'après leurs lumières et le témoignage de leur conscience. Nous avons encore établi qu'il ne peut exister que deux sortes de rapports, les uns verbaux et les autres par écrit; mais qu'ils pouvaient être provisoires ou définitifs. Ici, nous allons mettre en action ces principes, en ne nous attachant qu'à la forme essentielle des rapports et à leur pratique clinique.

L'ordre dans lequel on présente un rapport doit offrir les trois divisions suivantes : le préambule, le descriptif, et la conclusion ou pronostic. Mais sous cet ensemble, le rapport doit renfermer toutes les questions judiciaires que peut présenter le cas pour lequel on opère.

Je ne fais point, avec Beloc et quelques auteurs, entrer dans la division du rapport une quatrième partie qu'ils désignent sous le titre d'historique, ou exposé des circonstances qui ont précédé la visite, des questions qu'on a cru nécessaire d'adresser, soit au blessé, soit aux assistans, et des réponses auxquelles elles ont donné lieu (1). Et en effet on doit sentir que l'historique d'une blessure rentre pour une partie dans la description, sous la série des signes commémoratifs, et que l'autre ne doit pas être relatée dans un rapport, puisqu'elle se tire des questions qu'on a pu faire et des réponses qu'on a recueillies. Or celles-ci doivent être suspectées par l'officier aux rapports, qui doit aussi n'en faire que le moins possible, et toujours d'une manière tellement détournée qu'on ne puisse ni deviner son but, ni pressentir son avis. Elles ne sauraient d'ailleurs contribuer à établir le diagnostic, qui doit être uniquement fondé sur des signes sensibles et certains.

Le préambule. — Le préambule est la partie ou la forme judiciaire du rapport, et le médecin ne doit rien omettre de ce qui rend cet acte légal. Il rappellera donc en peu de mots, mais avec clarté, l'ordre de rapporter, sa date, l'autorité de laquelle il émane, le jour et l'heure de sa réception ; ses noms, prénoms et qualités, ainsi que le serment

---

(1) Cours de médecine légale, théorique et pratique, pages 20 et 21.

qu'il a dû prêter, serment indispensable et exigé
par tous les codes. Il mentionnera aussi le lieu et
l'heure à laquelle l'opération a eu lieu, enfin les
noms et prénoms des individus visités. Cette portion du rapport n'est d'ailleurs assujettie à aucune
formule particulière ou de rigueur. Il suffit que le
préambule renferme toutes ces énonciations, sa
forme est indifférente. Voici celle que j'ai généralement adoptée : elle pourra donner une idée juste de
ce que l'on entend par le préambule du rapport, et
fixer l'attention sur ce que doit nécessairement contenir cette première division.

*Ch. V. Biessy, docteur en médecine, membre
de plusieurs sociétés, et médecin assermenté pour
les rapports près la Cour et les Tribunaux de
Lyon, etc., soussigné ;*

Certifie que, conformément à une réquisition
[ou à une ordonnance rendue par... (1)], émanée
de M..., ce troisième jour de janvier dix-huit cent
vingt, je me suis transporté le même jour à..., chez
le sieur..., demeurant rue..., où étant arrivé sur l'heure
de midi, j'ai trouvé le dénommé, lequel m'a paru
âgé de cinquante ans environ, alité dans une chambre
au rez de chaussée, laquelle à ses jours sur la rue
ci-dessus désignée. La visite que j'en ai faite me
met dans le cas d'affirmer ce qui suit :

Le descriptif. — Le descriptif, dans un rapport,

---

(1) Tout ce qui émane du ministère public requiert. Un
tribunal ou même un juge quelconque ordonne.

doit comprendre l'énoncé de tout ce qui est signe sensible et caractéristique du fait pour lequel le médecin est requis, et qu'il est appelé à examiner, comme de tout ce qui peut contribuer à établir un avis ou à éclairer sur les questions secondaires au fait principal; mais celui-ci doit être recherché avec le plus grand soin, précisé avec clarté. On doit surtout religieusement se faire une loi de n'y faire entrer que les signes bien reconnus, comme aussi de n'en omettre aucun de ceux qu'il a été possible d'observer. C'est donc dans cette partie du rapport surtout que le médecin ne doit pas craindre d'être accusé de longueurs ou de minuties, mais aussi, comme le dit Mahon (1), « Un homme de l'art judi-
» cieux doit bien prendre garde de ne pas passer d'un
» excès à l'autre, et, sous le prétexte de bien éclair-
» cir un fait, ne pas charger ses rapports d'une
» longue suite de raisonnemens. Ces sortes de dis-
» cours scientifiques ne peuvent être plus mal em-
» ployés que dans un récit dont la perfection dépend
» de sa simplicité, de sa précision et de sa brièveté,
» accompagnée d'une grande exactitude dans la
» vérité des faits. » Toutefois le médecin rapporteur en se bornant, d'après le passage cité, au simple énoncé des signes sensibles, se rappellera aussi dans tous les cas d'une visite quelconque, l'observation importante de M. Foderé. Cet auteur dit (2):

---

(1) Troisième volume, page 75.
(2) Page 26 du troisième volume.

« Dans un examen aussi délicat, il vaut encore
» mieux passer le strict nécessaire que de négliger
» la moindre circonstance. C'est l'avis de tous les
» médecins légistes, tant anciens que modernes,
» et nous aurons occasion de faire voir par des
» exemples, que la négligence de ce précepte a été
» assez souvent une cause d'injustices et d'erreurs,
» comme la source d'éternels regrets. » Il nous
suffira de citer ici les condamnations prononcées
contre les enfans de Jean Chassaigneux, celle de la
veuve Montbailli, l'accusation portée contre la
veuve Maizieux, etc. Il est néanmoins bien constant que c'est en général la partie du rapport à laquelle les magistrats s'attachent le moins ; et cela ne
doit point étonner, parce qu'il faut avoir des connaissances profondes en médecine pour saisir ces
signes et en tirer de justes conséquences. D'où il
suit que le juge regarde comme peu intéressante la
partie descriptive d'un rapport ; il la néglige pour
ne s'attacher en quelque sorte qu'au préambule et
à la conclusion. Cependant, pour se convaincre de
toute l'importance de la description, il suffit de réfléchir que si le rapporteur se borne, comme cela
n'arrive que trop souvent, surtout aux hommes peu
versés en médecine légale ; si, disons-nous, le rapporteur se borne à l'énoncé de quelques signes généraux faciles à saisir, comment pourra-t-il motiver
son pronostic, fixer l'attention sur les questions
judiciaires subséquentes que présente presque toujours le fait même le plus simple ? Comment, le cas

étant disparu, soit par la guérison, soit par la mort du blessé, comment pourra-t-on demeurer certain que le pronostic était fondé ? que la cause indiquée dans le rapport est bien celle qui a agi, etc.? Enfin dans le cas où, sur la réclamation de la partie, l'autorité ordonne une consultation légale sur le rapport, comment les docteurs consultés pourront-ils ouvrir et asseoir un avis ? Ne seront-ils pas alors forcés de répondre que le rapporteur a omis d'indiquer les signes nécessaires pour fonder une opinion ? Quel parti prendra le magistrat dans une pareille circonstance ? S'en rapportera-t-il aveuglément à la simple parole du médecin rapporteur; ou bien, forcé de rejeter le rapport, s'en tiendra-t-il aux preuves testimoniales, lorsque l'expérience journalière démontre qu'elles altèrent presque toujours la vérité, soit en exagérant, soit en atténuant les circonstances du fait sur lequel les témoins sont appelés à s'expliquer? Qu'on ne se le dissimule donc pas, la description est dans un rapport la partie essentielle; c'est elle qui en constitue véritablement la substance; celle où le médecin a besoin de toutes les connaissances de son art, où il doit user de toute sa sagacité. C'est par une recherche attentive, par l'énoncé exact de tous les signes que présente le cas pour lequel il est appelé, qu'on sera à même de juger s'il existe d'autres recherches à faire sur les lieux, sur l'accusé ou par tout ailleurs. C'est encore par ces signes qu'il sera possible de reconnaître les surcauses qui peuvent se présenter. Pour se convaincre de cette vérité, il suffit de considérer que le préambule d'un rapport n'est, à proprement parler, qu'une énonciation de qualités, d'usage et de forme; que le pronostic même, quoique basé sur des connaissances exactes, sur une description éclairée, ne peut jamais être affirmé comme certain. Il est bien nécessairement le résultat, la conséquence des faits observés, jugés par la conscience et d'après les lumières du rapporteur; mais tel autre médecin, fondé sur les mêmes signes, pourrait quelquefois en déduire des conséquences différentes et même porter un avis contraire.

La partie descriptive d'un rapport doit être classée avec ordre; et, quoique celle-ci soit toujours dépendante du cas particulier pour lequel le médecin est appelé, il est cependant des données générales qu'il ne sera pas inutile de se rappeler au moment même de la visite, parce qu'elles peuvent faciliter les recherches convenables. Je crois pouvoir présenter cet ordre sous les deux points principaux qui suivent.

1.º Rechercher tout ce qui est relatif à la chose ou au sujet qu'on visite. Ainsi son ensemble général et habituel; la position particulière dans laquelle il est placé au moment où on l'observe; sa constitution, sa santé ou état ordinaire doivent être établis. On cherchera à saisir, autant que possible, son tempérament, à l'effet de se rendre compte de ses habitudes, de ses affections morales, de son plus ou moins de soumission à l'emploi des moyens qui lui sont utiles. On considérera si ou non il est placé dans un lieu ou sous des circons-tances propres à faire naître des surcauses ; s'il a les secours nécessaires à sa position, et la facilité de pourvoir à ses besoins journaliers, etc.

2.º Rechercher également les signes certains qui doivent caractériser ou dénier l'action criminelle dont il se plaint, et qui peuvent conduire à recon-naître la nature ou l'espèce de la cause générale ou même particulière qui aura agi. Ainsi le siége, la profondeur, l'étendue, la figure, la direction de la lésion, l'état particulier de ses bords, sa couleur, la nature et le nom des parties lésées, sont autant de points essentiels qui doivent être recherchés et décrits dans un rapport, quelque simple, quelque légère que soit la blessure. C'est par eux qu'on par-vient à établir la preuve, sinon certaine, du moins rationnelle du fait, de sa nature générale et parti-culière, de la force avec laquelle la cause a agi ; de la position dans laquelle se trouvaient et le blessé, et celui qui a produit la lésion au moment où le coup a été porté. On doit donc avoir en vue dans la recherche des signes que présente le fait pour lequel on opère, non-seulement de retrouver ceux propres à le constater, mais encore de résoudre toutes les questions subséquentes et judiciaires que peut présenter un fait criminel ou non. C'est par ce motif que, dans l'autopsie cadavérique par exem-ple, on doit fouiller avec soin et consigner dans un rapport, l'état de chaque organe en particulier, quelle que soit d'ailleurs la cause de mort qu'on a reconnue.

Un exemple de cette description dans un rapport rendra plus sensible ce que nous venons d'en dire.

Supposons que l'autorité soit informée qu'on vient de trouver le corps d'un homme et de le retirer d'une rivière; elle requiert aussitôt le médecin aux rapports de se transporter incessamment près du cadavre, à l'effet d'établir les vraies causes de la mort. Arrivé sur les lieux, le médecin se dira : Je dois rechercher, premièrement, tout ce qui est relatif à l'individu, en commençant par m'assurer si ou non la mort est certaine, depuis quel temps elle a eu lieu, établir la position dans laquelle est placé ce cadavre, rechercher les signes physiques de son identité, et avoir une idée aussi précise que possible de la nature de son tempérament. Je chercherai subséquemment les signes propres à répondre aux diverses questions que présente ce cas, et celles-ci sont de s'assurer si l'individu est réellement mort de l'asphyxie par submersion, ou si, au contraire, il aurait été jeté à l'eau après toute autre cause de mort ; s'il s'est noyé lui-même, si c'est par accident ou dans le but du suicide, ou s'il a été jeté dans l'eau par d'autres. Ces diverses notes prises exactement, voici le descriptif du rapport à intervenir sur ce cas. Le préambule rédigé dans la forme ci-dessus indiquée, le médecin continue ainsi :

Ce corps porte un commencement de putréfaction, marqué par un emphysème général, quoique plus prononcé pour la tête, premier degré de décomposition qui, dans cette circonstance, et vu sous tous les rapports particuliers à ses causes de développement, fait penser qu'il ne s'est pas écoulé plus de cinq à six jours depuis la mort de cet homme. Ce cadavre a les bras roides, tendus dans la direction du tronc, pour les membres abdominaux; les avant-bras dans une demi-flexion pour les membres supérieurs; les mains en supination et à demi-fermées, placées sur les parties latérales inférieures de l'abdomen. Il est de la hauteur de cinq pieds un pouce mesurée au pied dit de roi; d'une mince corpulence; les cheveux bruns, épais et coupés court; les sourcils et les cils de la même couleur; les yeux gris, petits et couverts par l'orbite; leur sclérotique est rouge et les vaisseaux injectés, les pupilles dilatées; le nez est gros, la bouche ordinaire, les dents incisives noires et comme brûlées, ce qui fait présumer que cet homme avait depuis long-temps l'habitude de fumer; la barbe est brune, épaisse et récemment coupée; les favoris sont fournis, mais fins et frisés; les oreilles non percées, le menton régulier; l'ensemble de la figure est maigre et allongé, le teint jaune. L'expression générale de la face offre le calme, et toute la surface de ce cadavre ne présente aucun signe ou marque particulière. Son ensemble fait présumer qu'il a appartenu à un homme de l'âge de trente-six à quarante ans, d'une constitution bilieuse et

mélancolique.

mélancolique. Les mains ne présentent rien qui annonce qu'il faisait l'état d'un ouvrier à marteau. Ses vêtemens n'offrent aussi rien de particulier ; ils ont été inventoriés et décrits dans le procès-verbal de M. le commissaire, et ne peuvent nous occuper. Cette surface ne laisse apercevoir aucune marque sensible de coup, blessure ou autre lésion par cause externe. La bouche ne présente aucun escarre ; la langue est un peu tuméfiée et fait une saillie contre les dents : elle donne passage, ainsi que l'ouverture nazale, à des fluides écumeux et sanguinolens. Il existe entre les interstices des ongles, du sable ou marne de la rivière d'où ce cadavre a été retiré. Le cou est gonflé surtout pour ses vaisseaux veineux, ainsi que ceux de tout le système supérieur. La poitrine est distendue et les côtes dans l'inspiration la plus forte. Les parties sexuelles et l'anus ne présentent rien et ne paraissent point avoir donné passage à aucune évacuation du moins sensible.

La dissection du cou a fait voir, 1.º que le sang qui gorgeait ses vaisseaux est extrêmement fluide et abondant. 2.º Que la trachée est saine et que toutes les parties molles et les vertèbres de cette région ne laissent reconnaître aucun signe sensible de lésion par cause externe ou mécanique. 3.º Que la glotte était ouverte, sa muqueuse légèrement rouge et tuméfiée ; que dans la trachée artère il existait de l'eau écumeuse et épaisse, ou mêlée à des mucosités sanguinolentes ; la muqueuse de ce canal est aussi légérement rouge , et paraît sensiblement tuméfiée.

Les parois antérieures du tronc disséquées n'ont rien montré ; enlevées, nous avons vu :

Pour la poitrine : Que les poumons sont très-développés et crépitans , leur surface rouge. Ces organes incises ont fait voir qu'ils contenaient du sang noir écumeux , et surtout abondant dans le parenchime du poumon droit. Le péricarde ne présente rien. Le cœur est petit, et a conservé sa consistance organique. Ses ventricules et son oreillette gauche sont vides ; la droite seulement est gorgée, ainsi que les vaisseaux qui arrivent à ce viscère. L'œsophage est sain dans toute son étendue. Le diaphragme, un peu refoulé dans cette cavité, ne présente rien qui mérite d'être noté.

Pour le ventre : L'estomac distendu est seulement un peu rouge pour les points sur lesquels les parties voisines ont exercé une pression ; tous les autres points sont sans changement de couleur pour la membrane commune ou externe. Ouvert, cet organe a montré qu'il contient des alimens réduits en pulpe par la digestion, et pouvant être évalués à plus d'une livre, mais sans laisser aucune marque sensible de leur nature particulière. Cette masse alimentaire était de la couleur du vin, dont elle répandait une odeur très-forte, au point de laisser présumer que cet homme était dans l'un des degrés de l'ivresse au moment de sa mort. Ces substances enlevées pour observer la muqueuse de l'estomac, celle-ci s'est montrée saine pour toute l'étendue de ce viscère. Les intestins étaient bour-soufflés par des gaz, mais leur tissu a été reconnu sain. Les gros intestins contenaient des matières fécales consistantes et naturelles. Le foie était petit, dur et d'un jaune d'ocre, sa substance comme cuite ; ses vaisseaux peu développés contenaient un sang noir, fluide, mais épais. Les parois de la vésicule biliaire étaient consistantes et blanches. Elle ne contenait presque que quelques vestiges d'une bile brunâtre, verte et consistante. Les parties circonvoisines étaient recouvertes d'un fluide jaune verdâtre. Les vaisseaux biliaires et pancréatiques n'ont rien offert de particulier. Ce dernier organe était très-développé, et seulement un peu rouge sur sa surface. La rate était petite et dans son état naturel. Les reins et leurs dépendances n'ont rien offert. La vessie contenait un peu d'urine. Les parties sexuelles externes étaient tuméfiées.

Pour la tête : Le cuir chevelu, gorgé de sang pour ses vaisseaux, était emphysémateux dans toute son étendue. Une incision circulaire a été pratiquée pour l'enlever et observer la face crânière. Il n'a rien montré, non plus que les os eux-mêmes, qui, sciés, ont fait voir que les méninges avaient leur rapport naturel ; que les vaisseaux qui rampent dans leur tissu étaient gorgés de sang, ainsi que leur sinus ; les os mêmes du crâne laissaient transsuder sur leur surface des globules de ce fluide. Les membranes enlevées ont montré que le cerveau

18.

n'était point affaissé ; que les vaisseaux qui rampent sur sa surface étaient développés, de même que ceux existans dans sa substance. Mais cette dernière et les diverses cavités de ce viscère, ainsi que la base du crâne, etc., n'ont rien offert de digne de remarque.

La conclusion. — La conclusion ou pronostic d'un rapport est la conséquence immédiate de la description, uniquement basée sur la cause, l'effet et le siége de la lésion, et terminée d'après la terminaison naturelle qu'elle doit prendre pour arriver à une guérison parfaite, à un état d'infirmité quelconque, ou enfin à la mort, celle-ci étant survenue ; puisque, comme nous l'avons vu, et par les motifs que nous en avons donnés, tant que la mort n'est pas survenue chez un sujet, la lésion doit être seulement réputée grave par son siége, sa cause, la force ou la direction dans laquelle l'agent a agi, etc., et parce qu'un grand nombre de blessures dans lesquelles tout indiquait une mort certaine, ont cependant été guéries, le danger écarté par des circonstances heureuses et sous un concours de causes que l'art ne peut ni prévoir, ni déterminer. D'où il suit que quelle que soit la certitude qui paraît baser un pronostic de mort, tant que celle-ci n'est pas survenue, il peut arriver des cas où ce pronostic n'est point légal, puisque la mort peut être repoussée par une cause quelconque, et que l'individu sera parfaitement et quelquefois même assez promptement rétabli. Tel est le cas que suppose

Bonhius, dans lequel une petite portion de l'épi-
ploon ou bien un peu de graisse, ou même encore
un caillot de sang, enfin toute autre substance irait
se placer à l'ouverture d'un vaisseau qui verse dans
la cavité abdominale, et arrêterait ainsi une hémorragie mortelle par elle-même.

Dans la conclusion d'un rapport, lorsque la
lésion est simple ou bornée à une solution locale
dont les parties ne sont pas essentielles à la vie générale, le médecin qui opère doit se rappeler qu'une
lésion par cause externe est toujours une maladie
aiguë tendant à une terminaison heureuse, et y
arrivant dans un délai fixe et déterminé par notre
tableau, mais toutefois en passant par des mutations
ou stades connus être constamment les mêmes, à
moins que des surcauses ne viennent arrêter dans sa
marche l'ordre naturel, et intervertir le travail de la
partie, ce qui est alors une nouvelle maladie étrangère à l'action que la loi réprime comme délit;
puisque, comme le dit Mahon (1), et d'après les
lois de la plus haute antiquité, « on suppose tou-
» jours dans un blessé cette constitution naturelle
» que tout homme est censé avoir apporté en nais-
» sant. » Et dès-lors, quelles que soient les surcauses qui peuvent se joindre dans une lésion par
cause externe, le pronostic ne peut être pour le
médecin légiste que relatif à la cause de la lésion, à
son siége; et son effet ne doit être considéré que ce

____

(1) Volume 2, page 14.

qu'il aurait dû être chez un sujet sain et exempt de surcauses.

Par là, et d'après la marche que chaque lésion est reconnue prendre, on fait disparaître l'arbitraire qui existe dans le pronostic des rapports, on donne à la médecine légale et aux juges des bases fixes qu'ils n'ont point encore eues jusqu'à ce jour. Par là, l'autorité sera en garde contre ces manœuvres honteuses et trop journalières que j'ai déjà dévoilées plus d'une fois, et notamment en 1810, dans mon aperçu général (1). Nous verrons encore que par les mêmes principes d'ordre, et en suivant l'effet particulier à chaque cause, toutes les questions en médecine légale peuvent être présentées sur des bases également claires et certaines.

« Les conclusions d'un rapport, dit M. Foderé (2),
» en sont la partie la plus délicate, et en même
» temps la plus importante, puisque c'est à cette
» partie que les juges s'attachent particulièrement. »
L'officier aux rapports doit donc s'appliquer à bien circonstancier sa conclusion, et à n'y laisser ni vide, ni incertitude, toutes les fois qu'il lui aura été possible de démontrer par sa description les bases de son avis. Le doute philosophique ne lui est point permis, selon moi, lorsque s'étant assuré des signes certains et caractéristiques d'une cause quelconque,

---

(1) Aperçu général et observations pratiques sur la médecine légale, page 66, n.° 3.

(2) Troisième volume, page 410.

il a acquis la conviction raisonnée et éclairée de son effet. Qu'on ne m'oppose point la latitude des possibles pour produire les mêmes résultats, c'est au défenseur de l'accusé qu'elle appartient ; et, s'il est du devoir de l'avocat de ne négliger aucun moyen, il faut aussi lui abandonner cette latitude, qui n'est le plus souvent que l'arme officieuse de l'indulgence. Un médecin aux rapports est placé dans une position plus avantageuse. Il recherche la cause, démontre son effet, et ne connaît point de coupable. Il y a plus, il ne doit jamais en connaître, ni s'occuper des conséquences que pourra entraîner son avis. Sa conscience seule, ses connaissances, les principes de l'art, en un mot, les signes sensibles qu'il a reconnus doivent le diriger. Mais si, par un concours de circonstances bien rares, le médecin pouvait encore tomber dans l'erreur, le juge doit se rappeler que le rapporteur n'est pas exempt de ce triste apanage de l'humanité ; qu'il n'a affirmé que d'après ses lumières et sa conscience ; il cherchera donc, dans l'instruction et les débats, les moyens de rectifier cette erreur involontaire, et d'en garantir l'innocent.

Ainsi, dans la conclusion, l'officier aux rapports a donc un guide assuré qu'il ne doit jamais perdre de vue, et ce guide, c'est la description dont il peut quelquefois reproduire les points essentiels ; mais il doit bien se garder de rien établir qui n'en soit la conséquence directe et naturelle. C'est par cet enchaînement particulier, par cette liaison qui se trouve entre la partie descriptive et la conclusion, qu'on peut apprécier la sagacité du médecin et la légalité du rapport. Alors la conclusion, basée sur des preuves physiques, se trouvera toujours coïncider avec l'instruction, avec le dire des témoins et les débats. Ainsi le rapporteur, pénétré de sa propre conviction, ne craindra plus de terminer cet acte judiciaire par une vérité terrible ou consolante, il n'hésitera plus à la dire toute entière.

Mais s'il est à désirer que le rapporteur termine ses conclusions d'une manière précise et formelle, il ne faut cependant pas que cette considération puisse l'entraîner dans des erreurs toujours trop graves. C'est l'abus contraire que je veux signaler ici. Une multitude de consultations légales auxquelles j'ai assisté, les nombreux rapports qui ont passé sous mes yeux m'ont convaincu que souvent, malgré les signes non équivoques que présentait le fait, malgré la conviction de leur propre conscience, beaucoup de médecins, et en général ceux peu versés dans la pratique légale, se rejetant sur la latitude des possibles, n'offraient à la justice qu'un doute d'autant plus répréhensible, qu'il était déterminé par le sentiment d'une fausse philantropie. J'aime mieux, disaient-ils, qu'un coupable échappe à la justice, que de déterminer sa condamnation par mon avis. Le médecin aux rapports est entouré d'écueils, sans doute; mais il doit tout balancer, tout peser avec sagacité, avec sagesse, pour arriver à une solution certaine, et, s'il n'a pu établir sa conclusion d'une manière précise et évidente, alors en donnant son avis, il doit faire connaître les motifs qui le retiennent dans le doute; réclamer, si le cas le permet, l'adjonction de quelques confrères; demander que telle ou telle recherche, telle ou telle opération chimique soit faite, pour de là arriver à un pronostic légal, en éclaircissant les points obscurs que le fait peut présenter.

Il serait oiseux de donner ici des exemples multipliés des conclusions de rapport dans chacun de ces cas, ou d'y placer ceux dont les fautes grossières servent pourtant à en faire éviter de semblables. On les trouve dans les causes célèbres, dans les ouvrages de M. Foderé et des autres auteurs : c'est là qu'il convient de les lire et de les méditer. Nous nous bornerons à en donner pour le cas qui nous a servi de modèle jusqu'ici. D'ailleurs, la suite de ce chapitre en offrira pour toutes les espèces particulières qui peuvent se rencontrer.

L'état particulier de la langue, les fluides qui sortent de cette cavité et des fosses nazales, la marne existante dans l'interstice des ongles, le gonflement du cou et de la tête, la liquidité du sang, enfin ce qui a été observé pour la glotte, la trachée et les poumons, etc., ne laissent aucun doute que la mort de l'individu dont nous avons parlé page 272 et suivantes, ne soit le produit d'une asphyxie par submersion, de la nature de celles nommées par matières ou enrouement. L'absence de tout signe quelconque et sensible de lésion par

cause externe, et la présence des liqueurs spiritueuses dans l'estomac, paraissent démontrer que
cette même mort est le produit d'un accident ou
d'un suicide ; et je dois noter que par l'état dans
lequel nous avons vu le foie, joint à l'ensemble du
physique général de cet homme, je suis porté à
croire que cette mort est le produit d'un suicide.

En foi de quoi, etc.

Les lésions par cause externe peuvent être divi-
sées par rapport à leur siége, et d'une manière générale, en celles de la tête, du cou, de la poitrine,
du ventre, des extrémités supérieures et inférieures ;
comme elles le sont encore d'une manière particulière en celles de la face et du crâne, pour la tête ;
que l'on subdiviserait d'après les régions qu'elles
occupent, en lésions du sourcil, des paupières, des
yeux, du nez, des oreilles, des lèvres, de la mâchoire, des dents, de la langue, des divers os de la
face ; et pour le crâne, en lésions du cuir chevelu,
du péricrâne, des os, des membranes du cerveau,
enfin en celles de cet organe. Tel est l'ordre que
nous allons suivre en traitant des diverses blessures
dont le siége est à la tête.

LÉSIONS PAR CAUSE EXTERNE DE LA FACE,

Considérées par rapport à la médecine légale.

DU SOURCIL.

PETIT, de Namur, rapporte qu'il a vu des plaies, et même de simples contusions du sourcil être suivies de cécité, de délire, de mouvemens convulsifs, de l'assoupissement léthargique, enfin de la mort. M. Richerand a été pareillement témoin des accidens les plus graves, à la suite de plaies et de contusions légères situées sur les sourcils. Mais en suivant la série des accidens nombrés par Petit, de Namur, et en réfléchissant sur leur nature, on reste convaincu qu'ils sont propres aux lésions cérébrales dont nous aurons bientôt occasion de parler. Aussi le dernier auteur cité ajoute-t-il « que c'est » moins peut-être à la lésion de la branche frontale » de l'optalmique qu'à la commotion du cerveau, » et même à la fracture de la voûte orbitaire que » l'on doit attribuer ces suites funestes d'une plaie » en apparence légère. » D'où nous pouvons conclure que ces accidens doivent être prévus dans un rapport, lorsque quelque signe de commotion ou autre lésion cérébrale s'est manifesté ; et nous ajou-

terons avec M. Cartier (1) que, « lorsque les acci-
» dens primitifs des plaies de tête sont dissipés ou
» qu'il ne s'en est point manifesté , il ne faut pas
» rester sans inquiétude à leur égard. » Nous no-
terons encore particulièrement ce que dit plus loin
le même praticien : « L'expérience m'a démontré
» qu'on pourrait combattre les accidens avec beau-
» coup d'avantage, si on les saisissait à leur déve-
» loppement. »

On voit par les rapports de Devaux (2) qu'il n'a
pas eu occasion d'observer ces accidens, d'ailleurs
naturels à quelques causes de blessures sur cette
partie. Nous remarquerons , d'après M. Boyer et
notre expérience, que les piqûres ne demandent
aucun soin particulier ; que pour toutes les autres
plaies du sourcil, quelle que soit la nature de la lésion,
on doit en réunir les lèvres le plus immédiatement
qu'il est possible , afin d'éviter la difformité qui
pourrait résulter de la cicatrice ; et si la tuméfaction
s'oppose à cette réunion, on doit chercher à l'opérer
à mesure que la résolution s'avance vers son terme.
Du reste , dans les contusions violentes de cette
partie, on suivra ce que nous aurons occasion de
dire pour les accidens généraux de l'ancéphale, en
insistant surtout sur la saignée ; et le médecin aux
rapports établira son pronostic d'après l'ensemble
des symptômes et le mode de terminaison propre à

----

(1) M. Cartier, page 3o.
(2) Devaux, pages 87 et 89.

la cause matérielle, la blessure du sourcil n'étant
plus alors la maladie principale.

RAPPORT N.º 1.er

Lésion du sourcil par un agent tranchant.

Ch. V. Biessy, docteur en médecine, membre
de plusieurs sociétés, et médecin assermenté pour
les rapports près la Cour et les Tribunaux de
Lyon, etc., soussigné;

Certifie que conformément à une ordonnance
rendue ce jour..... 1806, par M. le directeur du jury
près le Tribunal de cette ville, j'ai visité et pansé
le nommé....., lequel s'est présenté à cet effet en
mon cabinet ce même jour, sur les sept heures du
soir, ce qui me met dans le cas d'affirmer ce qui
suit.

Cet homme, âgé d'environ quarante ans, d'une
forte complexion, qui paraît saine et exempte des
vices généraux, porte sur la surface presque
moyenne du sourcil droit une plaie placée transversalement à la direction de cette partie, laquelle offre
une étendue de plus d'un pouce, présente des
lèvres nettes et égales, légérement gorgées, sans
être pour ainsi dire contuses. Cette lésion paraît
s'étendre à toutes les parties molles jusqu'au péricrâne, et ne laisse cependant pas voir l'os à nu dans
le fond de la plaie, ce qui fait présumer que celui-
ci n'est pas du moins sensiblement lésé. La nature

de cette blessure, sa figure et son étendue ne permettent pas de douter qu'elle ne soit le produit d'un agent tranchant, que le blessé dit être une goye ou goyarde (instrument à couper le bois). Du reste, cet homme déclare qu'il n'a éprouvé à l'instant de la blessure, ni depuis vingt-quatre heures qu'il l'a reçue, aucun accident particulier ; ainsi tout semble, pour le moment du moins, ne laisser craindre aucune suite fâcheuse. La lésion seule devant occuper, après avoir rasé le sourcil et lavé la plaie, j'ai pratiqué une réunion par première intension soutenue par un bandage approprié à la partie ; laquelle réunion doit amener une terminaison parfaite en quatre jours, si elle n'est entravée par aucune surcause. Mais elle exigera en outre d'être maintenue pendant quatre à cinq autres jours, au moyen de la simple application d'un taffetas d'Angleterre pour garantir la cicatrice récente contre les injures des corps extérieurs. Pendant ce temps, le blessé devra observer un régime doux, et ne point se livrer à des travaux pénibles.

En foi de quoi j'ai délivré de suite le présent, à Lyon, les jour, mois et an que dessus.

RAPPORT N.º 2.

Plaie du sourcil par un agent contondant.

Ch. V. Biessy, docteur en médecine, membre de plusieurs sociétés, et médecin assermenté pour les rapports près la Cour et les Tribunaux de Lyon, etc., soussigné ;

Certifie que conformément à une réquisition en date de ce jour....., émanée de M....., commissaire de police pour la commune de la Guillotière, je me suis de suite transporté audit faubourg, maison n.°...., domicile du sieur...., où étant arrivé sur le midi, je l'ai trouvé vaquant à ses occupations, quoique portant un appareil ou bandage autour de la tête.

L'ayant interrogé sur le siége précis de la lésion dont il se plaint, sur ce qu'il a éprouvé au moment où il l'a reçue, comme depuis lors, et ayant observé que l'état général de cet individu ne paraît nullement altéré, j'ai immédiatement levé l'appareil peu méthodique qui couvrait cette blessure, que j'ai visitée et pansée en présence des sieurs...., ce qui me met dans le cas d'affirmer ce qui suit :

Le dénommé porte sur les deux tiers externes du sourcil droit une plaie récente, ayant près de deux pouces d'étendue, et une figure demi-circulaire dont la ligne courbe est placée supérieurement, ce qui fait former à l'ensemble de cette lésion un lambeau qui retombe sur le bord orbitaire. Les bords de cette lésion sont contus et irréguliers, d'où l'on doit augurer que cette blessure est le produit d'un coup de bâton ou autre agent semblable. Déjà quelques points de suppuration se présentent, quoiqu'il n'y ait pas encore vingt-quatre heures que la blessure a été reçue. Nonobstant ce dernier état, la nature de la lésion et son ensemble permettent d'espérer que la réunion par suture amènera une guérison prompte. En conséquence, après avoir lavé la partie, j'ai de suite, au moyen d'aiguilles, pratiqué un point de suture que j'ai soutenu par de la charpie trempée dans une eau spiritueuse rendue sédative, pour exercer une légère compression sur le lambeau. Le tout a été maintenu par un bandage convenablement placé. Il y a donc lieu d'espérer que ce jeune homme sera guéri, au moins en grande partie, dans l'espace de quatre jours. Mais il devra alors appliquer sur la partie lésée un taffetas d'Angleterre, qui la garantisse de l'impression de l'air et de l'approche des corps extérieurs. Cette lésion sera au surplus suivie d'une cicatrice peu marquante. Mais au cas qu'il y ait quelques points de suppuration, ou que la guérison s'opérât par cette dernière voie, malgré la probabilité qui s'annonce pour la réunion, un second rapport est nécessaire pour en déterminer la cause particulière, ainsi que le temps de traitement et le plus ou moins de difformité qui pourrait alors résulter de cette lésion.

2.º On voit une excoriation de plus de deux pouces d'étendue sur cinq à six lignes de largeur, mais bornée à l'enlèvement de l'épiderme et à la rougeur du derme, existant sur la partie moyenne du deltoïde gauche, et s'y étendant de bas en haut pour se terminer à la partie moyenne supérieure de ce muscle, où elle forme une petite plaie transversale de l'étendue de quatre à cinq lignes, également superficielle,

superficielle, et paraissant bornée sur le chorion. La nature, la figure, l'étendue et l'ensemble de cette lésion indiquent qu'elle est, ainsi que le déclare le plaignant, le produit d'un instrument tranchant et piquant, tel que la lame d'une épée qui aurait agi en fuyant.

3.º Et enfin, il porte à la partie postérieure moyenne du bras, du même côté, une contusion qui occupe l'étendue d'environ quatre pouces sur deux de largeur. Cette lésion paraît peu profonde, et son ensemble donne lieu de penser qu'elle est le produit d'un coup de bâton. Cette dernière blessure devant se terminer par la résolution, base un pronostic de dix jours, pendant lesquels on devra employer des moyens seulement topiques, et s'observer dans le régime et dans le travail.

En foi de quoi, etc.

RAPPORT N.º 3.

Lésion du front par un agent piquant et tranchant, compliquée de fièvre gastrique.

Ch. V. Biessy, docteur en médecine, membre de plusieurs sociétés, etc. (1)

Cet homme est alité : il présente au moment où

---

(1) Il serait aussi inutile que fastidieux de répéter une formule commune à tous les rapports ; je ne la transcrirai donc que dans le cas où quelques circonstances essentielles à noter pourraient exiger qu'elle fût changée.

je le visite (sur le midi de ce jour), une transpira-
tion abondante et générale; la figure rouge et animée;
la langue pâteuse, entièrement couverte d'un enduit
jaune, épais. Il me dit qu'il a éprouvé ce matin des
frissons partant des pieds et des lombes. Le pouls
est plein et accéléré, les yeux présentent leur sclérotique, et surtout les points lacrymaux, jaunes. Ce
malade est altéré, et paraît oppressé; il se plaint
d'avoir le corps tout contus et de ressentir un poids
dans l'estomac. Il porte une bande placée autour
de la tête, et retenue par un bonnet. Lui ayant
demandé par qui il a été pansé, et étant instruit
que personne de l'art ne l'a encore vu, j'ai levé cet
appareil avec soin, après m'être enquis du siége
précis de la lésion, de son étendue, de sa nature
et de sa cause; ce qui m'a fait reconnaître que la
partie à peu près moyenne et gauche du front est
le siége d'une plaie récente, qui s'étend depuis et
au-dessus de la bosse nasale pour se porter obliquement de bas en haut, de droite à gauche, dans
l'étendue de plus de deux pouces sur un diamètre
latéral d'une à deux lignes au plus. Un stilet placé
à la partie inférieure de cette lésion, a montré
qu'elle s'étend en ce point jusqu'au péricrâne. Mais
on voit, en suivant de bas en haut cette solution,
qu'elle se borne insensiblement à la peau sur laquelle
elle finit par se perdre. Les bords de cette lésion
sont nets et réguliers, absolument sans contusion,
ce qui ne permet pas de douter qu'elle ne soit le
produit d'un agent piquant et coupant, tel que celui

désigné par le blessé, qui rapporte que cette blessure lui a été faite avec la pointe d'une épée.

J'ai de suite rasé la partie, et au moyen d'emplâtres agglutinatifs j'ai réuni cette lésion, ce qui fait établir que la guérison s'opérera par la réunion par première intension, et base un pronostic de quatre jours, après lesquels le blessé devra néanmoins aider cette terminaison, en faisant simplement placer sur le trajet de la lésion un morceau de taffetas ciré. Nous devons noter qu'il conservera pour cette partie une légère cicatrice, seulement linéaire.

Cet homme porte en outre à la partie inférieure et interne du genou gauche, une contusion suivie d'ecchymose, ayant une figure irrégulièrement carrée, une étendue de plus de deux pouces, et annonçant qu'elle est le produit d'un agent contondant, qu'on peut, à cause du siége, de la nature et de la figure de la lésion, présumer avoir été le pied. Cette blessure paraît peu profonde, et son ensemble indique qu'elle se terminera par la résolution, ce qui base dès-lors un traitement local de dix jours.

L'ensemble général de ce blessé, d'après ce que nous avons observé et décrit, fait craindre des accidens dépendans d'un état antérieur aux blessures, et le siége de cette maladie paraît être dans les premières voies. J'ai prescrit une tisanne légérement émétisée, puis l'eau de veau, la diète absolue et le repos. Par ces moyens, et ceux qui seront subséquemment conseillés par le médecin ordinaire du malade, que je l'ai engagé à appeler, et auquel j'ai écrit, on doit espérer que les accidens, d'ailleurs étrangers aux lésions qu'on remarque chez ce malade, se termineront sous trois à quatre jours ; et, dans tous les cas, on doit borner le pronostic légal des lésions simples que porte cet homme, à celui établi ci-dessus relativement à la contusion du genou.

En foi de quoi, etc.

Nota. Sept jours après cette première visite, le blessé qui est l'objet de ce rapport et celui désigné sous le n.º 2, firent présenter à MM. les juges d'instruction une requête, par laquelle ils expliquèrent que leur position s'était aggravée, et que pour le premier il était en danger de périr ; je reçus l'ordre de les visiter de nouveau, et voici l'état dans lequel je les trouvai.

RAPPORT N.º 4.

Seconde visite pour la lésion sous le n.º 3.

La lésion du front, décrite par notre rapport du...., est guérie par la réunion, les bords seulement sont encore rouges. Je l'ai trouvée recouverte de charpie maintenue par une bande. J'ai sorti tout cet appareil, et j'ai seulement appliqué sur la partie un morceau de taffetas d'Angleterre, pour garantir la cicatrice récente de l'action de l'air et des corps étrangers.

La contusion du genou porte ses environs d'une

couleur jaune, son centre d'un violet iris, indice qu'elle marche à une résolution naturelle, et dès-lors je n'ai rien à ajouter, sous le rapport des lésions de cet homme, à ce qui a été dit dans le premier rapport.

L'état général de ce blessé s'est beaucoup amélioré : la chaleur est naturelle, le pouls régulier, la langue s'est dépouillée pour ses bords et sa pointe, qui sont actuellement rouges et humides, son centre seulement est encore brun et sec ; mais tout indique que le mouvement gastrique qu'a éprouvé le malade est terminé.

Il se plaint cependant encore d'un froid très-grand qui s'empare le matin des membres inférieurs, ainsi que d'un défaut d'appetit ; mais cet état n'étonne point, il paraît seulement dépendre du type de celui qu'a éprouvé le dénommé, et il ne pourra aller qu'en s'affaiblissant. Je pense en conséquence, sous le rapport dè l'état général seulement, que cet homme n'a besoin que de cinq à six jours de soins pour reprendre ses forces, et qu'il pourra ensuite se livrer à ses travaux ordinaires.

En foi de quoi, etc.

RAPPORT N.º 5.

Seconde visite pour la lésion décrite sous le n.º 2.

La lésion de l'angle externe du sourcil droit, décrite par notre rapport du...., ne s'est point ter-

minée par la réunion tentée au moyen de la suture.
La suppuration abondante qui s'est présentée a forcé
de retirer les aiguilles le troisième jour, et d'abandonner cette lésion à la terminaison par suppuration, ce qui change le pronostic porté par notre
premier rapport contre un temps de dix-sept jours
de traitement. Mais, d'après ce qu'on nous dit, il
paraît que cet état doit être moins attribué à la
nature même de la lésion, qu'à l'insoumission du
blessé et à ce que, loin de s'observer dans son régime, il a commis des imprudences. Du reste, les
autres lésions qu'il présente sont en voie d'une
prompte guérison, et elles n'offrent rien à ajouter
à ce que nous avons établi dans notre précédent
rapport.

RAPPORT N.º 6.

Plaie du sourcil par un agent contondant.

Cet homme porte sur l'extrémité interne du
sourcil droit une plaie contuse, avec perte de la
peau et comminution des bords de la lésion. Cette
plaie, d'une figure irrégulièrement circulaire et de
l'étendue de plus de deux pouces, occupe, outre
le tiers interne environ du sourcil, une partie de la
bosse nazale et une portion des sinus frontaux.
Toutefois elle paraît bornée à l'écrasement de la
peau, qui est enlevée en plusieurs points. Cette
lésion reconnaît pour cause un corps orbe chargé
d'aspérité, que le blessé déclare être une pierre

lancée avec force, et à une distance de huit ou dix pas. La nature de cette lésion indique que la guérison aura lieu par la voie de la suppuration, et que dès-lors le temps de traitement sera d'environ dix-sept jours, si la maladie n'est entravée par aucune surcause, et s'il ne survient aucun des accidens dépendans de la cause de la lésion, ce qui, dans l'état où je trouve le blessé, ne paraît pas probable ; celui-ci n'ayant éprouvé au moment de la blessure, ni dans l'espace de dix heures qui se sont écoulées depuis qu'il l'a reçue, aucun des signes propres à faire prévoir ces accidens. Mais s'ils surviennent, ils exigeront un nouveau rapport. Nous devons encore noter que cette lésion sera suivie d'une cicatrice peu régulière.

Les paupières de ce côté sont le siége d'une ecchymose, qui, quoique assez considérable, n'offre aucun signe sensible d'action directe sur l'un des points de leur étendue, de la part d'un agent externe ; ce qui nous fait penser qu'elle est l'effet d'un simple épanchement produit par la lésion, lequel ne doit pas nous occuper davantage, comme devant d'ailleurs disparaître par la résolution, avant le temps établi pour la lésion du sourcil.

En foi de quoi, etc.

RAPPORT N.º 7.

Lésion du sourcil suivie de commotion.

Cet homme, de l'âge de quarante ans environ, d'une forte corpulence, paraissant jouir, antérieurement à la lésion qui va être décrite, d'une bonne santé, et être exempt, du moins sensiblement, de l'action des vices généraux, porte sur le sourcil gauche une contusion suivie d'ecchymose, qui occupe, outre le sourcil, la paupière supérieure, et forme, par son ensemble sur ces parties, une tumeur ayant presque deux pouces de haut en bas, sur trois à peu près transversalement. D'après ce qu'on nous expose, cette lésion a été reçue la tête étant fixée contre un mur. L'agent a été un violent coup de poing, sous lequel le blessé est tombé comme assommé et sans connaissance. Après quelques minutes (toujours suivant ce qu'on nous déclare), le dénommé est revenu à lui, mais pâle et en sueur. Bientôt ensuite il a éprouvé des frissons et des envies de vomir. Mais je noterai à cet égard que, sur mes questions, on m'a informé que le dénommé sortait de manger. Transporté chez lui, il a été couché, et est bientôt tombé dans un sommeil profond et tranquille. Enfin, trois heures environ après la blessure reçue, cet homme a été saigné au bras droit, et mis à l'usage de boissons théiformes et calmantes prises avec abondance, à la diète, et a

continué un repos alité. La blessure a été recouverte d'un large cataplasme émollient, arrosé d'un
mélange d'eau de rose, de liqueur de saturne et de
camphre dissous selon l'art.

Dans ce moment (vingt-six heures environ depuis
que cet individu a été blessé), le dénommé dit
éprouver un mal de tête général, mais peu intense ;
il dit aussi avoir dormi la nuit. Sa mémoire, ses
idées, de même que son élocution, ne me paraissent nullement altérées. La partie visitée m'a fait
observer la tumeur ci-devant décrite, dure au toucher, sans être très-douloureuse. La face paraît un
peu animée, la langue sèche est un peu limoneuse,
sans changement de couleur ; la peau également
sèche, sans chaleur âcre ; le pouls est plein, lourd,
peu accéléré. Aucune évacuation alvine n'a eu lieu ;
les urines ont été abondantes et rouges. Je pense
qu'il est nécessaire de faire passer à ce malade un
lavement simple, de réitérer la saignée quelques
heures après, de continuer son pansement, la diète
et le repos absolu. Et quoique tout paraisse, pour
le moment, faire espérer une guérison prompte, je
ne puis dissimuler que l'état insidieux des plaies de
tête, et surtout de celles du sourcil, ne me permet
pas d'établir aucun pronostic légal, ces lésions étant
très-souvent suivies des accidens les plus graves et
les plus brusques, dépendans de la cause première
ou efficiente de la lésion ; ce que laisse d'ailleurs
craindre ici, 1.º la perte de connaissance qui a eu
lieu chez le dénommé, au moment même du coup,

et qui indique que la commotion du cerveau en a été la suite immédiate ; 2.º la pâleur, la sueur, les frissons et l'assoupissement qui ont suivi : ce qui met dans le cas de craindre qu'il n'ait été opéré un trouble dans la circulation, et peut-être un épanchement dans quelque partie du cerveau ou de ses dépendances ; 3.º le siége et la nature de la blessure qui, ayant été reçue la tête fixée contre un point solide, a soumis la partie lésée à toute la force de l'agent qui a pu transmettre des effets graves sur l'ancéphale. C'est pourquoi je renverrai à dix jours pour établir, dans un second rapport, ce qui aura pu s'observer chez ce blessé, et par-là baser, s'il est possible, un pronostic légal. Observant au surplus que s'il se présentait avant ce terme quelques accidens, l'autorité devra en être immédiatement informée, à l'effet d'en faire établir la nature particulière par un nouvel examen.

En foi de quoi, etc.

RAPPORT N.º 8.

Seconde visite pour la lésion du sourcil, suivie de commotion.

Cet homme est parvenu jusqu'à ce jour (onzième de la lésion) sans éprouver aucun accident particulier ; il a été saigné une seconde fois, et a suivi le traitement recommandé pour les plaies de tête avec l'exactitude la plus grande. Son état général fait voir la peau et le pouls dans l'état naturel ; la figure sans autre altération sensible qu'un peu de maigreur ; la langue bonne ; les digestions paraissent s'opérer naturellement ; le sommeil n'est point troublé, seulement la tête est un peu lourde le soir, et de légères douleurs s'y font sentir, ce qui peut être attribué à ce que cet homme a gardé la chambre n'y étant point habitué.

La lésion du sourcil, décrite par notre rapport du....., s'est terminée par la résolution en s'étendant au loin sur le haut de la face, et ne laisse en ce moment qu'une couleur jaune-clair sur ces parties.

Tout paraît donc faire penser que le dénommé est guéri, et n'a besoin que d'une huitaine de jours de convalescence, après lesquels il pourra reprendre ses travaux ordinaires.

Cependant je crois devoir encore noter ici qu'on a vu des accidens presque immédiatement mortels survenir dans des cas de cette nature, plusieurs mois après une guérison tout aussi sensible que paraît celle-ci. Tel est le cas rapporté par **J. L. Petit**, et si souvent répété par les auteurs. Mais comme on ne saurait les faire prévoir, puisque rien ne peut les déceler en ce moment, je me borne à les rappeler, sans toutefois vouloir les faire pressentir en ce cas.

En foi de quoi, etc.

RAPPORT N.° 9.

Lésion du sourcil par un agent piquant.

Cette femme, de l'âge de vingt-huit ans, d'une faible constitution, d'un tempérament qui paraît nerveux et pituiteux, porte sur le sourcil droit une petite plaie qui paraît irrégulièrement circulaire, dans l'étendue d'une ligne environ. La nature, la figure et l'étendue de cette lésion font penser qu'elle est le produit d'un agent piquant, que la dénommée dit être l'extrémité d'une lame de ciseaux. Cette lésion, quoique paraissant pénétrer profondément, n'a été suivie jusqu'à ce moment (plus de trente heures après l'événement) d'aucun accident, et tout fait penser que réduite à une solution de continuité simple, elle exige seulement l'emploi de topiques émolliens pendant encore trois à quatre jours, si elle n'est d'ailleurs entravée par aucune surcause, ce qui exigerait alors un nouvel examen.

En foi de quoi, etc.

DES PAUPIÈRES.

LES paupières semblent être par leur situation, leur étendue et leur usage, plus exposées à devenir le siége des coups portés à la face que toutes les autres parties de la figure ; soit que ces mêmes coups soient naturellement dirigés sur cette région dans les rixes que la colère excite, soit que la crainte amenant leur contraction, l'œil alors fermé se présente plus constamment à l'action de l'adversaire. Aussi, sur vingt personnes blessées dans ces sortes de duels, où une fureur aveugle semble se satisfaire en échangeant quelques coups de poing, quinze au moins présentent des contusions sur les paupières. L'on observe que si ces blessures sont, d'une part, très-communes, si la plus légère contusion y détermine fort souvent des tumeurs sanguines considérables; de l'autre, la vie active du nombreux tissu cellulaire orbitaire rend ces tumeurs susceptibles d'une résolution très-prompte. Je puis même ajouter que je n'ai jamais vu de contusion dans ces parties, même avec solution de continuité de la peau, se terminer par la seule suppuration. J'ai souvent reconnu au contraire que celle-ci, lorsqu'elle survenait, était peu considérable, parce que la résolution faisait presque tous les frais du traitement, à moins qu'il ne se présentât ou qu'il n'y eût chez le sujet quelques surcauses.

L'indication à remplir dans les plaies faites aux paupières, par un instrument tranchant et même par un agent contondant, est de les réunir par juxta-position simplement, lorsqu'elles sont bornées à la peau, ou qu'elles ont une direction horizontale. Les emplâtres agglutinatifs suffisent; et même, lorsqu'elles ont peu d'étendue, la réunion s'opère

d'elle-même. Mais dans les cas où la division est verticale ou oblique, et qu'elle se porte jusqu'au bord
libre des paupières, ou qu'elle aura pris le muscle
orbitulaire, la réunion devra alors être pratiquée
par un ou plusieurs points de suture.

Les plaies des paupières, avec perte de substance, laissent presque toujours après elles le renversement de cet organe, ce qui, aujourd'hui, ne
constitue point une infirmité absolue pour la médecine légale, puisqu'il serait alors possible d'y remédier par le procédé de Bodernave, porté dans
les cas extrêmes jusqu'au conseil de Scarpa, et le
traitement s'opérerait par la suppuration. Dans ce
cas, le pronostic se trouve établi par ce que nous
avons dit des plaies qui suppurent. En effet, la terminaison des blessures par une voie déterminée est
constamment la même, lorsqu'aucune surcause ne
vient s'opposer à sa marche, toujours régulière,
toujours uniforme.

On sent que je ne dois pas m'occuper ici des
blessures, en apparence très-légères, dont le siége
est situé à la paupière supérieure, mais dont la
cause, soit directement, soit indirectement, a porté
son action sur le cerveau, parce qu'alors la plaie
des paupières n'est plus la maladie principale, et
que toute l'attention du rapporteur, surtout quant
à son pronostic, doit se porter en ce cas sur l'affection du cerveau. Mais le médecin, prévenu que ces
accidens peuvent survenir, doit dès-lors être très-
attentif à s'informer de ce qui s'est passé au moment

même de la blessure, et à reconnaître les limites de l'action de la cause qui a agi. On sait également que les accidens les plus graves sont survenus à la suite de plaies qui n'intéressaient que la paupière, et même très-légérement. Or, lorsqu'une céphalalgie, un état douloureux de la tête ou tel autre signe quelconque peuvent faire présumer que le cerveau ou ses membranes ont participé à la lésion, le moyen le plus puissant qui soit au pouvoir de l'art se trouve dans les saignées réitérées, et l'accusé aurait droit de prouver que les suites de ces accidens sont dus à une surcause qui lui est étrangère, si, dès le principe, ce moyen et l'ensemble de ceux que l'observation consacre avaient été négligés.

Outre les blessures dont les paupières peuvent être affectées d'une manière idiopatique, elles sont encore très-souvent le siége de lésions éloignées ou étrangères. C'est ainsi que dans la commotion du cerveau surtout, dans celle survenue par une chute sur les parties éloignées, dans les épanchemens qui compriment l'ancéphale, etc., on voit les paupières fermées ou presque fermées, et ne pouvant se contracter pour découvrir l'œil. Toute leur étendue devient promptement le siége d'une ecchymose symptomatique, ou d'une infiltration séreuse. On peut presque suivre les divers degrés de l'altération du cerveau, par la difficulté qu'éprouve l'action des paupières et par l'opiniâtreté avec laquelle celle-ci persiste quelquefois; tandis qu'au contraire dans quelques blessures, surtout après les causes qui altèrent la sensibilité, soit générale, soit locale, enfin après une vive irritation des parties circonvoisines des paupières, et notamment de l'œil, celles-ci contractées cèdent difficilement au relâchement, et se refusent même à la lubréfaction de l'œil, qui devient alors promptement rouge, sec, brillant et douloureux. Tel est le propre des fièvres inflammatoires, des inflammations cérébrales, etc.

M'étant proposé dans cet ouvrage de ne considérer les blessures qu'en elles-mêmes, sans égard aux diverses complications individuelles ou acquises, je n'entrerai que dans les vues particulières relatives à la cause matérielle qui a produit chaque blessure, à son siége et à sa terminaison. Et aussi pour ne pas m'étendre au-delà de ce que je me suis trouvé à portée d'observer par moi-même, je ne tirerai les exemples que des faits ou des notes de mes propres rapports.

Je ne connais point d'observation de fistule lacrymale, effet seul d'une cause externe, dans un cas de médecine légale; cependant je ne crois pas impossible qu'un coup porté sur le canal nazal, et surtout sur l'os onguis, ne puisse y déterminer un engorgement et des adhérences, ou enfin des fractures propres à produire cette affection. Du reste, dans un cas de médecine légale, j'ai extrait chez un homme de la commune de Lyssieux, un grain en fonte (dite grenaille), à l'angle interne de l'œil gauche, lequel produisait un engorgement s'étendant sur le canal lacrymal, quoique ce corps étranger

eût

eût été porté à quelques lignes au-dessus du canal nasal, et que son siége ne fût que dans le chorion. Je ne doute point que si l'on eût attendu que ce corps fût expulsé par le seul travail de la partie, l'inflammation active n'eût peut-être été suivie d'une suppuration qui aurait bien pu déterminer une fistule. On conçoit aisément qu'un corps étranger, tel qu'un plomb, et même tout autre qui viendrait se loger sur les points lacrymaux ou dans le canal de ce nom, et désorganiserait complètement un point de son étendue, produirait cet effet, si l'art n'y obviait pas par de prompts secours.

Mais ces cas, qui ne peuvent être qu'extrêmement rares, trouveront toujours un pronostic certain dans les bases que nous avons établies. Seulement, le médecin aux rapports aura soin d'observer dans les premiers pansemens, s'il ne serait pas possible d'enlever le corps étranger, et si, par des pansemens méthodiques, on ne pourrait pas obvier ou remédier, soit à l'obstruction, soit à la désorganisation du canal, et prévenir ainsi la fistule. Au surplus, dans le cas où celle-ci serait survenue par le seul fait de la cause que la loi réprime, on sait que le pronostic se porterait alors (l'opération pratiquée) à trois à quatre mois d'un traitement local ; et encore, doit-on toujours craindre que la maladie ne se renouvelle par la tendance naturelle que le canal conserve à se réobstruer.

RAPPORT N.º 19.

Lésion des paupières par un agent contondant et coupant.

Cet homme, de l'âge de quarante-sept ans, d'une forte corpulence, paraissant n'être entaché d'aucun des vices généraux, porte sur la région orbitaire droite plusieurs plaies contuses ; savoir : 1.º une qui divise depuis l'angle externe du sourcil jusqu'au rebord de la paupière supérieure de ce côté. 2.º Une autre, également peu étendue, existe à la partie externe de l'orbite près l'angle des paupières. 3.º La racine du nez est divisée transversalement par une lésion qui paraît s'étendre profondément à toutes les parties molles. 4.º Du tiers externe de la paupière inférieure jusque sur la pommette, existe une dernière blessure se dirigeant d'abord horizontalement pour former supérieurement, dans l'étendue de huit à dix lignes, une plaie à lambeau, laquelle descend ensuite irrégulièrement de dehors en dedans pour se terminer sur le malaire. L'œil ne paraît aucunement avoir souffert des effets de cette cause, qui a dû être un corps contondant, mais susceptible de se briser pour produire les plaies ci-dessus décrites, et que le blessé et les personnes présentes disent être une assiette de faïence.

Après avoir lavé ces blessures, je les ai réunies par juxta-position simplement, et les ai ensuite recouvertes au moyen de petites compresses pliées convenablement et trempées dans un mélange d'eau résolutive, à l'effet de maintenir la réunion. Le tout a été soutenu par un bandage approprié au siége de ces lésions.

Quoique j'aie tout lieu d'espérer une réunion par première intension, la forte ecchymose que présente toute la région orbitaire, ainsi que la nature de la blessure, ne pouvant m'en donner une certitude légale, je crois devoir renvoyer à un second rapport, qui sera fait dans cinq jours, à l'effet d'établir un pronostic juridique.

En foi de quoi, etc.

Cette affaire fut conciliée, et je demeurai chargé par les parties d'en suivre le traitement. Au troisième jour, j'aperçus que la plaie du sourcil présentait de la suppuration. Je levai mon appareil, et je vis que les autres plaies se réunissaient parfaitement. Seulement, un point de celle du malaire ne présentait pas une juxta-position exacte, et laissait voir une petite proéminence que je crus néanmoins devoir laisser subsister, pensant que si elle ne disparaissait pas sous l'emploi d'une compression graduée que j'opérai, je la réprimerais par la suite. Je me contentai, dans ce premier moment et dans ceux qui suivirent, d'appliquer de la charpie trempée dans du vin aromatique pour la blessure du sourcil, et de maintenir par des bandelettes d'emplâtres agglutinatifs les blessures qui marchaient à une réunion par première intension. Au dix-septième jour, cet homme fut parfaitement guéri, et la petite irrégularité de la plaie de la face était entièrement disparue. Des cicatrices seulement linéaires indiquaient le siége des blessures. Peut-être que l'indication de cette plaie était de placer des points de suture ; mais entre minuit et une heure, et à une demi-lieue du faubourg, ne pouvant faire ce que l'on voudrait, il est permis de faire tout ce que l'on peut. Du reste, les soins que j'apportai à cette blessure ne laissèrent rien à désirer pour la promptitude du traitement et la régularité de la partie offensée.

RAPPORT N.º 11.

Lésion des paupières par un agent contondant.

Nous avons trouvé cette femme étendue sur un lit, et toute habillée. Elle est âgée de vingt-deux ans, d'une belle corpulation, laissant présumer qu'elle n'est entachée d'aucun des vices généraux ; elle présentait les lésions suivantes : 1.º Une contusion avec ecchymose, qui occupe les deux paupières de l'œil gauche. La nature et l'étendue de cette blessure indiquent qu'elle est le produit d'un violent coup de poing, comme le rapporte d'ailleurs la malade. 2.º La face près la commissure des lèvres de ce côté, est le siége de deux excoriations, dont l'étendue et la figure ainsi que la nature, répondent à la forme des ongles, et dont elles paraissent être le produit. 3.º La partie moyenne du front présente une bosse sanguine ou contusion d'une figure irrégulièrement circulaire, et de l'étendue d'environ un pouce ; cette lésion paraît encore être produite par un coup de poing ou autre agent contondant de même étendue. 4.º Des excoriations linéaires, et de l'étendue seulement de cinq à six lignes, se voient au-devant de l'oreille droite. 5.º La partie moyenne interne du bras est le siége d'une violente contusion avec excoriation : l'ensemble de cette lésion fait penser qu'elle est le produit d'une pression très-forte opérée par la main. 6.º Le genou droit présente une excoriation peu étendue. Enfin cette femme dit avoir reçu un coup dans le sein droit, mais celui-ci visité n'offre aucun signe sensible de cette lésion.

Nous devons observer qu'on nous déclare que cette femme s'est jetée par la croisée de son appartement, au premier étage de la maison désignée, mais qu'elle a été retenue dans sa chute par la toile d'une tente établie devant la boutique du dessous, et qu'elle ne paraît avoir éprouvé aucune lésion par l'effet de cette chute. Néanmoins le pouls est petit et concentré, la peau sèche et brûlante, et, soit sous ces rapports et eu égard aux lésions décrites, soit par la considération des affections morales, nous pensons que cette femme doit être saignée.

Ces diverses lésions paraissant bornées à l'état local, et indiquant d'ailleurs par leur nature qu'elles suivront la voie de la résolution, elles basent un pronostic de dix jours, à moins toutefois qu'il n'arrive

(310)

des accidens qu'on ne saurait prévoir en ce moment,
et qu'on ne peut prévenir que par la saignée.

En foi de quoi, etc.

Lésion des paupières avec ecchymose de la sclérotique.

Cet homme porte sur la région orbitaire gauche,
1.º Les effets d'une contusion marquée par l'inflammation du globe de l'œil, et une ecchymose de
presque toute la sclérotique. 2.º Les paupières de
l'œil gauche sont noires et tuméfiées.

Ces blessures, chez un jeune homme de l'âge de
vingt-quatre ans, fort et vigoureux, ont été reçues
il n'y a pas encore deux heures, et n'ont été suivies
d'aucun signe qui puisse les faire soupçonner liées
à une lésion autre que l'état local. D'ailleurs elles
ne paraissent être le produit que de simples coups
de poing, mais elles exigent une saignée et l'usage
de cataplasmes émolliens arrosés de liqueur sédative.
Du reste, tout fait penser que par les moyens généralement indiqués en pareil cas, la voie de guérison
sera par la résolution. On doit toutefois observer
que l'état de la sclérotique rendra dans cette partie
la terminaison plus longue que pour la résolution
du tissu cellulaire, et l'observation m'a démontré
que le pronostic à porter dans ce cas est de quinze
jours. En foi de quoi, etc.

RAPPORT N.º 13.

Lésion des paupières par un agent contondant, devenue chronique par l'insoumission du blessé.

Dans une querelle de jeu survenue au cabaret, un homme d'environ soixante ans reçoit un soufflet, et il paraît que le pouce ou l'un des doigts qui portait le coup frappa immédiatement sur l'œil gauche. Cette partie fut le siége d'une ecchymose avec inflammation, qui d'abord ne parut pas très-active, quoique la sclérotique présentât également dans sa partie interne une ecchymose dont les paupières étaient le siége principal, par un engorgement noir et considérable. Je fis recouvrir la partie de mie de pain bouillie jusqu'à consistance de cataplasme, dans une décoction de têtes de pavots. Ce cataplasme fût arrosé avec un mélange d'eau de rose, de liqueur de saturne et de camphre, dissous suivant l'art. On réitérait le pansement trois fois par jour. Au cinquième jour, la partie présentait un ensemble qui indiquait déjà un commencement de résolution. La tumeur des paupières était flétrie, avait des rides, sa couleur était d'un violet foncé, etc. A cette époque le blessé retourna au cabaret, il y passa la journée presque entière, et une partie de la nuit sans se panser, il s'y enivra complètement. Le jour suivant il demeura au lit, mais aussi sans aucun pansement. L'inflammation prit de l'activité, la sensibilité s'exalta dans l'œil, les paupières opposées partagèrent l'irritation. Cet homme déjà âgé, accoutumé aux excès de tout genre, ne put renoncer à ses habitudes. Depuis l'année 1816, il a conservé les yeux rouges, larmoyans, les paupières engorgées, éraillées, et offre tous les signes d'une lésion devenue aujourd'hui incurable.

RAPPORT N.º 14.

Inflammation chronique des paupières, donnée pour le produit d'un agent externe.

Cet homme, de l'âge de cinquante ans environ, porte les paupières des deux yeux tuméfiées, rouges et enflammées ; les inférieures sont éraillées, et offrent une absence presque totale de scils. Les yeux sont larmoyans et un peu rouges pour leur sclérotique. Le malade déclare que cet état aurait été occasioné par des coups qu'il reçut avant-hier. Aucune ecchymose, aucune excoriation récente, enfin aucun signe particulier ne nous paraît justifier cette cause externe. Ayant interrogé cet homme sur sa profession et ses occupations habituelles, il a dit être palfrenier depuis onze ans, état qui nous paraît avoir déterminé cette lésion chronique des paupières et des yeux, qui du reste annonce par son ensemble qu'elle est ancienne et continue. D'ailleurs le dénommé ne porte aucun signe de lésion par cause externe. En foi de quoi, etc.

Nota. Le malade était porteur d'un certificat dénonciatif que lui avait délivré son chirurgien ordinaire, lequel admettait l'état des yeux et des paupières comme le résultat récent de voies de fait, et portait sur ces blessures un pronostic de vingt à vingt-cinq jours. D'après les observations que je lui fis, il retira sa plainte, et paya les frais faits jusqu'à ce moment.

RAPPORT N.º 15.

Contre-rapport sur des lésions des paupières par un agent contondant, etc., dans un cas où le chirurgien nommé par le juge de paix du lieu avait porté un pronostic de quarante jours alités.

Cette femme, paraissant d'une bonne santé, quoique maigre, est nourrice, et de l'âge de vingt-six à vingt-sept ans : je l'ai trouvée vaquant aux soins de sa maison. Visitée, elle m'a présenté les lésions suivantes : 1.º la paupière inférieure de l'œil droit porte dans sa moitié interne les restes de la résolution d'une ecchymose, seulement sensible aujourd'hui par une couleur jaune parsemée de petits points violets ou bruns.

2.º Des plaques d'un blanc rosacé se voyent sur tout le haut de la joue du côté opposé, et me paraissent être l'effet d'excoriations croûteuses ou sanguines récemment tombées, et dès-lors guéries.

3.º Le menton présente des marques à peine

sensibles d'une contusion avec ecchymose seulement. La peau de cette partie est d'une couleur jaune, qui paraît indiquer que la résolution de cette lésion s'achève.

4.º La partie moyenne postérieure du bras droit est le siége d'une lésion semblable, et au même point de terminaison par la voie de résolution.

5.º Au tiers externe de la partie moyenne de la cuisse droite, se remarque encore le siége d'une blessure de même nature.

6.º Cette femme rapporte que la partie inférieure et postérieure du tronc a été le siége d'un violent coup, suivi d'une tuméfaction noire; mais elle refuse par pudeur de la soumettre à notre inspection.

Le temps qui s'est écoulé depuis que ces lésions ont été reçues (c'est aujourd'hui le onzième jour), l'ensemble dans lequel je les trouve ne permettant pas de se former une idée précise, soit de leur figure et étendue primitive, soit de la cause particulière qui les a produites, je ne puis que déterminer par leur nature les causes générales dont elles sont l'effet; qui sont des agens contondans, et une cause déchirante pour la blessure de la joue, ce qui s'accorde d'ailleurs parfaitement avec la déclaration de la blessée, qui dit avoir été saisie avec violence par le bras et jetée sur des tonneaux.

La voie naturelle de guérison pour de pareilles lésions, celle qu'on devait prévoir pour baser le pronostic, enfin celle que la nature a prise étant la résolution, établissent un pronostic de dix jours, à compter de celui où les blessures ont été reçues.

En foi de quoi, etc.

Nota. Par le pronostic émis dans le rapport du chirurgien commis par le juge de paix de cet arrondissement cantonnal, le plus éloigné de tous ceux du ressort, l'affaire devenait de la compétence de la Cour d'assises, tandis que d'après la visite que je fis ensuite du réquisitoire de M. le Procureur du Roi, il fut reconnu qu'il ne s'agissait que de simples contusions qui n'exigeaient qu'un temps de traitement peu considérable, et que la guérison déjà opérée au moment de ma visite ne permettait plus aucun doute.

Il serait facile de multiplier les observations de cette espèce; mais, pour l'honneur de l'art, je n'en rapporterai que le moins possible, et seulement autant qu'il me paraîtra nécessaire pour inspirer une sage réserve aux hommes capables de semblables procédés, et pour mettre l'autorité en garde contre les rapports délivrés par des personnes dont elle ne connaît ni la capacité, ni la délicatesse.

DE L'ŒIL.

Les auteurs de pathologie chirurgicale, et M. Boyer notamment, observent que lorsqu'une blessure pénètre dans le globe de l'œil, qu'elle est petite ou le produit d'une simple piqûre, elle guérit promptement, et n'est suivie d'aucun dérangement dans la vue, à moins que son siége n'occupe le centre de l'iris, comme dans l'observation qui va être consignée sous le n.º 17. En pratique, comme dans le traité des maladies des yeux de Guérin, on voit que ces lésions se terminent généralement d'elles-mêmes au moyen de la réunion par première intension. L'art doit donc seulement s'appliquer à prévenir ou à modérer l'inflammation toujours active qui accompagne ces blessures, vient entraver la nature dans sa marche, et produit quelquefois des accidens qui amènent la désorganisation et la perte de cet organe.

Toute cause capable de produire la plus légère irritation sur la conjonctive, fait rougir l'œil en déterminant le sang à passer en plus grande quantité dans les vaisseaux capillaires, d'où résulte une véritable inflammation de cette membrane. Un coup porté sur cet organe excite des épanchemens sanguins dans le tissu cellulaire qui unit la conjonctive au globe de l'œil, ce qui produit une ecchymose réelle. Une substance ou un corps agissant par des propriétés, soit chimiques, soit physiques, peut occasioner, outre l'inflammation, des excoriations, des plaies, etc.; mais lorsque ces dernières n'ont point leur siége sur la cornée, et qu'elles sont bornées à la sclérotique, le pronostic en est simple, malgré les petites ulcérations dont elles sont quelquefois suivies. Il se borne à celui de la détersion, laquelle s'opère dans les premiers jours de la sortie du corps étranger, et la maladie guérit dans l'espace de temps requis pour la suppuration, pris depuis le jour de l'accident.

Mais si l'agent, tel par exemple qu'un plomb lancé par la poudre à canon, avait frappé l'œil avec beaucoup de force, quoique n'ayant point pénétré, alors la commotion peut se propager aux parties internes de cet organe, en rompre les membranes, et amener ce que l'on nomme la confusion des humeurs. Le cas soixante-huitième, consigné dans la collection d'observations cliniques de Marc-Antoine Petit, page 106 (1), m'en paraît un exemple d'autant plus propre à citer ici, que l'on voit que le coup de bouteille qui détermina la perte de l'œil droit avait seulement porté sur le sourcil, et que quinze jours après l'accident, l'œil gauche éprouva le même sort; que la pupille artificielle que forma cet opérateur habile n'obtint aucun succès, la confusion des parties et des fluides ayant irrévocablement privé ces organes de la vision.

Les plaies des yeux, produites par des instrumens dont une surface large ou étendue pénètre dans l'un de ces organes, sont presque immédiatement suivies de la perte de la vue pour le côté lésé. L'œil se vide alors, en sorte que dans ce dernier cas, non-seulement il y a infirmité absolue, mais encore une grande difformité que l'art seul peut

---

(1) Ouvrage posthume, publié par MM. Lusterbourg et Jobert, médecins à Lyon.

faire plus ou moins disparaître, en plaçant un œil de verre ou d'émail.

Du reste, les yeux, quoique doués d'une sensibilité exquise, et dès-lors d'un mode de vie très-actif, ne diffèrent point du type de guérison des blessures en général dans les lésions dont ils peuvent être le siége, et le pronostic à porter selon chacune d'elles ne varie point, ou du moins varie très-peu. Le traitement se réduit à prévenir l'inflammation de la partie, inflammation qui quelquefois, il est vrai, marche avec une rapidité inconcevable. Les saignées générales et locales, le régime anti-phlogistique, sont les moyens les plus efficaces. Des pansemens avec des compresses trempées dans une eau sédative, résolutive ou émolliente, suffisent en général comme base de tout traitement. Mais un soin important est de ne point laisser l'œil sain exposé à l'impression de la lumière et des corps extérieurs. Dans les lésions graves et dans celles où l'inflammation marche avec rapidité, et est accompagnée d'une douleur vive, on doit encore placer des compresses sur l'œil opposé. Par la correspondance intime qui existe entre les organes de la vie animale, il arrive que l'un d'eux ne cesse jamais ses fonctions sans augmenter le travail de l'organe du côté opposé, et que l'un ne peut être mu sans que son action ne se communique plus ou moins à celui qui complète son appareil.

Il est essentiel pour notre sujet de remarquer qu'aucune lésion par cause externe, n'est peut-être plus que celle des yeux, susceptible de montrer combien les affections locales, même les plus légères, se compliquent facilement avec les causes de maladies éloignées ou préexistantes; combien elles sont influencées par les circonstances dans lesquelles le blessé se trouve placé, par sa situation morale, ses habitudes, enfin par les variations brusques de l'atmosphère.

Dans ces lésions surtout, il est d'une grande importance de circonscrire avec exactitude, et dès le premier moment, tout l'effet qu'aura produit la cause de la blessure, afin de la juger seule, et de n'établir son pronostic que sur les seuls effets de la lésion. Lorsque l'on n'est appelé que plusieurs heures, ou même plusieurs jours après la blessure, on doit rappeler dans le rapport les moyens curatifs employés, y mentionner la docilité et la soumission du blessé; son état antérieur de santé ou de maladie; s'il était ou non sujet à des fluxions sur cette partie, etc. S'il existe des accidens quelconques, on s'appliquera à distinguer leur cause, à reconnaître s'ils sont les effets immédiats de la lésion, ou s'ils sont au contraire le produit d'une cause étrangère à la blessure. Je m'attache à reproduire ici ces principes généraux qui appartiennent d'ailleurs à toute espèce de lésion, et mes motifs se trouvent dans ce qu'offrent les ouvrages récens de médecine légale sur le pronostic des lésions des yeux. On lit dans le dictionnaire des sciences médi-

cales (1) : « Les lésions des organes des sens situés
» à la tête sont rarement mortelles, mais souvent
» elles ne peuvent être guéries sans dérangement
» de fonctions. Telles sont surtout les lésions de
» l'organe visuel. » M. Foderé reproduit à ce sujet
les mêmes idées que Devaux a consignées dans son
ouvrage (2) : « Le globe de l'œil, dit-il, est si près
» du cerveau et tellement pourvu de nerfs, qu'il
» ne peut être blessé, même très-légérement, sans
» faire éprouver au malade les plus vives douleurs,
» qui se propagent bientôt à l'autre œil et à toute
» la tête, et qu'on ne peut parvenir à calmer
» qu'avec beaucoup de peine et après un long et
» ennuyeux traitement. » Cet état d'une part n'appartient point aux blessures simples de l'œil; et de
l'autre, ce n'est rien dire pour la médecine légale,
ou plutôt, c'est abandonner à l'arbitraire du médecin aux rapports un pronostic toujours simple,
toujours certain. Cet assemblage de maux peut cependant exister, nous ne ferons pas difficulté de
l'avouer; mais il est dû à l'effet de plusieurs complications que le médecin légiste doit alors rechercher et établir. En effet, quoique l'œil soit éminemment sensible, toutes les blessures qui peuvent
affecter cet organe ont, de même que pour les
lésions des autres parties, une action déterminée.
Et qu'on ne pense pas que la lésion du tissu d'une

____

(1) Dictionnaire des sciences médicales, vol. 3, p. 203.
(2) Devaux, article 5, page 94.

partie

partie quelconque, donne nécessairement lieu à des désordres et à des irrégularités telles que paraît l'avancer l'auteur que nous citons. Dans les blessures, comme dans les altérations de la vie organique et dans les mutations de la vie animale, le développement est régulier. La maladie marche avec ordre, et la partie lésée emploie également et oppose avec méthode ses ressources pour les diriger vers la voie de guérison. Elle y parvient toujours sûrement et promptement, lorsque la cause a cessé d'agir et que rien ne l'entrave dans sa marche, toutes les fois que cette même cause n'a pas totalement anéanti le principe de vie dans la partie sur laquelle elle a porté un effet déterminé. En effet, la vie est répandue dans toutes les parties qui composent notre être, et on entend par ce mot le principe qui résiste à leur destruction. Or, cette résistance tend à rétablir promptement l'état local toutes les fois que la partie elle-même n'est pas entièrement désorganisée, et que des surcauses ne viennent pas entraver ou anéantir ses efforts.

Toutes les fois qu'on est dans le cas de visiter un individu, relativement à une lésion de l'œil ou des paupières, on doit se rappeler que, dans la classe ouvrière surtout, il est beaucoup de personnes qui portent des taches qui pourraient en imposer et faire croire à une cicatrice récente; qu'il en est d'autres chez lesquelles il existe des ophtalmies chroniques, inséparables, pour ainsi dire, de leur profession. Ainsi les palfreniers qui habitent constamment des écuries, le plus souvent peu aérées et sans égoûts, où règne une chaleur âcre produite par le fumier qui y séjourne, portent presque tous les paupières rouges et engorgées. Les vidangeurs continuellement exposés aux exhalaisons alcalines et méphytiques des fosses d'aisance, les chaufourniers, ceux qui brûlent le plâtre, ceux que leur travail expose constamment à l'action d'un feu vif, les lapidaires, les ivrognes, etc., sont particulièrement sujets à cette maladie; et l'on doit se tenir en garde lorsque les individus soumis à de semblables causes se présentent comme plaignans, afin de ne pas admettre ces effets comme le produit d'une lésion récente, et pour établir le pronostic avec équité.

La lésion de la sensibilité optique peut devenir une question de médecine légale. Dans les premiers jours, un individu placé dans un lieu très-obscur peut à peine distinguer ses membres ou l'étroite étendue de sa prison. Insensiblement sa vue devient assez perçante pour voir distinctement les plus petits objets; et si, après plusieurs années, on le retire de cet endroit ténébreux, il ne peut supporter la lumière du jour, qui porte alors sur l'organe de la vue des impressions douloureuses et peut déterminer l'ophtalmie. Cette métalopie ne demande que des précautions dans la transition d'un lieu à l'autre, pour rendre successivement à l'œil son premier type, et le mettre en état de recevoir et de soutenir les rayons de lumière.

L'orbite considéré actuellement sous le rapport

de sa proximité avec le cerveau, et surtout relativement à sa structure osseuse, peut, principalement
chez les nouveaux nés, livrer par sa paroi supérieure un passage facile à des corps piquans ou
tranchans, qui porteraient au cerveau des blessures
presque immédiatement mortelles. Ainsi l'on a vu
la mort survenir presque de suite par l'effet d'une
épingle ou de tout autre corps semblable placé entre
le bord supérieur de l'etmoïde et l'échancrure nasale
du coronal. Mais nous aurons à nous occuper plus
particulièrement de cette lésion, lorsque nous trai-
terons de l'infanticide. Dans les lésions par cause
externe qui pénètrent dans l'une des cavités orbi-
taires, la cause peut encore porter son effet sur le
cerveau en y déterminant des accidens toujours
graves; mais alors ils deviennent la maladie principale, et ce serait se livrer à des répétitions sans
nombre que d'en parler ici, puisque les vues du
praticien, comme celle du rapporteur, doivent se
porter sur la lésion du cerveau, et celle-ci baser son
pronostic. Je pourrais placer ici pour exemple la
belle observation de M. Cartier, relativement au
jeune Rozière, que j'ai moi-même pansé étant chirurgien interne de l'hôpital, si je voulais en donner
de tous les accidens dont est susceptible une lésion
pénétrante de l'orbite dans le cerveau. Elle fourni-
rait la preuve que quelque graves que puissent être
ces blessures, elles guérissent cependant quelquefois, et peut-être fort souvent, lorsque l'on n'a à
combattre que les accidens de la lésion, dégagés de

21.

surcauses étrangères. Mais comme je ne veux tirer d'observations que de mes propres rapports, il me suffit de renvoyer à l'intéressant ouvrage de ce praticien distingué (1).

RAPPORT N.º 16.

Lésion du globe de l'œil par un agent piquant et contondant.

Cette jeune fille, de l'âge de dix-huit ans, sans avoir une forte corpulation, paraît d'une constitution saine et exempte de l'action des vices généraux. Elle porte sur le centre de la cornée de l'œil droit, la cicatrice d'une plaie reçue, dit-elle, il y a quinze jours. Celle-ci paraît le produit d'un instrument piquant et contondant qui a été enfoncé sur l'iris, et s'est porté profondément en déterminant une déchirure de la cornée et de l'iris, dont il reste en ce moment une cicatrice étendue à toute la cornée, paraissant épaisse et irrégulièrement circulaire, et qui offre un vrai leucoma. L'œil ne paraît point altéré pour ses dimensions, et ne semble pas avoir été vidé pour ses humeurs. L'inflammation active qu'on nous dit avoir suivi immédiatement l'action de l'agent déterminant cette lésion, et qui a été l'extrémité pointue d'une flèche en bois, lancée par

____

(1) Précis d'observations de chirurgie faites à l'hôpital de Lyon, page 26 (1802).

une arbalête ou arc d'enfant, est arrivée à sa terminaison par résolution.

L'étendue de cette cicatrice sur toute la prunelle,
les adhérences probables de l'iris ou ses déchirures,
ainsi que l'épaisseur et l'irrégularité de ce leucoma,
font penser que cette cicatrice ne pourra jamais devenir transparente, et permettre la transmission des
rayons de lumière pour cet œil, ce qui laisse
craindre pour cet organe une infirmité absolue. On
doit néanmoins tout tenter et espérer du temps, des
moyens convenables à amincir la cicatrice, enfin
de l'opération propre à déterminer une pupille artificielle.

En foi de quoi, etc.

RAPPORT N.° 17.

*Lésion du globe de l'œil par un agent coupant et
déchirant.*

Cet enfant, de l'âge de six ans à peu près, porte
sur le haut du nez une excoriation transversale à
toute son étendue, paraissant bornée à la peau sur
laquelle elle forme une section linéaire. L'agent qui
a déterminé cette lésion paraît s'être immédiatement
porté sur la partie moyenne du globe de l'œil droit,
où il s'est enfoncé en déchirant les membranes de
cet organe et en vidant ses humeurs. La nature de
cette lésion récente, et surtout de celle du nez, indique qu'elle est le produit d'un agent piquant et

déchirant, tel qu'une pierre à angle, un morceau de brique, de vaisselle, comme le déclare l'enfant blessé, lequel agent aurait été lancé obliquement de gauche à droite. Le siége de cette lésion sur un organe des sens, sa nature, son étendue, la profondeur dans laquelle l'agent paraît avoir pénétré ou agi, tout indique une lésion grave qui laisse fortement craindre une infirmité absolue. Cependant l'excessive exaltation de la sensibilité de cet œil, la forte contraction des paupières qu'elle détermine, et les accidens qui pourraient survenir par l'effet d'une inspection trop minutieuse, mais nécessaire pour déterminer le degré de gravité de cette lésion, me forcent à renvoyer à dix jours pour pouvoir donner un pronostic certain, d'après une seconde inspection. En foi de quoi, etc.

RAPPORT N.º 18.

Second rapport sur la même lésion, qui sera suivie d'infirmité absolue.

Cet enfant porte encore aux paupières et à l'œil droit une inflammation; mais celle-ci est bien moins active que lors de notre première visite. Elle permet aujourd'hui de reconnaître que l'agent vulnérant indiqué par notre précédent rapport a pénétré dans la partie interne de la pupille, pour se diriger obliquement de dedans en dehors et d'avant en arrière dans toute l'étendue de cette pupille, sous laquelle il existe une cicatrice dont on ne peut préciser au juste l'étendue dans la profondeur de cet œil. Celui-ci vide, paraît très-petit et très-difforme. L'ensemble dans lequel je l'observe me fait penser qu'il est irrévocablement perdu pour la vision, du moins en ce qui concerne la distinction des objets. L'autre œil tenu fermé par une main, et passant les doigts près de celui qui est malade, on remarque un clignotement et des contractions des paupières qui autorisent à penser qu'il est encore apte à recevoir une certaine impression des rayons de lumière. Du reste, l'inflammation qui occupe encore ces parties, nécessite la continuation des moyens judicieusement employés, pendant encore environ douze jours. Et nous devons noter que l'infirmité sera accompagnée d'une difformité très-grande.

En foi de quoi, etc.

———

DU NEZ.

La direction et la force avec lesquelles un agent externe peut se porter sur le nez, une chute même sur cette partie, peuvent déterminer des fractures dans lesquelles tout cet organe est quelquefois, si l'on peut s'exprimer ainsi, à peu près enseveli dans les fosses nasales. Alors, le premier secours à donner au blessé est de relever cette partie, ce qui s'opère facilement par un corps solide quel qu'il soit, mais dont la figure et l'étendue répondent à la partie. On introduit ce corps dans les fosses nasales, et on relève par son moyen les parties affaissées, jusqu'à ce qu'elles soient ramenées à leur position naturelle, dans laquelle on les maintient par des bourdonnets de charpie placés autour d'une canule propre à entretenir la liberté de la respiration. Ce traitement trouve un terme dans ce que nous avons établi par notre tableau des blessures.

Les lésions simples du nez n'offrent point d'autres considérations que celles des différentes parties de la face. Pour toutes, il faut, autant que possible, avoir égard à la régularité et chercher dès-lors des cicatrices linéaires. L'absence, ou du moins le peu de tissu cellulaire que possède cette partie, ne la rend pas susceptible de beaucoup de suppuration, et la terminaison presque unique, pour les blessures simples qui y surviennent, s'opère par la résolution et la réunion.

Les blessures violentes portées sur le nez, celles surtout dont le siége est placé sur la racine de cet organe, donnent souvent lieu aux accidens les plus graves du côté du cerveau ; mais dans ce cas, ces mêmes accidens deviennent la maladie principale. J'ai vu des chutes sur le nez être immédiatement suivies de la mort.

On doit réunir toutes les plaies du nez, même celles qui sont contuses, et il est de règle de réappliquer le bout du nez, eût-il même été complètement séparé. Il ne faut donc point y manquer lorsqu'il tient encore par l'une de ses parties molles, quelque peu étendue que soit celle-ci. Cette réunion est, suivant les auteurs de pathologie, le moyen le plus sûr pour arrêter l'hémorragie.

S'il arrivait que partie, ou même la totalité de cet organe fût emportée, on sent bien qu'il en résulterait une infirmité absolue, laquelle, outre une laideur hideuse, entraînerait les conséquences les plus graves, soit pour la prononciation des sons, soit pour le sens même de l'odorat, qui ne serait que très-peu préservé par un nez artificiel, de quelque matière qu'il fût formé. A moins toutefois qu'on ne veuille donner le nom de nez au moignon informe qu'on pourrait y substituer par le procédé de Tagliacotius, décrit dans une lettre qu'il écrivait vers la fin du XVI.e siècle à Mercurialis, professeur à Padoue, et dans laquelle il traitait de la restauration du nez. Il en est encore fait mention dans un ouvrage qu'il fit imprimer peu après. Ce procédé fut mis en pratique dans la Sicile par Branca et Balthasar Pavonne, à Bologne, par Tagliacotius et Brantius; mais Celse avait déjà parlé de cette substitution nasale, et Guy de Chauliac traite de ridicules causeurs ceux qui croient à la possibilité du succès d'une pareille opération. Quoi qu'il en soit, je terminerai cet article avec Devaux (1), par ce que rapporte Vanhelmont dans son traité de la guérison magnétique des plaies.

Un particulier de la ville de Bruxelles ayant eu le nez coupé dans un combat, alla en Italie trouver

---

(1) L'art de faire les rapports en chirurgie, page 108.

Tagliacotius, pour qu'il lui fît un nez; et ne voulant pas souffrir l'incision qu'il aurait fallu faire à son propre bras, il traita avec un crocheteur, qui, au moyen d'une somme convenue, consentit que l'on prît dans le sien la matière d'un nouveau nez. Mais treize mois ou environ après le retour du particulier à Bruxelles, ce nouveau nez, enté sur les vestiges du premier, se refroidit subitement, et quelques jours après tomba en pourriture. La cause d'un pareil changement fut curieusement recherchée, et il se trouva que le crocheteur qui avait fourni la matière de cet organe était mort dans le même temps que le nez s'était refroidi.

C'est bien là, je crois, ou jamais, le cas de dire : Qui veut trop prouver ne prouve rien.

RAPPORT N.° 19.

Lésion du nez par un agent contondant.

Cet homme, de l'âge de vingt-quatre à vingt-cinq ans, et d'une bonne santé, porte sur la partie supérieure du nez les effets d'une violente contusion, suivie de l'ecchymose de tout cet organe. Cette lésion m'a paru être le simple produit d'un coup de poing, qui a été accompagné, d'après ce que déclare le blessé, d'un grand éblouissement, mais non porté jusqu'à la perte de connaissance, ce qui fait penser qu'il y a eu ébranlement du cerveau. Cette lésion a été immédiatement suivie d'un saignement très-considérable par le nez. Du reste, depuis trente-six heures que le dénommé a été blessé, il ne s'est présenté aucun autre indice qui puisse faire redouter des accidens consécutifs, et, pour le moment du moins, tout paraît devoir se baser sur la terminaison par résolution que prendra cette lésion, et être dès-lors borné à dix jours d'un traitement local, pendant lesquels on devra toutefois employer les moyens généraux propres à prévenir les accidens qui suivent souvent les lésions cérébrales.

En foi de quoi, etc.

RAPPORT N.º 20.

Contusion du nez avec fracture des os propres.

Cet homme, de l'âge de cinquante-huit ans environ, porte sur la voûte du nez les effets d'une violente contusion accompagnée de fracture des os propres de cette partie, et d'une plaie située à l'extrémité presque supérieure de l'os carré, du côté droit. Celle-ci, irrégulièrement circulaire, est de très-peu d'étendue. En plaçant le doigt à l'extrémité osseuse du nez et appuyant légérement sur cette partie, on reconnaît la fracture, qui d'ailleurs paraît sans déplacement. Cette lésion est le produit d'un coup violent porté par un agent contondant, que le blessé dit être un tabouret de cabaret. Une hémorragie considérable a eu lieu, un étourdissement sans évanouissement s'est aussi présenté, à ce que déclare le dénommé; mais dans ce moment où je le visite, tout paraît devoir se borner à l'état local, et, s'il ne survient aucun accident, la guérison de la plaie que nous venons de décrire aura lieu par la suppuration, ce qui base un pronostic de dix-sept jours de traitement, dans le cours desquels disparaîtront diverses égratignures et contusions légères qu'a reçues le même individu.

En foi de quoi, etc.

RAPPORT N.º 21.

Lésion des cartilages du nez par un agent tranchant.

Ce jeune homme porte à la partie antérieure du nez, du côté droit, une lésion qui divise obliquement de haut en bas, et d'arrière en avant, toute la partie antérieure des cartilages du nez de ce côté, et forme une solution qui, de cette partie, se porte dans la narine de ce côté, et se termine par une plaie sur la lèvre supérieure, près de sa partie moyenne. La nature, la figure et l'étendue de cette lésion, ainsi que ce que nous déclare le blessé, nous laissent certain qu'elle a été le produit d'un coup de sabre. La juxta-position que j'ai opérée de ses bords, les emplâtres agglutinatifs que j'ai appliqués pour les maintenir rapprochés, enfin un bandage approprié à la figure de la partie, ne me laissent

aucun doute que cette lésion ne soit guérie au quatrième jour, si le malade est soumis et garde le
repos. Il devra seulement alors aider à confectionner
son traitement, en appliquant un morceau de taffetas d'Angleterre sur la cicatrice encore tendre qui
en résultera ; on doit noter cependant que cette cicatrice ne s'effacera jamais totalement.

En foi de quoi, etc.

RAPPORT N.º 22.

*Lésion du nez par une chute, suivie d'une mort
immédiate.*

Nous avons trouvé cet homme, âgé de soixante
et dix à soixante-douze ans, étendu mort, la face
appuyée sur le sol dans un large caillot de sang
(ce sol est en dales de pierres larges). Il était tout
vêtu, et ses habits n'ont rien présenté qui méritât
d'être noté. Les membres supérieurs étaient étendus et les mains placées au-devant du bassin. Ce
cadavre, sans aucun signe de putréfaction, était
cependant froid et avait ses membres dans une roideur cadavérique.

L'ayant retourné, nous avons vu que le nez était
tout fracturé, avec enfoncement et esquilles de ses
os, comme aussi avec applatissement de l'ensemble
de cette partie. La bouche nous a paru saine et ne
rien offrir à noter.

Ayant fait mettre ce cadavre nu, nous avons

observé que sa surface externe ne présentait absolument aucun signe de lésion par cause externe.
Dans cet état, le cadavre a été porté au dépôt des
morts, où demain, en conformité de la réquisition
que nous transmet M. le commissaire susdénommé,
il sera procédé à son ouverture.

En foi de quoi, etc.

RAPPORT N.º 23.

Ouverture du cadavre mentionné au précédent rapport.

Ce corps présente un commencement de putréfaction générale, indice certain de la mort. La
surface externe, visitée de nouveau, n'offre rien à
ajouter à notre rapport d'hier.

Des incisions faites sur la région nasale, et les
parties molles disséquées ont fait voir qu'outre les
fractures des os propres, l'épineuse du coronal et
cet os lui-même, pour son échancrure nasale,
étaient le siége de lésions semblables. Ayant enlevé
le cuir chevelu et le péricrâne, ils ne nous ont rien
montré qui puisse faire présumer l'action d'une
cause externe. Leurs os se sont montrés sans fracture et dans l'état naturel. Mais après avoir enlevé,
au moyen de la scie, la voûte osseuse du crâne,
nous avons observé que pour la partie moyenne
antérieure de la base du crâne, il existait un décolement des membranes du cerveau, et que le
corps de l'os etmoïde était fracturé dans toute son

étendue pour la partie gauche, son apophyse crista-galli séparée par une fracture de l'ensemble de cet os, et d'une partie du coronal, ce qui avait facilité le décolement des membranes ci-dessus décrit. Nous avons observé que l'hémorragie nasale observée paraissait être provenue par ce point où un caillot large, du poids de deux onces et plus, remplissait le vide existant par le décolement des membranes. Celles-ci ne présentaient aucune déchirure, mais ouvertes, elles ont fait voir qu'entre elles et le cerveau il existait un épanchement considérable. Le cerveau paraît affaissé dans sa substance et avoir un défaut de consistance; ses ventricules et le cervelet n'ont rien offert.

Le cou disséqué n'a absolument rien montré.

Les parois antérieures du tronc enlevées nous ont montré, 1.º l'appareil digestif pris dans son ensemble, puis observé viscère par viscère, ayant leur état naturel pour leurs propriétés de tissu, leur connexion et la couleur de leurs parois. Seulement l'estomac était développé par des substances alimentaires presque pulpeuses par l'effet de la digestion, et laissant reconnaître, par la couleur et l'odeur, qu'elles étaient mêlées à beaucoup de vin et à des liqueurs spiritueuses, de manière même que, quoique l'ivresse soit relative à l'habitude qu'a l'individu de faire usage de boissons spiritueuses, et à la force avec laquelle il les supporte, on peut néanmoins établir que cet homme devait être ivre au moment de sa mort.

Le foie et sa vésicule, ainsi que la rate, n'ont rien présenté. Les reins, la vessie et l'appareil des organes de la génération étaient dans l'état naturel.

L'ensemble des organes de la respiration n'a rien montré. Seulement, le poumon droit était adhérent dans toute sa partie antérieure. Le cœur était petit et vide pour toutes ses cavités.

D'après cette autopsie, on ne peut pas douter que la mort de.... n'ait été le produit immédiat, et au-dessus de tout secours, de la lésion nasale et cérébrale décrite ; et toutes les circonstances recueillies jusqu'à ce moment portent à penser qu'elle a été déterminée par une chute accidentelle, l'individu étant dans un état d'ivresse.

En foi de quoi, etc.

RAPPORT N.º 24.

Plaie contuse de la bosse nasale, et autres lésions suivies de mort immédiate.

Je me suis de suite transporté au cimetière de...., où étant arrivé sur les.... heures de ce jour..., M. le Procureur du Roi pour l'arrondissement de Lyon, étant réuni à M...., l'un des juges d'instruction criminelle, et aux autorités locales, ces magistrats ont ordonné l'exhumation du cadavre d'un homme trouvé mort le..., dans le fenil de l'auberge de... Cette exhumation faite, j'ai immédiatement procédé à la visite et à l'ouverture de ce cadavre, en présence des personnes

personnes susdésignées, ce qui me met dans le cas d'affirmer ce qui suit :

Le cercueil qui renfermait ce corps a été placé sur une table, puis décloué, et le linceul qui l'enveloppait décousu, ce qui nous a laissé voir le cadavre d'un homme dont la figure et toute la tête étaient couvertes de sang. La putréfaction n'était pas encore bien grande. J'ai aussitôt lavé soigneusement les parties, j'ai ensuite rapproché les bords des plaies dont il sera parlé, et ce corps a été représenté au nommé...., prévenu de l'avoir assassiné, ainsi qu'à diverses personnes appelées pour le reconnaître. J'ai ensuite recueilli les signes physiques suivans, comme propres à fixer son identité.

Ce cadavre a appartenu à un homme de la taille de cinq pieds deux pouces, d'une forte corpulence, d'une figure ronde, pleine, portant une barbe noire fournie, de petits yeux, les dents antérieures affectant une direction légérement oblique de dedans en dehors et de droite à gauche. Leur couleur noire laisse reconnaître que cet homme a depuis longues années l'habitude de fumer. Son ensemble fait présumer qu'il était de l'âge de trente à trente-deux ans, d'un tempérament sanguin, dès-lors gai et jovial. Du reste, la surface de ce cadavre ne nous a fait apercevoir aucune cicatrice ou marque particulière.

La surface externe du tronc et celle des extré-mités ne nous a présenté aucun signe de lésion par cause externe ; la tête seule en était le siége.

Sur celle-ci nous avons reconnu, 1.º à l'os de la pommette du côté droit, une plaie contuse bornée aux parties molles, ayant une étendue de deux pouces à peu près sur moins d'un pouce de largeur, affectant une direction transversale et un peu oblique à l'axe du corps. Cette blessure paraît avoir été le produit d'un corps contondant, agissant consécutivement sur ce point par la même force avec laquelle cet agent a été porté sur la base du nez, où il a produit un enfoncement avec fracture des os de cette partie, des apophyses montantes des maxillaires supérieures, de l'échancrure etmoïdale et de la bosse nazale. Cette lésion à peu près carrée dans l'étendue de deux pouces, suivie d'enfoncement, paraît, par sa figure, son étendue et sa nature, être le produit d'un corps agissant avec une surface carrée, tel qu'une massue ou autre semblable, et ayant été dirigé un peu obliquement de droite à gauche, et de bas en haut, pour occasioner, outre cette lésion, celle dont nous avons parlé plus haut.

L'arcade surcilliaire droite offre une lésion par cause externe, dont l'étendue, la figure et la direction répondent à celles de la blessure du nez, et indiquent que l'une et l'autre sont le produit de la même cause. Celle-ci s'est bornée à produire l'écrasement de la portion du coronal qui forme la bosse de ce nom, et a porté en partie dans l'orbite de ce côté.

Après avoir noté ces lésions, j'ai enlevé avec soin

tout le cuir chevelu par une incision circulaire. Le péricrane emporté dans toute son étendue, a détaché presque tout le coronal, les pariétaux et la portion verticale de l'occipital. Ces os sont tombés d'eux-mêmes par l'effet de plusieurs fractures qui les divisaient en divers fragmens. La portion latérale gauche du coronal est seule restée.

Les membranes du cerveau étaient affaissées sur cet organe, où elles formaient dans toute leur étendue des plis ou rides. Leur partie antérieure moyenne était déchirée par des esquilles ou portions d'os fracturés. L'étendue de cette division pour les méninges, et la figure qu'offrait cette déchirure, était celle d'un écu de six livres à peu près.

Ces membranes ouvertes, nous avons vu que l'ensemble du cerveau était affaissé et recouvert par du sang ; que la portion antérieure de l'hémisphère droit était dans un état de comminution, et mêlé à des esquilles dont on trouvait des portions jusque dans le corps calleux. Ses ventricules présentaient un épanchement de plusieurs cuillerées de sang provenu des vaisseaux du plexus choroïde, qui était déchiré dans ses deux points antérieurs. Toute la substance du cerveau et celle du cervelet étaient gorgées par des bulles d'un sang rouge.

Le cou disséqué n'a rien montré qui soit digne de remarque.

Les parois antérieures du tronc enlevées ont montré,

Pour le ventre : L'ensemble des organes de la

digestion sain et sans changement de couleur. L'estomac était développé par des gaz et contenait des substances alimentaires non digérées, qui nous ont paru être du pain, du fromage et du vin, mais celui-ci n'y était pas en quantité remarquable.

Le foie, la vésicule biliaire étaient sains, et cette dernière peu gorgée d'une bile ayant sa consistance et sa couleur naturelle. La rate, les reins, la vessie et les organes de la génération n'ont rien présenté qui mérite de fixer l'attention.

Les poumons étaient très-développés, quoique la poitrine nous ait paru dans l'état d'expiration. Le cœur était vide pour toutes ses cavités, ainsi que les vaisseaux qui appartiennent à ce centre de la circulation.

D'après cette autopsie cadavérique, je reste certain que la mort a été l'effet immédiat de la blessure nazale et coronale ci-devant décrites, et que celle-ci était au-dessus de tous les secours, même les plus prompts. Comme aussi, par l'état particulier des lésions observées sur ce cadavre, je suis fondé à penser qu'elles sont le produit d'un seul agent, tel que bâton ferré ou massue, lequel ayant agi dans une seule direction, laisse aussi présumer qu'il n'a été dirigé que par un seul individu. Cet instrument, d'après les blessures, paraît avoir une surface d'un carré long, et seulement de deux pouces d'étendue sur un de largeur environ. Il paraît également avoir agi, la tête de cet homme étant fixée sur un point solide et résistant, tel que

serait le sol; ce qui semble démontré par la multiplicité et par l'étendue des fractures observées.

En foi de quoi, etc.

DE L'OREILLE.

COMBIEN il est difficile d'établir un pronostic en
médecine légale-pratique, lorsque, compulsant les
traités de cette science, on vient à rapprocher les
sentimens, les observations des auteurs, et qu'on
tente de les accorder avec ce qu'ont écrit les maîtres de la chirurgie française dans son état actuel !
Par exemple, dira-t-on avec M. Foderé (1) : « On
» conçoit aussi que le retranchement complet de la
» conque auriculaire nuirait singulièrement au sens
» de l'ouïe ; car ceux qui sont ainsi mutilés n'en-
» tendent que confusément, s'imaginent avoir tou-
» jours aux oreilles le bruit d'une rivière ou le chant
» de la cigale, par le défaut d'une cavité assez pro-
» fonde pour réunir tous les rayons sonores et les
» conduire à l'oreille interne. »

D'après l'auteur, cet état constitue une infirmité
absolue, et l'avocat du plaignant, s'appuyant sur une
pareille autorité, se croira fondé à réclamer des dommages proportionnés. D'un autre côté, le défenseur
de l'accusé s'étayant, avec plus de raison peut-être,
sur la nosographie chirurgicale de M. Richerand,

---

(1) Page 317.

présentera au Tribunal l'avis de cet auteur, consigné à la page 122. Voici comment il s'exprime : « Le » pavillon de l'oreille, véritable cornet acoustique, » propre à rassembler les rayons sonores, peut » être enlevé sans que la surdité en soit une suite. » L'ouïe seulement est un peu plus dure pendant » les premiers jours qui suivent son ablation. Peu » à peu cette dureté se dissipe, et l'accroissement » de la sensibilité nerveuse suppléant à l'imperfec- » tion de l'appareil organique, l'oreille recouvre » entièrement sa finesse. »

Dans ce conflit d'opinions, le Tribunal justement embarrassé, et ne pouvant reconnaître par lui-même l'accord qui existe entre l'avis de M. Richerand, la physiologie et l'observation pratique, sera peut-être entraîné par la haute réputation que M. Foderé s'est acquise dans les sanctuaires de la justice, et la vérité succombera sous la prévention.

On pourrait en dire autant d'un très-grand nombre de questions qui, portées devant les tribunaux, de-viennent la matière de consultations médico-légales, et sont, pour les jurés comme pour les juges, une source inépuisable de doutes et d'incertitudes dont le résultat, le plus souvent favorable au crime, n'est pas moins nuisible que honteux pour la science. Combien n'est-il donc pas à désirer qu'un ouvrage adopté par le gouvernement, reçu par les tribu-naux, et prévoyant toutes les espèces de questions possibles, détermine enfin d'une manière invariable leurs divers pronostics, soit pour le temps fixe de

traitement, soit pour les lésions mortelles en elles-
mêmes, soit enfin pour ce qui doit être considéré
comme infirmité relative, temporaire ou absolue.
Alors on verrait disparaître réellement l'arbitraire
des hommes de l'art ; l'avocat aurait moins d'influence ; les juges eux-mêmes, dégagés de toute
prévention, régleraient le sort de l'accusé ou les
dommages du plaignant d'après des bases certaines
et nécessairement plus équitables.

Dans le cours de 1817, je vis au parquet de
MM. les juges d'instruction criminelle un officier
de cavalerie, qui, dans une mêlée, avait éprouvé
l'ablation de l'oreille externe droite. Quoique cette
ablation fût complète, le même militaire ne paraissait nullement gêné dans l'exercice du sens de l'ouïe.
Je lui demandai s'il entendait aussi facilement d'un
côté que de l'autre, et sa réponse très-affirmative
me confirma l'exactitude de ce que M. Richerand
annonce dans le passage que nous avons rapporté
plus haut. Peut-être pourrait-on reprocher à Devaux
de n'avoir pas suffisamment circonstancié le rapport
qu'il offre page 113 de son ouvrage, du moins quant
à l'audition. Mais si l'infirmité qu'il semble prévoir
est aujourd'hui une erreur en chirurgie, on doit
toutefois, et eu égard au temps où il écrivait, reconnaître la sagacité de cet auteur dans le doute
qu'il laisse entrevoir.

Pour fixer actuellement la question, autant qu'il
est permis, d'après les connaissances acquises, voici
ce que je crois pouvoir établir sur les lésions de

l'oreille externe. Toutes les fois que la conque de l'oreille aura été emportée, même totalement, par un agent coupant, sans qu'il ait été possible de conserver la partie au moyen de quelque lambeau, j'admettrai que la lésion guérira sans infirmité relative au sens de l'ouïe. Mais si l'oreille externe avait été emportée par une cause contondante qui en désorganisât les cartilages par une contusion avec attrition; si surtout les effets de cette cause avaient excité une commotion de l'oreille interne, suivie d'une suppuration plus ou moins longue, je penserai alors que la lésion pourra entraîner la surdité et amener une infirmité absolue. Néanmoins on devra encore être très-circonspect sur l'admission de cette infirmité, parce qu'elle ne se présente sous aucun signe sensible et certain. L'observation consignée page 218, prouve jusqu'à l'évidence combien il est facile dans ces sortes de pronostics de favoriser la fraude, même sans s'en douter.

Du reste, les plaies se comportent pour les cartilages des oreilles comme pour les autres parties. La réunion par le moyen des agglutinatifs ou d'aiguilles portées dans le cartilage, nonobstant l'avis des anciens chirurgiens, terminent les lésions de cette partie lorsque l'agent en a divisé la substance. Les résolutifs doivent être employés pour les contusions, et les émolliens pour les plaies qui doivent suppurer. Les blessures de l'oreille se guérissent ainsi dans les délais marqués, pour ces diverses terminaisons, par le tableau général.

(345)

Mais doit-on considérer comme mortelle l'inflammation active de l'oreille interne à la suite d'une lésion produite par un agent externe quelconque, lorsque celui-ci a borné son effet à un état local sans en rien transmettre au cerveau ou à ses dépendances? Je ne le crois pas. Cependant on a vu périr promptement des malades à la suite d'une inflammation de l'oreille interne : j'en ai eu moi-même un exemple dans ma pratique, chez une dame respectable, pour laquelle j'avais réuni en consultation MM. Colomb, docteur-médecin, et Bouchet, chirurgien en chef du grand Hôtel-Dieu de cette ville. M. Foderé rapporte aussi avoir traité un limonadier du cours de Marseille, « qui courut un grand danger après s'être fait » percer les oreilles et y avoir adapté un plomb. Il » en résulta une grande inflammation qui se pro- » pagea sur toute la tête, et produisit un délire fré- » nétique qu'il fallut combattre par d'abondantes » saignées. Mais, ajoute l'auteur, cet homme avait » une diathèse érésipélateuse ; autrement ces cas » sont assez rares. » Je dirai plus : ils n'arrivent jamais sans une complication individuelle ou accidentelle. On peut à cet égard consulter l'opinion des auteurs, et notamment MM. Boyer et Sabattier, sur ce qui arrive à la suite des corps étrangers portés dans l'oreille (1). Leur présence y occasione des douleurs très-vives ; mais une fois retirés, le malade guérit promptement.

____

(1) Boyer, sixième volume, pages 12 et 13.

RAPPORT N.º 25.

Lésion de l'oreille externe par une cause conton-
dante.

Cet homme porte une violente contusion, qui occupe le tiers supérieur de l'oreille externe gauche. Cette partie, tuméfiée et noire, présente un état d'écrasement qui paraît affecter une direction presque horizontale d'avant en arrière, en formant sur la partie une dépression ou gouttière ayant moins d'un pouce d'étendue sur huit à dix lignes de largeur. La figure de cette lésion, son étendue et sa nature, me font penser qu'elle est le produit d'un coup de bâton porté avec la plus grande force. Le blessé nous déclare que, sans avoir perdu connaissance ni être tombé sous le coup, il a éprouvé un fort étourdissement, et que depuis ce moment, qu'il reporte à environ trente heures, il ressent un bourdonnement dans l'oreille, sans néanmoins que celle-ci ait donné du sang par le canal auditif. Dans cet état, je conseille à ce blessé d'entrer à l'hôpital pour y recevoir les soins qu'exige sa lésion, qui se terminera par la suppuration dans le cours de dix-sept jours, mais qui pourra être suivie de perte de substance et de difformité de la partie, ce qui du reste ne présenterait aucun préjudice pour l'audition des sons.

Si la terminaison naturelle de cette lésion était entravée dans sa marche par des accidens, ce qui au surplus ne paraît pas probable, puisque aucun signe de lésion du cerveau ne s'est présenté, à l'exception de l'étourdissement; alors ces accidens exigeraient un nouvel examen.

En foi de quoi, etc.

RAPPORT N.º 26.

Lésion de l'oreille externe par un agent déchirant.

Cette femme porte à l'oreille externe droite plusieurs excoriations avec déchirement du lobe, produit par une boucle d'oreille qui a été arrachée. Cette lésion simple exige une juxta-position des lèvres de la blessure, laquelle, maintenue pendant quatre jours, opérera une réunion par première intension.

En foi de quoi, etc.

RAPPORT N.º 27.

Ablation de l'oreille externe.

Cet homme présente toute l'oreille externe gauche emportée par un agent tranchant, qui a seulement laissé autour du conduit auditif des portions irrégulières et de peu d'étendue du cartilage de la conque. Les bords de cette lésion sont engorgés et un peu mâchés ou contus, et déjà pris de suppuration, quoiqu'il n'y ait que deux jours à peu près que la section a eu lieu. La nature de cette lésion, son siége et son étendue, ainsi que sa figure, indiquent qu'elle est le produit d'un coup de sabre ; et c'est aussi ce que déclare le blessé. Sa terminaison aura lieu par suppuration, et dès-lors elle base un temps de traitement de dix-sept jours. Mais la question importante est de déterminer si cette blessure sera ou non suivie de la perte de l'ouïe. Déjà un avis pour l'affirmative a été donné, et l'on s'est fondé sur l'autorité d'un grand nom en médecine légale. Cependant je ne balancerai pas à présenter la négative, en étayant mon pronostic de mon observation et du passage suivant, extrait de la nosographie chirurgicale.

« Le pavillon de l'oreille, véritable cornet acous-
» tique, propre à rassembler les rayons sonores,
» peut être enlevé sans que la surdité en soit une
» suite ; l'ouïe seulement est un peu plus dure pen-
» dant les premiers jours qui suivent son ablation.
» Peu à peu cette dureté se dissipe, et l'accroisse-
» ment de la sensibilité nerveuse suppléant à l'im-
» perfection de l'appareil organique, l'oreille re-
» couvre entièrement sa finesse. »

Du reste, cet avis me paraît d'autant plus fondé ici, que l'oreille interne n'a nullement souffert de cette lésion.

En foi de quoi, etc.

RAPPORT N.º 28.

Lésion de l'oreille externe par un agent conton-
dant, compliquée d'érésipèle.

Cette femme porte l'oreille externe droite déchirée pour son lobe, et présentant diverses excoriations sur la conque et au-devant de cette partie,
qui est aussi le siége d'une ecchymose, effet d'un
violent coup de poing qui, d'après ce qu'on nous
rapporte, a brisé l'anneau que portait cette femme,
et ce que paraît d'ailleurs confirmer la nature de
ces lésions. Toute l'oreille externe et les tégumens
de la face de ce côté, sont pris d'une rougeur inflammatoire en ce moment (quatrième jour de l'accident). Cette femme a de la fièvre avec frisson, de
l'insomnie avec délire, une prostation de forces. La
peau est sèche et brûlante, le pouls petit et irré-
gulier, mais ses pulsations sont très-accélérées. La
langue présente sur toute sa surface un enduit jaunâtre et épais, la malade a une soif très-vive. Cet
état, qui a débuté cette nuit par une douleur intense
dans l'oreille de ce côté, constitue une complication
étrangère à la lésion, qui, dans le cas où cet accident ne serait pas survenu, aurait été guérie par la
réunion par juxta-position, et la résolution de la
contusion opérée, dans un espace de dix jours. La
maladie accidentelle, effet d'une cause individuelle
ou acquise, exige le traitement des érésipèles, et

dès-lors j'ai prescrit l'application de sinapismes aux pieds et aux cuisses, du coton trempé dans le laudanum liquide et placé dans l'oreille, l'émétique et consécutivement une tisane acidulée, ce qui doit être immédiatement mis en usage. J'ai aussi fortement recommandé qu'on appelât dès ce soir le médecin ordinaire de la dénommée. Au surplus, le pronostic de cet état paraît simple, et on peut espérer que, par des moyens judicieusement administrés, la maladie se terminera dans son délai ordinaire de neuf à dix jours, comme l'observe le professeur Pinel.

En foi de quoi, etc.

RAPPORT N.º 29.

Contusion de l'oreille externe, suivie de suppuration par le conduit auditif.

Cet homme était alité; il paraît de l'âge de vingt-six ans environ, d'une constitution frêle, portant le teint pâle, sans offrir néanmoins aucun signe sensible d'une lésion organique chronique quelconque, ou de l'un des vices généraux. Il avait la peau moîte, la langue peu altérée et seulement blanchâtre; la figure et les yeux étaient abattus; le pouls régulier, mais un peu élevé, était plein, quoique le malade eût déjà subi deux saignées de bras, ce que prouvent les plaies récentes qu'il y porte. Il a la tête ceinte d'un bandeau méthodiquement placé, pour maintenir un appareil existant sur l'oreille externe gauche. Informé que notre confrère *** donne des soins au dénommé, mais qu'il est absent en ce moment; instruit également de la nature et du siége de la lésion, certain qu'elle ne peut en aucune manière être aggravée par notre visite, j'ai levé l'appareil, lequel m'a fait voir que le dénommé porte sur le centre à peu près de l'oreille externe gauche, les effets d'une violente contusion avec écrasement des cartilages. Cette lésion, reçue depuis six jours, est noire, et recouverte d'un pus fétide et sanguinolent. Elle s'étend depuis le devant du conduit auditif externe, dans l'espace de près de trois pouces, en se portant postérieurement jusqu'au delà de l'oreille externe, et affectant une direction légérement oblique, de bas en haut et d'avant en arrière, sur un pouce environ d'étendue transversalement. Toute l'oreille est tuméfiée et noire, et la lésion présente des aspérités cartilagineuses et irrégulières, indices de la rupture et de la perte de substance qu'a éprouvé l'ensemble de la conque de l'oreille. On voit que le conduit auditif donne passage à un pus mêlé de sang. En plaçant le doigt au-devant de ce conduit, et en appuyant légérement, on reconnaît que cette matière sort profondément de l'oreille interne. De petites plaies, au nombre d'une vingtaine, se trouvent sur la circonférence de la région temporale, mais surtout pour la partie antérieure de l'oreille. Leur nature indique qu'elles sont le produit des piqûres des sangsues placées il y a à peu près deux jours ; la nature, la figure, l'étendue et le siége de la lésion de l'oreille , font penser que celle-ci est le produit d'un violent coup de bâton reçu depuis six jours ; ce que confirme d'ailleurs le blessé, qui nous apprend qu'au moment où il a reçu le coup il a perdu connaissance , et est tombé comme mort; qu'il est resté peu d'instans dans cet état, mais que revenu à lui, et depuis lors, il a ressenti un bruit sourd et profond dans les oreilles, et n'entend que très-confusément. On nous rapporte encore qu'il fut aussitôt mis au lit, qu'il a été saigné du bras gauche une heure environ après l'événement; que le lendemain il a pareillement été saigné du bras droit, quoique l'oreille eût donné une hémorragie considérable ; qu'il a été mis à l'usage abondant des boissons de guimauve, et à la diète absolue ; que sa plaie a été recouverte d'un cataplasme émollient, qu'on renouvelle trois fois par jour ; que la moutarde lui a été successivement appliquée aux jambes et aux pieds, et dix-huit sangsues autour de l'oreille ; que lorsqu'on lève sa tête pour le panser elle semble être très-lourde, et qu'il prend bientôt des étourdissemens qui paraîtraient devoir amener des défaillances, que cependant il n'en a éprouvé aucune ; qu'il a eu une fièvre chaude très-forte (pour me servir des expressions employées par le malade) le troisième jour, laquelle semble diminuer un peu ; qu'il n'a pu dormir les deux premiers jours à cause de la vive douleur dont il se plaignait pour l'oreille et pour tout ce côté de la tête, mais que depuis il souffre moins.

Cette

Cette blessure, grave par son siége et par sa cause, paraît devoir être considérée en ce moment comme seulement propre à l'oreille externe et à l'oreille interne qui a partagé la contusion, et dans laquelle la fluxion s'est étendue. Elle semble encore, dans ce moment du moins, marcher d'une manière franche vers sa terminaison naturelle, qui est la suppuration, et dès-lors s'il ne survient aucun accident du côté du cerveau, ou si la nature n'est point entravée par des surcauses, ce blessé sera guéri en dix-sept jours. Mais s'il survenait le moindre accident, l'autorité devra en être informée, afin qu'elle puisse en faire établir la cause et la nature particulière. Nous devons au surplus noter que, quand bien même ce blessé serait guéri sans autre accident que ceux observés jusqu'à ce jour, la commotion qu'a éprouvée l'oreille interne, la contusion violente qu'elle a partagée, la suppuration qui en a été la suite, doivent faire craindre qu'il ne reste sourd, et même que cette infirmité ne devienne absolue, pour ce côté du moins.

En foi de quoi, etc.

DES LÈVRES.

Les lèvres, dont les blessures doivent ici fixer notre attention, sont exposées, comme les autres parties du corps, à l'action d'agens piquans, coupans et contondans.

Les lésions qui sont le produit d'un agent piquant ne méritent, pour ainsi dire, aucune attention; et si l'agent est délié et la piqûre peu considérable, tout le traitement se borne à l'application d'un taffetas ciré, et la lésion n'est alors autre chose que le signe sensible de l'action d'une cause vulnérante, dont la nature particulière pourra être présumée ou établie d'après la figure, l'étendue de la plaie, etc., mais celle-ci n'exige pas même l'énoncé d'un pronostic quelconque.

Les lésions occasionées par un agent coupant se guérissent bientôt par la réunion; soit qu'on opère celle-ci par les simples emplâtres agglutinatifs, lorsque la plaie est bornée aux tégumens ou qu'elle ne pénètre pas la lèvre de part en part; soit que, dans ce dernier cas, on emploie la suture simple. Lorsque ces lésions occupent une des commissures des lèvres, elles peuvent être suivies de l'ouverture de l'artère labiale, ce qui est toujours un très-petit incident, puisque l'on peut opérer une compression, et, à l'exemple de M. Boyer, se servir d'une lame de plomb recourbée, dont on applique l'une des extrémités dans la bouche sur la partie interne de la lésion, et l'autre sur la face.

Les plaies contuses des lèvres doivent encore être rapprochées, autant que possible, à mesure de leur dégorgement. Mais si ces lésions sont suivies de l'attrition complète de la partie, il faut enlever méthodiquement, par l'instrument tranchant, toutes les parties désorganisées, et rapprocher les bords de la plaie pour y placer des aiguilles comme dans le bec de lièvre. C'est le moyen que l'art doit employer pour obtenir une guérison prompte et exempte de difformité. Tout le monde connaît l'extension dont ces voiles charnus sont susceptibles. On sait également que tous les jours s'extirpent sur ces parties de vastes tumeurs, et qu'en rapprochant ensuite les bords, la plaie n'est suivie que d'une cicatrice linéaire. Il est en effet excessivement rare, pour ne rien dire de plus, que les suites de ces lésions soient aussi graves que le prétend M. Foderé (1).

Une lésion de ces parties, très-commune en médecine légale, c'est la section des bords des lèvres, produite par les mâchoires dans lesquelles elles se trouvent engagées au moment où une cause violente vient frapper sous le menton. Ces blessures, toujours faciles à reconnaître, se terminent par la suppuration, et n'offrent en général rien de plus particulier. Ainsi l'on voit que les lésions des lèvres, par cause externe, sont susceptibles des trois terminaisons connues; savoir: celles occasionées par des agens coupans ou par ceux qui ont produit la comminution absolue des parties, se guérissent par la réunion; celles qui ont pour cause des agens contondans, se terminent par la résolution; enfin celles dues à des agens déchirans et contondans, ont pour résultat la suppuration. Dès-lors le temps nécessaire pour la guérison de chacune

____

(1) Troisième volume, page 317.

23.

d'elles ne peut plus être exagéré par des officiers de santé complaisans ou peu instruits, ainsi que nous l'avons si souvent observé dans les rapports qui nous ont été communiqués par MM. les Juges chargés de l'instruction criminelle.

RAPPORT N.° 3o.

Contusion des lèvres avec plaie.

Cet homme porte sur la bouche les effets d'une cause contondante, telle que le poing ou autre semblable, laquelle a produit une tuméfaction ou ecchymose des lèvres; mais plus spécialement de la partie moyenne de la lèvre inférieure, avec plaie et déchirement de sa face interne dans l'étendue de presque un pouce sur une ligne ou deux de largeur, s'enfonçant profondément près de son rebord. La direction de cette lésion est à peu près horizontale. Son siége, sa nature, sa figure, son étendue, et même sa direction, donnent lieu de penser qu'elle est le produit des dents contre lesquelles la partie a été portée au moment où la cause première de cette lésion a agi sur la lèvre. Cette blessure devant se terminer par la suppuration, base un pronostic de dix-sept jours au plus. Les plaies de la bouche étant constamment arrosées par la salive, l'observation a démontré qu'elles suivent promptement leur voie naturelle de guérison.

Cet homme porte en outre sur les paupières de

l'œil gauche les effets d'une autre contusion, suivie d'une ecchymose considérable, et sur la bosse coronale du même côté une petite bosse sanguine sensible au tact. Ces lésions reconnaissent également pour cause l'action du poing ou autre agent semblable. Aucun signe particulier ne paraît faire craindre des accidens, et tout indique que ces dernières lésions se termineront par la résolution, et dès-lors par un traitement local simple. Elles seront guéries avant la plaie de la lèvre inférieure.

En foi de quoi, etc.

RAPPORT N.º 31.

Plaie des lèvres avec perte de substance.

Cet homme, de l'âge de trente-cinq ans, d'une stature ordinaire, paraissant d'ailleurs saine, offre toute la partie moyenne du rebord de la lèvre inférieure emportée par une section inégale. Cette partie est très-engorgée, et montre pour cette lésion une étendue de plus de deux pouces transversalement, comme elle paraît comprendre dans sa section plus d'un pouce du rebord de la lèvre. Cependant elle ne s'étend point d'une commissure à l'autre, et laisse pour chaque côté une petite portion qui n'est point lésée. Cette plaie a une figure demi-circulaire. Le siége, la figure et la nature de cette lésion, de même qu'une contusion existant au menton, laquelle sera décrite ci-après, ne permettent pas de douter qu'elle ne soit le produit d'un coup porté sous le menton, dans un moment où la lèvre inférieure recouvrait les dents, qui, par ce rapprochement forcé et très-prompt des mâchoires, ont coupé la portion de la lèvre inférieure manquante. Cette solution devant se terminer par la suppuration, exige un temps de dix-sept jours d'un traitement dirigé avec méthode. Mais nous devons observer que le dénommé conservera une petite difformité de la partie.

Cet homme porte en outre sous le menton une contusion suivie d'ecchymose, ayant une figure irrégulièrement circulaire, de l'étendue d'un décime. Son ensemble fait penser qu'elle est le produit d'un violent coup de poing. La nature de cette lésion indique qu'elle se terminera par la résolution, et dès-lors le temps requis pour sa guérison sera moindre que celui exigé pour la lésion de la lèvre.

En foi de quoi, etc.

RAPPORT N.º 32.

Contre-rapport pour une plaie contuse des lèvres, avec perte de quatre dents.

Cet homme, de l'âge de plus de quarante ans, d'une forte et saine complexion, porte sur la bouche les effets d'une contusion reçue il y a environ un mois, laquelle avait en outre déterminé une division des lèvres à la partie droite, à moins d'un pouce de leur commissure ; ce qui est marqué par une cicatrice s'étendant d'une lèvre à l'autre, et ayant verticalement environ un pouce d'étendue. La même cause qui a produit cette lésion des parties molles a encore emporté les deux petites molaires, la canine inférieure de la mâchoire de ce côté, et une des petites molaires de la mâchoire supérieure. Mais la canine a été replacée dans son alvéole, et maintenue au moyen de fils cirés qui la lient aux autres dents voisines. On espère que l'alvéole venant à se resserrer pourra fixer cette dent et la conserver pour ses usages.

Cette lésion, qui paraît être l'effet d'un seul coup porté par un agent coupant et contondant, qu'on nous dit être une pierre lancée avec force, a aussi, à ce qu'on nous déclare, produit la perte de quelques portions de l'alvéole, ce qui, à cet âge, est une conséquence naturelle, mais peu importante de la perte des dents.

Pour établir un pronostic certain et légal de cette lésion, il faut se reporter au moment où le dénommé l'a reçue, et dès-lors on voit que la lésion a été un double bec de lièvre avec contusion ; que la réunion en a été très-judicieusement opérée, et qu'ainsi le temps de guérison a été celui pendant lequel on a laissé les aiguilles pour opérer la réunion de la blessure des lèvres, c'est-à-dire quatre jours. Plus celui de la résolution pour la contusion qui, exigeant un espace de dix jours, a été la maladie principale, et a basé pour ce temps le pronostic de cette lésion.

Quant à la dent replacée dans son alvéole, elle doit être enlevée, ou du moins sa conservation ne doit pas nous occuper. Et, à cet égard, nous finirons par rapporter ce que dit M. Richerand dans sa nosographie : « Cette sorte de greffe animale est » impossible. La nouvelle dent est retenue méca- » niquement par le resserrement de l'alvéole, qui » se moule sur sa racine, et par l'union des gen- » cives autour de son collet. Elle est toujours un » corps étranger dont la présence est souvent sans » danger, quoique dans diverses occasions l'irrita- » tion qu'elle excite ait produit divers accidens. »

Mais cet homme conservera une cicatrice seulement linéaire pour les lèvres ; et, d'un autre côté, la perte de quatre dents a nécessairement des conséquences pour la mastication, et par suite pour les digestions et la vie, comme elle en laisse de sensibles pour la prononciation des sons. Ce qui mérite l'attention.

En foi de quoi, etc.

DES DENTS.

Nous ne pouvons nous occuper ici que des deux premiers chefs de la division établie par M. Duval pour les maladies des dents ; savoir celles de leur tissu et celles de leur connexion. Celles qui intéressent les propriétés vitales ne sont point de notre ressort, nous devons même borner notre travail à quelques points seulement des deux premières classes de cette grande division : c'est-à-dire, pour la première, à l'entamure, à la fracture, et à certaines caries qui naissent à la suite de l'action d'un agent mécanique ; pour la seconde, à leur mobilité, à leur chute, et à leur luxation. Et en effet, la consomption, l'atrophie, le tartre, la carie sans cause externe, la décoloration, le ramollissement et la tuméfaction des dents, de même que l'inflammation, la suppuration et l'ossification, ne paraissent pas, directement du moins, devoir être un sujet de médecine légale. Il en est encore ainsi de leur relâchement, de leur chute, du gonflement de la membrane alvéolo-dentaire, de son inflammation, de ses abcès, des ulcères fistuleux aux gencives, des fistules dentaires, etc.

Un autre motif semblerait même exclure toute attention relativement aux lésions des dents, puisque, pour notre sujet, toujours et nécessairement effets d'une cause externe, ces os ne sont jamais ou presque jamais lésés seuls, et que les parties molles qui ont participé à l'action de la cause vulnérante, semblent devenir le sujet de la maladie principale, et décider ainsi le terme de la guérison. Cependant l'importance de ces os, soit relativement à la mastication et par suite à la digestion, soit par rapport à l'élocution, à la régularité des traits, à la beauté, etc., exige que leur effet soit noté avec soin dans un rapport.

J'ai souvent observé, dans ma pratique légale, des fractures de dents ; et récemment encore, dans le quartier de Bellecour, une dame qui y réside a éprouvé, à la suite d'un coup, la fracture de toute la portion blanche de la dernière incisive et de la première molaire du côté gauche, pour la mâchoire supérieure. Dans ce cas, que peut porter un rapport ? sinon de décrire l'ablation, d'énoncer si les dents étaient antérieurement saines ou cariées, de dire que les portions qui proéminent peuvent être pour les parties molles des causes déchirantes, et qu'il convient en conséquence d'y passer la lime ; enfin d'établir que c'est une perte pour la mastication et une difformité que l'art du dentiste peut seul faire disparaître, encore jusqu'à un certain point. En effet, la fluxion qui a lieu secondairement peut et doit être prévenue par les moyens connus ; et lorsque la lésion se trouve bornée à une ou deux dents, il n'y a pas même un temps de traitement à établir.

Mais si la fracture avait lieu pour la racine des dents, suivrait-on en médecine légale la découverte très-récente qui a prouvé que, pour cette partie de la dent, la fracture est susceptible de réunion par un cal ? Il ne me semble pas qu'on doive l'adopter. Ici, l'art est un rival trop dangereux pour la nature, puisque le premier donne en un instant au blessé une dent, qui n'aura pas, il est vrai, toute la solidité,

et ne remplira pas entièrement les fonctions attri-
buées à celle que le blessé tenait de la nature, mais
qui a sur celle-ci l'avantage d'épargner au malade
six à huit mois d'un traitement minutieux et pénible. Le dictionnaire des sciences médicales, après
avoir décrit fort au long la nature de l'appareil
convenable à cette opération, ajoute : « Il faut
» conserver cet appareil pendant six ou huit mois,
» selon l'âge du sujet. Il serait superflu de recom-
» mander le régime et le repos, ou de prendre sur-
» tout en considération l'état habituel de la santé
» du blessé ; tout praticien doit savoir cela. » (1)
On juge dès-lors que cette découverte est plutôt
une expérience curieuse pour la physiologie des
dents, qu'une acquisition utile pour la pratique, et
je ne balance pas à la rejeter pour la médecine
légale. Je suis d'ailleurs bien convaincu que jamais
un jurisconsulte ne s'appuyera sur un pareil moyen
pour étayer une demande en dommages et intérêts.
Je ne nie pas la possibilité du succès dans une opération de cette nature ; mais je doute qu'elle réus-
sisse toujours, par mille circonstances qu'il est
superflu de rappeler ici.

Je fais également un très-grand cas de l'observation de M. Duval, et des savantes divisions qui
en résultent pour la pratique dans la carie des dents ;
mais je pense encore ici que, pour la médecine

____

(1) Dictionnaire des sciences médicales, troisième volume, page 267.

légale, un agent qui aurait porté sur une dent, et qui lui ferait courir le risque d'une carie, n'offre d'autre considération que son extirpation, et que le pronostic à porter alors dans un rapport est seulement relatif à cette opération, autrement à la perte de la dent.

Une chute ou un coup porté sur une ou plusieurs dents peut en occasioner le renversement en dehors et en dedans de la bouche, sans toutefois que ces os soient sortis de leur alvéole, ce qui constitue leur luxation, qui est le plus haut degré de l'ébranlement par cause externe. Mais cette lésion guérit d'elle-même lorsqu'elle est le résultat d'une violence externe, ainsi que l'observe M. Richerand (1). Enfin, lorsqu'une cause externe a fait sortir de son alvéole l'une des dents, ou lorsque celle-ci cassée, a été extirpée d'après l'action d'un agent du ressort de la médecine légale, peut-on admettre dans le premier cas l'implantation de cette même dent; ou, dans le second, celle d'une dent étrangère, quelle qu'en soit la nature? Outre que cette opération est toujours incertaine par les soins qu'elle exige de la part du blessé, elle demande encore un temps très-long; puisque, comme nous l'avons vu, six ou huit semaines sont nécessaires (2). Je pense avec M. Ri-

----

(1) M. Richerand, troisième volume, page 263.

(2) Forcé moi-même, pour cause de carie, de me faire extirper la canine droite de la mâchoire supérieure, M. Arnassand, dentiste fort instruit de notre ville, qui en avait

cherand (1), et je l'ai établi dans un rapport déjà cité ; je pense, dis-je, que la nouvelle dent est toujours un corps étranger, dont la présence peut être quelquefois sans danger, mais qui, dans plusieurs occasions, excite une irritation qui amène des accidens graves, tels que la carie de la mâchoire, des odontalgies rebelles, et même des convulsions qui ne cèdent qu'à son extraction. Le médecin légiste ne doit donc avoir aucun égard à ces opérations douteuses, en basant le pronostic d'un rapport dans un cas de fracture ou d'arrachement des dents, et il doit le fonder uniquement sur la perte de ces os.

Une observation généralement faite, et qui contribue à démontrer l'importance, pour la vie, de ces organes de la mastication, c'est que les vieillards parvenus à cet âge qui commande le respect et l'admiration, ont en général conservé leurs dents, ou ne les ont perdues que par usure en un âge très-rapproché de cette vieillesse extraordinaire. Il n'est personne qui ignore la nécessité d'une bonne mastication, et ses conséquences pour la digestion et pour la vie ; on ne peut donc être surpris que dans

---

fait l'extraction, en replaça une qui ne me fit éprouver aucun accident. Mais plus de trois semaines après, et dans un repas ou l'appetit me fit oublier les soins qu'exigeait ce meuble d'emprunt, je perdis cette dent sans m'être aucunement aperçu de sa chute.

(1) M. Richerand, troisième volume, page 270.

un rapport pour ce cas, le médecin insiste sur les suites que pourra avoir chez un individu la perte d'un grand nombre de dents. Mais comme nous l'avons déjà observé, cette perte ne comportant aucun temps de traitement et étant toujours liée à des lésions des parties molles, qui, considérées comme maladies principales sous le point de vue du traitement, basent le pronostic du rapport, les lésions des dents ne doivent pas nous occuper davantage.

RAPPORT N.º 33.

Plaie contuse des lèvres avec perte de deux dents molaires.

La dénommée, âgée d'environ vingt-six ans, d'une faible corpulence, pâle et maigre, paraissant toutefois d'un ensemble nerveux, mais maladif, porte sur la lèvre et la joue supérieure, près la commissure gauche, une tuméfaction noire étendue sur deux pouces environ, d'une figure irrégulièrement circulaire, paraissant par son ensemble être le produit récent d'un agent contondant, que la malade dit être une bouteille qui l'a frappée violemment, étant lancée à une très-petite distance, et a occasioné un léger ébranlement du cerveau, lequel n'a été sensible que par l'étourdissement éprouvé au moment même du coup. Outre cet effet, le même agent a encore produit une déchirure de la face interne de la lèvre ; celle-ci est marquée par une solu-

tion de continuité de cette partie correspondante au
siége de la lésion externe décrite, mais seulement
étendue sur huit à dix lignes d'une surface à peu
près carrée. Elle est peu profonde, et bornée à la
seule membrane qui tapisse l'intérieur des joues.
La cause qui a produit ces lésions a, par l'effet de
la même action, brisé les deux petites molaires de
la mâchoire supérieure pour ce côté, par une fracture nette, mais un peu oblique de haut en bas et
de dedans en dehors, de manière à ce qu'il existe
pour chaque dent et à leur partie interne, une lame
irrégulière et tranchante. La bouche de cette femme
visitée, fait observer que toutes les autres dents sont
saines, et qu'il ne lui en manque aucune. Comme
aussi l'on voit par les parties restantes des deux
dents qui viennent de nous occuper, que celles-ci
sont sans noirceur ni carie, et tout indique qu'elles
étaient également sans altération organique avant la
cause qui les a fracturées.

Du reste ces effets récens, puisqu'il n'y a que peu
d'heures qu'ils ont été déterminés, outre la simple
contusion pour les parties molles, donnent lieu de
craindre que la malade ne soit prise d'une fluxion
active de la joue, ce qui semble s'annoncer par la
douleur dont elle se plaint et l'engorgement qui
paraît se prononcer pour toute la joue. Toutefois
par l'emploi d'une saignée, des bains de jambes sina-
pisés, des boissons calmantes et au besoin émétisées,
enfin par l'application de cataplasmes émolliens, etc.;
on peut rester certain d'en faire avorter le dévelop-

pement, et dès-lors le pronostic fondé sur la terminaison naturelle de la contusion par résolution, la lésion de la bouche ne paraissant pas devoir suppurer, exige dix jours de soins, dans le cours desquels on fera limer les portions tranchantes des deux dents fracturées, dont la perte n'est que peu importante pour la mastication, vu leur petit nombre, et l'est encore moins pour la régularité de la figure, étant à peine sensible.

En foi de quoi, etc.

FRACTURE DES ALVÉOLES.

Ce que nous venons de dire, en établissant dans l'article précédent combien il importe à la santé et à la vie de l'individu de conserver les dents, autant que possible, se représente surtout lorsqu'une cause mécanique porte sur les mâchoires et fracture une partie du rebord alvéolaire, qui contiendrait trois à quatre dents ou même plus. Dans ce cas, on devra donc tout tenter pour obtenir la formation d'un cal entre cette partie de l'un des maxillaires et l'os; et pour cela, on liera aux dents voisines avec des fils de soie cirée ou des fils d'or la portion fracturée. On placera entre les deux mâchoires un morceau de liége solide et artistement préparé pour obtenir un point fixe, au moyen duquel la portion fracturée soit convenablement comprimée pour faciliter une juxta-position et un contact parfait, par un bandage

qui

qui contiendra l'appareil fixe et immobile. Mais on aura soin de laisser un intervalle par lequel on puisse introduire des substances nutritives fluides, et le pronostic sera établi d'après ce que nous aurons occasion de rappeler pour celui des mâchoires.

RAPPORT N.º 34.

Fracture de l'alvéole contenant quatre dents.

Ce jeune homme, de l'âge de vingt ans environ, d'une complexion ordinaire et relative à cet âge, paraissant d'ailleurs sain, porte à la face une plaie contuse s'étendant depuis à peu près la commissure des lèvres pour le côté droit de la bouche, jusqu'à la partie moyenne de la joue de ce côté. Cette lésion très-récente, qui affecte une figure demi-circulaire, dont l'ovale est tourné en bas, à l'étendue de presque deux pouces, et est placée au centre d'une tumeur noire ou ecchymose qui occupe tout ce côté de la face. La profondeur dans laquelle porte cette lésion ne paraît être que la peau. Mais du côté de la bouche, il y existe dans la même étendue à peu près une lésion de pareille nature et figure. On voit aussi que la portion alvéolaire du maxillaire supérieur y répondant, a été fracturée dans toute la partie contenant les deux petites molaires et les deux grosses, sans toutefois qu'il y ait eu un déplacement très-notable dans les rapports de cette portion d'os au corps du maxillaire. Mais le doigt

24

porté sur cette partie ne laisse aucune incertitude sur la fracture, par l'état de mobilité qui s'y observe.

Cette lésion, qui est le produit d'un coup de pied de cheval, à ce qu'on nous dit, et comme paraît aussi le démontrer la nature, la figure et l'étendue de cette blessure, a été suivie de la chute de l'individu et de la perte de connaissance, indice d'une commotion du cerveau, quoiqu'elle ait été de peu de durée. Il convient donc que le blessé soit immédiatement saigné du bras, quoiqu'il ait perdu beaucoup de sang par les plaies dont nous venons de parler. Il est encore nécessaire que la partie mobile de l'os maxillaire soit fixée par un corps de liége placé entre les dents, et maintenu par un bandage convenablement placé pour permettre l'usage des lotions résolutives qu'exige la plaie de la face interne de la joue; enfin que le repos le plus entier, la diète la plus sévère, subséquemment d'autres saignées ou des sangsues au cou soient employés. En suivant ce mode de traitement, on a lieu d'espérer que si la lésion n'est entravée par aucune surcause, et si, du côté du cerveau, il ne survient aucun accident dépendant de la cause même, ce jeune homme sera guéri dans le délai que réclame la terminaison naturelle à sa lésion, c'est-à-dire la suppuration, qui fonde un temps de dix-sept jours de soins assidus; dans lequel délai la consolidation de la fracture sera opérée. Mais s'il survenait le moindre accident, l'autorité devra en être immédiatement informée, afin d'en faire établir la cause et la nature particulière par un nouveau rapport.

En foi de quoi, etc.

Nota. Dès le quinzième jour, ce jeune homme fut guéri et vaqua à ses affaires. Il conservait seulement un peu d'engorgement et de douleur, qui le forçaient à se nourrir d'alimens d'une mastication facile.

DE LA MACHOIRE INFÉRIEURE
ou DIACRANIÈNE.

La mâchoire inférieure, quoique formée par un seul os dur et mobile, peut être fracturée dans tous les points de son étendue; et sa continuité peut même céder sous un coup de poing, comme cela arrive fréquemment en Angleterre dans les querelles des gens du peuple. Ils les vident presque toujours à coups de poing, et toutes les vues des spadassins de ce pays se portent ordinairement à se casser l'un ou l'autre la mâchoire. On peut même, sur ce point, établir cette différence entre nos voisins et nous, qu'en France les combattans de la même classe ne cherchent qu'à se crever les yeux. Aussi voyons-nous tous les jours des tumeurs sanguines aux orbites, tandis que je n'ai point encore rencontré de fracture de la mâchoire, simple produit d'un coup de poing.

La partie de la mâchoire qui est fracturée, la

manière dont elle l'est, de même que la double fracture, etc., établissent des différences ; mais celles-ci ne sont pas extrêmement distantes, si ce n'est dans cet état où un agent quelconque, principalement un corps lancé par la poudre à canon, aurait emporté ou réduit en petites esquilles le corps de la mâchoire. Alors la blessure entraînerait une infirmité de la nature de celles qu'éprouvent quelques militaires de l'hôtel des invalides, et dont on peut se former une idée par les planches qu'offre, sous l'article *mâchoire*, le dictionnaire des sciences médicales. Quant aux complications, telles que les contusions, les ecchymoses qui les suivent, les plaies, etc., relatives à la cause qui a produit la fracture, elles ont peu droit de nous occuper ; puisque l'on sait que dans les fractures qui sont le produit même d'un coup de feu, et par conséquent compliquées d'une plaie dont la suppuration est inévitable, les pansemens journaliers que celle-ci exige, ne nuisent pas à la consolidation de la fracture, si l'on a soin de faire maintenir les fragmens par un aide pendant la durée du pansement.

Les signes auxquels on reconnaît cette lésion sont trop apparens, trop faciles à saisir, pour nous en occuper ici. Tous les auteurs de pathologie les décrivent, et se répètent sur leur certitude. Il en est de même pour le traitement. Mais ce qui ne m'a pas paru établi, du moins d'une manière fixe et certaine, c'est le temps irrévocable ou légal de traitement nécessaire pour cette lésion.

Il est constant aujourd'hui que les fractures de
la mâchoire inférieure peuvent guérir, même sans
le secours de l'art. A la vérité, elles seront alors
suivies de difformités plus ou moins grandes, que
les soins d'une pratique méthodique eussent évitées.
C'est une vérité presque générale pour les fractures,
quel que soit leur siége, et lorsque d'ailleurs la lésion
est simple ou réduite au seul effet d'un état de fracture. Mais si l'on recherche en combien de temps
une fracture de la mâchoire doit être réputée guérie,
on voit que les auteurs, comme les praticiens les
plus distingués, ne sont point d'accord sur ce temps,
puisqu'on lit dans la nosographie chirurgicale (1) :
« Du vingt au vingt-cinquième jour on permettra
» des bouillies, et la consistance des alimens sera
» graduellement augmentée à mesure que le cal
» acquerra de la solidité. » M. Boyer dit au contraire (2) : « Ordinairement au bout de quarante
» ou cinquante jours la fracture de la mâchoire est
» consolidée. »

Deux réflexions également importantes se présentent ici. La première, c'est que les principes
donnés par ces maîtres de la chirurgie française ne
peuvent être adoptés d'une manière générale, quel
que soit d'ailleurs le temps nécessaire à la formation
du cal; puisque l'âge influe d'une manière péremp-
toire sur le temps que la nature emploie pour ce

---

(1) Troisième volume, pages 259 et 260.
(2) Traité des maladies chirurg., 3.º vol., page 130.

travail, et qu'un délai de peu de jours suffirait chez un enfant, tandis qu'un mois et plus sera nécessaire pour accomplir le même effet chez un vieillard; qu'il est même des individus chez lesquels le cal ne se forme jamais avec assez de solidité pour obvier à une fausse articulation dans la partie. La seconde, c'est que pour résoudre la question d'une manière légale, il faut distinguer deux époques dans le traitement des fractures; celle de la formation du cal, qui en est la guérison rigoureusement dite; et celle de la guérison absolue, qui est sa force, comparée à toute celle dont la consolidation est susceptible. Et dans ce sens, j'adopterai comme vraiment juste et légal le pronostic donné par M. Foderé pour les fractures de la mâchoire inférieure et des os courts, mais seulement pour le moyen âge de la vie. « Ainsi,
» dit cet auteur, on observe assez généralement
» dans tous les pays que, toutes choses étant égales,
» les fractures des os du nez, des mâchoires, etc.,
» se consolident entre le quatorzième et le vingt-
» unième jour. » (1) J'ajouterai à ce pronostic que, quoique le cal soit formé à ce terme, le blessé devra néanmoins conserver l'appareil de fracture pendant un temps plus ou moins long, selon son âge et les circonstances particulières de la fracture; ce que je ne considérerai d'ailleurs que comme un moyen de précaution, ou simplement comme une convalescence, pour obvier à une rechute ou à une infirmité:

---

(1) Troisième volume, page 226.

la fausse articulation qui survient quelquefois. Ceux qui connaissent la grande différence judiciaire qu'a-mène cette distinction réelle dans un cas criminel, en comprendront l'importance. D'après M. Boyer, et même d'après le temps émis par M. Riche-rand, toute fracture de la mâchoire inférieure pro-duite dans une rixe ou querelle entraînerait la peine de la réclusion ; tandis que considérée en elle-même, ainsi que nous l'avons présentée, elle ne donne lieu qu'à un emprisonnement d'un mois à deux ans. Il nous paraît inutile d'en dire davantage sur cette lésion, d'après les généralités, et le tableau que nous avons donné relativement aux blessures en général.

RAPPORT N.º 35.

Fracture de la mâchoire inférieure.

Cet homme, de l'âge de trente-un an, d'une haute stature et maigre, quoique ne paraissant pas être atteint, du moins sensiblement, de l'un des vices généraux ni d'une lésion organique chronique, porte un appareil méthodiquement placé sur toute la mâchoire inférieure, qui tient cet os immobile contre les maxillaires supérieurs, et ne lui permet point de parler. Il est d'ailleurs alité, mais son en-semble général ne paraît pas indiquer qu'il ait sen-siblement souffert des effets de la lésion qu'il pré-sente. Son médecin particulier, M. le docteur..., présent à ma visite, a dépansé son malade (la mâchoire étant maintenue dans l'immobilité par un aide), ce qui m'a fait voir que sur la partie moyenne à peu près de la branche de cet os, pour le côté gauche, il existe une plaie contuse, étendue sur moins d'un pouce à peu près circulairement. Ses bords sont encore très-gorgés, noirs et irréguliers. Elle s'étend profondément, et l'on reconnaît dans son fond, en plaçant le doigt, la solution de continuité de l'os, laquelle a été suivie d'esquilles, dont une se fait même sentir. Celle-ci est étendue pour la partie inférieure ou base de cet os. Une suppuration noire et sanguinolente recouvre toute cette blessure, ainsi que les pièces d'appareil qui ont été levées. Par son ensemble, sa figure, sa couleur et sa nature particulière, cette lésion indique qu'elle est le produit d'un coup de feu qui a été reçu il y a quatre jours. Une incision pratiquée sous la mâchoire, et un peu postérieurement à la lésion décrite, a servi à extirper une balle en plomb qui paraît n'avoir pas pénétré au-delà de l'os, avec lequel elle conservait encore des rapports, suivant ce qu'on nous a dit; mais ils n'ont exigé aucune force dans son extirpation. Ce trajet oblique d'avant en arrière, et de dehors en dedans, peut aider à expliquer la direction dans laquelle cette lésion a été portée; toutefois, il faudrait rester certain de celle dans laquelle la tête de l'individu se trouvait placée.

Une saignée a été pratiquée au bras, des sangsues ont été appliquées au cou, ce que démontrent les diverses plaies existant sur ces parties. Ce malade est tenu à une diète sévère, des bouillons seulement lui sont donnés au moyen d'un écartement ménagé entre les mâchoires pour le côté opposé de la bouche. Soumis à des soins dictés avec sagacité, placé dans un lieu et sous des circonstances morales qui ne paraissent rien laisser à désirer pour le malade, tout concourt à prouver que le traitement fondé sur la terminaison naturelle de cette lésion, par la voie de la suppuration, suite de la chute des parties escarriées, exigera un temps relatif à la lésion des parties molles seulement, la guérison de celles-ci devant s'opérer dans le cours de vingt-un jour. Mais sous le rapport de la fracture, le malade devra ne faire usage que d'alimens d'une mastication facile, et cela pendant l'espace de vingt autres jours au moins. Nous devons encore noter que le malade conservèra des cicatrices profondes et adhérentes, et même irrégulières, dans toute l'étendue de cette lésion.

En foi de quoi, etc.

RAPPORT N.º 36.

Autre coup de feu à la mâchoire inférieure.

Cette femme, de l'âge de vingt-neuf ans, paraît d'une bonne santé, et exempte, du moins sensiblement, de tout vice général. Elle annonce une force d'ame et une présence d'esprit, qui semblent éloigner toute crainte de la survenance de surcauses morales. Elles rassurent également sur les surcauses physiques qui pourraient se présenter, soit par son séjour à l'hôpital, soit par divers autres motifs.

Elle porte à la partie inférieure de la branche de la mâchoire inférieure du côté gauche, une plaie ayant environ six lignes d'étendue, d'une figure à peu près circulaire. Les bords de cette lésion sont noirs, un engorgement s'étend à toute sa circonférence. La nature, la figure, l'étendue de cette lésion et l'état particulier de ses bords, ne permettent pas de douter qu'elle ne soit le produit d'un coup de feu que cette femme a reçu très-récemment.

Cette lésion paraît se diriger un peu d'arrière en avant, presque horizontalement, avoir intéressé la peau, divisé le muscle Masseter à environ la moitié de son implantation inférieure, trouvé l'angle de la mâchoire qui semble avoir dévié la balle, laquelle s'est enfoncée immédiatement au-dessous dans les parties molles appartenant à la base de la langue, les a traversées et est venu fracturer l'apophyse coronoïde de la branche droite du maxillaire, portion dans laquelle elle était engagée, et d'où M. Janson, chirurgien en chef de cet hospice, l'a extraite, ainsi que deux portions d'os ou esquilles, avec quelque difficulté, et au moyen d'une incision qu'il a pratiquée sur cette partie de la face.

Les paupières de l'œil gauche sont le siége d'un épanchement sanguin ou ecchymose. La partie visitée n'offre aucune marque sensible de l'action sur elle d'un agent contondant ou autre. Ce qui dès-lors fait penser que cette ecchymose est le produit de la commotion qu'ont éprouvée les parties molles de l'orbite, le cerveau ne paraissant pas en avoir été le siége ; puisque cette femme, qui ne peut parler à cause de l'engorgement de la langue, nous écrit qu'elle n'a point éprouvé de perte de connaissance ou autre effet semblable au moment où elle a été blessée.

La balle extraite par M. Janson a été présentée à un pistolet, reconnu par la dénommée pour être celui avec lequel on lui a porté cette blessure ; et son calibre répond à peu près à celui de cette arme, comme il répond par sa forme et sa dimension à la lésion observée au côté gauche de la face.

Le pronostic légal de cette lésion ne peut être établi en ce moment (douze heures environ après l'événement); et quoique nous puissions espérer que la malade guérira parfaitement dans le temps ordinaire des lésions avec escarre, c'est-à-dire dans l'espace de vingt-un jours environ, si la lésion marche d'une manière franche et sans surcause, par la voie de la suppuration, nous ne nous dissimulons point que cette lésion peut, dans son trajet, avoir été suivie de l'escarre de quelques vaisseaux importans, laquelle, à sa chute, pourrait donner lieu à des hémorragies plus ou moins dangereuses et même mortelles, et changer dès-lors le pronostic. En conséquence, nous restons d'accord avec M. Janson de renvoyer à huit jours pour un nouvel examen, et si dans cet intervalle il survient des accidens graves, il en informera immédiatement M. le Procureur du Roi. En foi de quoi, etc.

Nota. L'auteur de ce crime, aussitôt après l'avoir consommé, se précipita dans le Rhône, et y périt; la procédure en resta donc là. Mais j'ai appris que cette femme s'était parfaitement rétablie.

LUXATION DE LA MACHOIRE INFÉRIEURE.

QUOIQUE le déplacement des articulations de la mâchoire inférieure, dans ses rapports naturels avec les temporaux, ne puisse s'opérer que par l'intervention de l'action musculaire dans l'abaissement de cet os, et que, sans cet abaissement, les coups portés sur cet os le fractureraient plutôt que de produire sa luxation, celle-ci peut cependant devenir un sujet de rapport. Tel serait, par exemple, le cas où l'on aurait placé entre les mâchoires un bâton ou bâillon qui en procurerait un écartement forcé, les soumettrait à l'action du ptérigo maxillaire, etc. Tel serait un coup porté sur le menton au moment de l'abaissement de cet os dans les cris forcés, le chant ou le rire, puisque, comme le dit M. F. Ribes (1), « le dernier degré d'abaissement » naturel peut rigoureusement être regardé comme

---

(1) Dictionnaire des sciences médicales, art. *mâchoire.*

» le premier degré de luxation, puisqu'il est abso-
» lument nécessaire pour qu'elle s'effectue. » Et
plus loin, « Les causes externes qui donnent lieu à
» cette maladie, n'agissent pas autrement que les
» muscles abaisseurs, mais seulement d'une ma-
» nière plus violente. » Et c'est aussi mon sentiment, quoique.M. Boyer dise : « Lorsqu'une vio-
» lence extérieure agit sur le menton et le porte en
» bas et en arrière, comme il arrive par exemple
» dans une chute, en descendant un escalier, ou
» dans toute autre circonstance semblable, le mou-
» vement de la mâchoire a lieu selon un mécanisme
» différent. » (1) Mais on voit que ce législateur
de la chirurgie française avoue qu'il faut que la
cause agissante porte le menton en bas, ce qui
constitue alors le degré forcé d'abaissement naturel
et représente le même mécanisme. Il est constaté,
par l'expérience comme par l'état anatomique, que
la luxation de la mâchoire ne peut survenir dans la
première enfance (2); mais il est notoire qu'elle
survient chez quelques individus sous de simples
bâillemens. On l'a même vue produite plusieurs fois
de suite pendant les effets du vomissement, chez des
sujets dont l'âge et la bonne constitution semblaient
exclure l'idée de toute prédisposition maladive (3).

---

(1) M. Boyer, page 82.
(2) Nouveaux élémens de physiologie de M. Richerand,
tome 1.
(3) Même ouvrage.

L'expérience la plus soutenue a démontré, contre l'avis d'Hippocrate, que la luxation de la mâchoire est une lésion locale, simple et sans danger pour la vie du malade, quand elle serait encore abandonnée à elle-même. Et parmi un grand nombre d'observations de ce genre, je m'arrêterai à celle de Peyrilhe, qui a vu pendant plusieurs années un avocat au parlement, chez lequel les deux condyles de la mâchoire inférieure étaient sortis de leurs cavités, sans que sa santé en fût altérée.

La luxation de la mâchoire peut exister des deux côtés, ou ne se rencontrer que pour l'un d'eux. Il semblerait, d'après un passage du dictionnaire des sciences, que M. F. Ribes admet que les causes externes ne donnent en général lieu qu'à la luxation de l'un des côtés. « La luxation d'un côté est la suite » d'une violence extérieure, et, en se rappelant les » mouvemens latéraux de la mâchoire, on aura une » idée juste des phénomènes qui accompagnent » cette luxation. »

Il n'existe que deux indications à remplir pour le traitement de cette luxation ; la réduire, et la maintenir réduite. La première est une opération manuelle d'un moment ; la seconde se borne à l'emploi d'un bandage ou fronde propre à soutenir le menton, et à s'opposer à son abaissement forcé. Le temps qu'on devra porter ce dernier me paraît devoir être calculé sur la résolution de l'engorgement qui accompagne toujours, plus ou moins, la luxation, et dès-lors le temps en est connu par notre tableau des terminaisons. C'est ainsi que nous en avons usé dans le rapport qui suit.

RAPPORT N.º 37.

Luxation de la mâchoire inférieure.

Cet homme, de l'âge de trente-un ans, d'une haute stature, d'une complexion ordinaire et proportionnée, paraissant avoir joui d'une bonne santé jusqu'au moment de la lésion qui va être décrite, porte la bouche ouverte, le menton abaissé et un peu tourné de haut en bas, et de dehors en dedans; sa salive coule au-dehors de la bouche. L'arcade dentaire inférieure dépasse d'un travers de doigt, pour le côté droit, l'arcade supérieure. La joue et la tempe gauche sont aplaties, on sent un vide pour l'articulation de la mâchoire, enfin ce blessé ne peut pas parler. Cet ensemble de signes fait reconnaître que cet homme porte une luxation du côté gauche de la mâchoire. Au-dessus du menton, et un peu à sa gauche, s'observe une contusion, ayant l'étendue de moins d'un pouce sur une figure irrégulièrement circulaire. Celle-ci est noire et tuméfiée, effet d'une ecchymose. La nature, l'étendue et la figure de cette dernière lésion, font penser qu'elle est le produit d'un violent coup porté avec un agent contondant ou agissant ainsi, tel que le poing ou autre semblable, lequel, outre cet effet local, a produit la luxation de la mâchoire du côté

observé. Cet homme dit qu'au moment de la blessure il a éprouvé un éblouissement, mais qu'il n'a
point perdu connaissance et n'est point tombé.
Cette lésion ayant été reçue depuis peu d'heures,
j'ai de suite saigné ce blessé, après avoir réduit la
luxation et fait le pansement convenable, qu'il devra
continuer, maintenir un bandage pour empêcher
les mouvemens trop étendus de cet os, observer la
diète et le repos, enfin se nourrir pendant quelques
jours d'alimens d'une mastication facile. Le temps
de traitement de cette lésion est subordonné à celui
de la résolution qui s'opérera pour la lésion du
menton, et dès-lors le pronostic à porter en ce cas
est de dix jours; à moins que l'effet observé pour
le cerveau ne soit suivi de quelque accident consécutif, qui exigerait alors un nouvel examen.

En foi de quoi, etc.

DE LA LANGUE.

On a coutume de définir la langue par ses prétendus usages, comme siége du goût, organe de la
mastication et de la déglutition, instrument non
moins nécessaire à la prononciation des sons. Cependant, dans son mémoire physiologique et pathologique sur la langue (1), le savant Louis a

---

(1) Cinquième volume de l'académie, page 486.

constaté

constaté que toutes ces fonctions se remplissent parfaitement chez les personnes nées sans langue (1), ou auxquelles on a coupé cet organe, enfin chez les personnes auxquelles des gangrènes l'ont fait tomber.

Verdier, le premier jusqu'alors contre l'avis des médecins, a consigné en termes formels dans son abrégé d'anatomie, « que toutes les fonctions attri= » buées à la langue pouvaient se faire sans le secours » de cet organe. » Pour preuve, il me suffit de rap= porter la sixième observation des dix que présente le mémoire de Louis.

En 1742, Marguerite Cutting, du comté de Suf= fock, âgée de plus de vingt ans, fut examinée d'après les instructions de la société royale de Londres. Elle disait avoir perdu la langue à l'âge d'environ quatre ans, par les suites d'un cancer ; mais les probabilités, fondées sur l'historique de la ma= ladie qu'avait essùyée cette femme, font présumer qu'elle perdit cet organe par l'effet d'une gan= grène sèche. Quoi qu'il en soit, les observateurs chargés de faire le rapport de ce cas à la société royale de médecine, ne trouvèrent aucun vestige de langue. Et malgré l'entière privation de cet or= gane, regardé comme indispensable pour la déglu= tition, cette femme s'acquitta de cette fonction au très-grand étonnement des spectateurs, et avala en

---

(1) Tel est le cas observé à Lisbonne, par de Jussieux, sur une fille âgée de quinze ans.

leur présence des alimens liquides et solides, aussi bien qu'ils l'auraient pu faire eux-mêmes et de la même manière. A l'égard de la voix et de la prononciation des sons, elle parlait aussi coulamment et aussi distinctement qu'une autre personne. Elle articulait bien les lettres et les syllabes, prononçait parfaitement les voyelles aussi bien que les consonnes, et les mots qui paraissent exiger davantage le secours de la langue. Cette femme chantait assez bien, et articulait les mots en chantant, aussi distinctement que toute autre personne. Elle distinguait les diverses saveurs, et put rendre compte des plus petites différences qui existaient tant entre les corps odorans qu'entre les savoureux ; la déglutition n'offrait absolument aucune différence.

Zacchias, l'Hippocrate de la médecine légale, parle d'un jeune homme à qui un voleur avait coupé la langue, et qui d'abord éprouva une très-grande difficulté à parler, mais qui insensiblement en recouvra la faculté.

Les faits consignés dans les fastes de la chirurgie me paraissent concluans pour fonder un pronostic dans un cas de médecine légale, où une cause quelconque aurait amené la perte de la langue, en prononçant que le blessé n'éprouvera qu'une infirmité relative à trois années environ, pendant le cours desquelles il reprendra toutes les fonctions qui semblent dévolues à ce seul organe.

Les opérations qu'on pratique dans la substance de ce corps charnu, les resections qu'on en fait

quelquefois, telles que celles pratiquées par Pim-
pernelle dans un gonflement extraordinaire produit
par un ptialisme mercuriel ; les lésions par cause
externe qu'on y remarque très-souvent, prouvent
qu'elles se guérissent très-promptement, et par les
terminaisons ordinaires aux autres blessures. J'ai été
moi-même fort souvent dans le cas de vérifier ce
que les anteurs avancent sur la facilité et la promptitude avec lesquelles guérissent les lésions par cause
externe de cet organe, toutes les fois qu'elles ne
sont point entravées par des surcauses. Elles paraissent même aidées dans cette marche rapide par
la multitude de vaisseaux dont cette partie est
pourvue, lesquels augmentent son activité vitale ;
et peut-être encore davantage par la salive qui l'hu-
mecte constamment, et la garantit par là de l'influence des agens extérieurs. Ce sont encore ces
mêmes causes qui permettent d'espérer la réunion,
lorsqu'une de ses parties tient par le moindre point
au reste de l'organe. Mais on ne devra pas hésiter
à placer des points de suture, comme le conseille
Ambroise Paré, et comme l'a pratiqué Devaux dans
le cas de médecine légale suivant.

RAPPORT N.º 38. [Extrait de Devaux] (1).

Lésion de la langue.

« Rapporté par moi maître chirurgien-juré, à
» Paris, que cejourd'hui onze août seize cent no-
» nante-quatre, j'ai été mandé rue du Crucifix-
» Saint-Jacques, au quatrième étage d'une maison
» dont la boutique est occupée par un corroyeur,
» pour panser le nommé Christophe Servet, dit
» Vaugirard, archer de M. le Prévôt de l'Ile, que
» j'ai trouvé blessé d'un coup d'épée, dont l'entrée
» perce la joue gauche au-dessus de la première
» dent molaire de la mâchoire inférieure, et dont
» la sortie traverse la joue droite au-dessus de la
» dernière dent de ladite mâchoire, dans une des
» attaches inférieures du muscle masseter, coupant
» dans son progrès la langue presqu'en son entier
» à trois travers de doigt de son extrémité.

» Pour raison de quoi, après avoir fait à la langue
» divisée trois points d'aiguille pour faciliter la
» réunion, et appliqué aux plaies des joues les re-
» mèdes nécessaires, tant intérieurement qu'exté-
» rieurement, j'ai saigné ledit Vaugirard, et lui ai
» conseillé de garder le repos, de se nourrir d'ali-
» mens liquides, et de donner à la langue le moins
» de mouvement qu'il pourra, afin de favoriser

---

(1) Page 112.

» l'union de cette partie et de prévenir les fâcheux
» symptômes qui pourraient survenir à ses plaies,
» comme fièvre, fluxion, inflammation et autres;
» et cela pendant plus de trois semaines qu'il sera
» à guérir, quand il ne lui arriverait aucun symp-
» tôme extraordinaire.

» Fait à Paris, les jour et an que dessus. »

Nous n'avons point été à portée de voir une lésion de cette nature; mais ce rapport, quoique offrant des imperfections, nous paraît établir un temps juste de traitement; juste, puisque les lésions décrites devant se terminer par la réunion et la suppuration, fondent l'auteur à déterminer un temps de dix-huit jours.

DES OS DE LA FACE.

Il nous reste à passer analytiquement en revue les fractures simples des os de la face, tels que celles des maxillaires, des cornets des fosses nasales et des os de la pommette. Déjà l'on a vu que lorsque des fragmens de ces os se sont enfoncés ou déplacés, la première indication est de chercher à rétablir leur connexion naturelle; que la cure s'en opère facilement par le seul soin de les maintenir en place, et cela dans le temps marqué par notre tableau, lequel est seulement variable relativement à l'âge.

« S'ils sont mobiles, qu'ils tiennent peu et qu'il
» soit impossible de les fixer, on les extrait et on

» combat les accidens par les saignées, les fomen-
» tations émollientes ou résolutives, selon le cas;
» et si l'extraction des fragmens laisse une ouver-
» ture de la voûte palatine aux fosses nasales, cette
» ouverture diminuera un peu avec le temps; mais
» à moins qu'elle ne soit très-petite, elle ne se fer-
» mera jamais entièrement. Ainsi il faut la boucher
» avec un obturateur. » (1) Ce qui constitue alors
une infirmité absolue pour la médecine légale.

Nous croyons devoir nous abstenir de donner des rapports sur ces lésions, parce qu'alors il faudrait en donner pour chacun des os de la face, et que leur multiplicité nous entraînerait trop loin. Nous pensons d'ailleurs avoir, dans le peu que nous avons dit, prévu tous les rapports possibles qui pourraient intervenir dans les cas de cette espèce. D'un autre côté, il est bien rare qu'une cause quelconque opère la fracture d'un os de la face (si nous en exceptons la mâchoire inférieure, les maxillaires supérieures et les os propres du nez), sans que la lésion cérébrale ne devienne la maladie principale, et ne fonde, comme telle, le pronostic à intervenir.

DES JOUES.

UNE observation de comparaison générale démontre que la face est la partie de l'individu qui se

---

(1) M. F. Ribes, dictionnaire des sciences médicales, article *mâchoire*.

trouve le plus fréquemment être le siége des lésions par cause externe. Mais si d'un côté on les rencontre très-souvent dans les rixes journalières qui ont lieu chez le peuple, ces mêmes lésions sont presque toujours bornées à un état local, et elles trouvent dans la résolution, la réunion par première intension et la suppuration un temps connu, des modes de terminaison simples et constans. Cependant il n'est aucune de ces lésions qui, par la force avec laquelle aura pu agir la cause déterminante, ou par la résistance que pourrait opposer la tête si elle se trouve fixée contre un point solide, tel que le sol, un mur, etc., ne soit susceptible de se lier à une des lésions cérébrales dont nous allons nous occuper; et, dans le rapport, on devra porter la plus grande attention pour distinguer par des signes certains celles qui sont simples ou bornées à la solution locale, de celles qui paraissent être ainsi compliquées. Il ne faut pas non plus oublier que parmi les premières, il en est beaucoup dont la terminaison naturelle se trouve entravée par des surcauses; puisque d'une part, comme on le sait, la face est le miroir vivant de l'ame ; que par une versatilité continuelle dans sa sensibilité, dans la circulation de ses vaisseaux, enfin par un nombre incalculable de mutations dans sa vie propre, on voit se peindre sur ce miroir nos affections, nos penchans, nos besoins et toutes nos sensations. Que de l'autre, la face est reconnue être le siége de fréquentes affections, telles que des éruptions, des érésipèles, etc. Enfin dans les lésions de la face, le médecin aux rapports doit être très-attentif à déterminer jusqu'à quel point la régularité du visage peut être altérée, et fixer si, dans le procédé qui a été suivi ou mis en usage pour le traitement, on a employé tous les moyens propres à ménager cette régularité, autant que l'art le permettait relativement à la nature, à l'étendue, à la figure et au siége de la lésion.

Dans le nombre des lésions des joues, celles qui attaquent la glande parotide, celles qui ouvrent le canal de Stenon avec perte de substance, ou qui sont suivies soit d'engorgement salivaire, soit d'une fistule de ce nom, survenue malgré les soins indiqués par l'art pour la prévenir ou y obvier; ces blessures, dis-je, exigeraient de recourir à l'atophie de la parotide par une compression exercée sur cette glande, comme l'a pratiqué Dessault, et au bout de quinze à dix-huit jours la guérison est opérée; ou au même moyen sur le conduit entre la fistule et la glande, ce qui ne fait point varier le pronostic.

RAPPORT N.º 39.

Lésion de la face avec perte de substance, suivie de celle du canal salivaire de Stenon.

Cet homme, de l'âge de trente ans, d'une forte corpulence, sans être toutefois chargé d'obésité, paraissant d'ailleurs sain et exempt des vices généraux, porte sur la joue droite, au-devant du bord

antérieur du masseter et sur la partie correspondante à la troisième dent molaire, une plaie ayant
une figure irrégulièrement circulaire dans l'étendue
de moins d'un pouce. Cette lésion a pénétré un peu
obliquement d'avant en arrière, et de haut en bas,
toute l'épaisseur de la joue, en s'arrêtant sur la dent
indiquée, sans avoir déterminé d'autre blessure que
celle des parties molles.

En ce moment, neuvième jour de la lésion, elle
termine le stade du dégorgement et arrive à l'état
de suppuration simple. Ses bords sont peu tuméfiés, parsemés de points rouges ; leur surface est
inégale, et recouverte ainsi que les pièces d'appareil, d'un pus blanc et consistant, sans odeur : mais
les linges de l'appareil sont humectés jusqu'au
dehors d'un fluide qui, au moment du pansement,
paraît sortir de la partie postérieure de la lésion, et
dont une légère compression sur la partie antérieure
de la parotide semble augmenter le volume. Cela
s'observe encore d'une manière plus marquée,
lorsque le malade, étant dépansé, tente de parler.
Ces signes, joints au siége de la blessure, ne permettent pas de douter que la cause qui l'a déterminée n'ait détruit en même temps une partie du
canal de Stenon. Il est donc nécessaire d'employer,
dès ce moment, les moyens convenables pour obvier
à l'établissement d'une fistule salivaire ; ce qui
s'opérera d'ailleurs, d'une manière aussi sûre que
simple, par un point de compression placé sur la parotide même, lequel atrophiera cette glande, sans

compliquer la lésion sous le rapport du temps de guérison.

La figure de cette lésion, sa nature, son étendue, se rapportent parfaitement à ce qu'on nous dit de sa cause, qui a été une balle en plomb lancée par la charge faible d'un petit pistolet, à la distance de dix pas, et retrouvée sur la dent indiquée.

Le pronostic de cette lésion, fondé sur sa voie naturelle de terminaison, c'est-à-dire par la suppuration, ainsi que sur la perte de substance, est de vingt-un jours. Mais cet homme conservera une cicatrice difforme de près d'un pouce d'étendue, que le temps ne fera guère varier.

En foi de quoi, etc.

LÉSIONS PAR CAUSES EXTERNES

Des parties molles qui recouvrent le crâne.

Nous ne nous occuperons ici que des lésions dont l'effet est borné à l'un des points du cuir chevelu, et d'une manière immédiate à l'un de ceux de l'occipito-frontal ou de son aponévrose, ou enfin à l'un des points des temporaux et du péricrâne ; les lésions qui intéressent en outre les os, les méninges ou le cerveau, devant être le sujet des paragraphes suivans.

On sait que le cuir chevelu n'a pas une organisation différente des autres parties de la peau, dont il n'est que la continuité. Sa texture est seulement plus dense, plus serrée, et il est traversé par les cheveux, lesquels naissent de bulbes placées dans le tissu cellulaire qui règne sous lui. Ce peu de mots indique que les lésions bornées à ces parties ne diffèrent en rien de celles de même nature, survenues sur tout autre point de la périphérie du corps, soit pour l'action produite, soit pour les modes par lesquels ces lésions doivent passer pour arriver à guérison. On doit seulement noter que dans toutes les lésions qui attaquent le cuir chevelu, et principalement dans celles qui ont déterminé une solution de continuité, il convient de raser la partie, même au loin, pour éviter que les cheveux mêlés au sang ou seulement aux topiques employés, ne produisent l'irritation qu'exciterait un corps étranger et ne deviennent ainsi une surcause.

Tout agent quelconque, agissant d'une manière mécanique, détermine sur le point où il a porté son action, une simple contusion, une plaie contuse ou une piqûre.

§. I. Pour peu qu'elle soit considérable, la contusion est bientôt suivie d'une tumeur sanguine qui prend le nom de bosse. A cet égard, une observation de M. Boyer doit être toujours présente à l'esprit de l'officier aux rapports, lorsqu'il visite une lésion de cette nature ; elle doit l'aider à se rendre compte de la direction dans laquelle le coup a été porté ; à reconnaître si la lésion est purement locale, ou si elle pourra être suivie d'accidens dépendans

(396)

de la cause même qui l'a produite; enfin à fonder
son pronostic sur la terminaison naturelle qu'elle
devra prendre. « En général, dit cet auteur (1),
» lorsque l'instrument a agi perpendiculairement,
» les bosses sont dures et le sang qui les forme est
» infiltré dans le tissu cellulaire; lorsqu'il a frappé
» dans une direction oblique, elles sont molles et
» présentent ordinairement une fluctuation sen-
» sible, parce que le sang est épanché dans une
» espèce de cavité qui résulte de la dilacération du
» tissu cellulaire. » Les premières se terminent
toujours par une résolution qui marche d'une manière franche et égale. Au contraire, pour celles
qui sont molles et avec fluctuation, on est quelquefois obligé de les ouvrir pour donner issue au sang
qu'elles renferment. Mais pour peu que les contusions sur la tête soient graves, lors même qu'elles
n'ont été suivies d'aucun accident, il est toujours
du devoir de l'homme de l'art de pratiquer une ou
deux saignées. Il doit encore être en garde contre
la méprise de quelques chirurgiens, relativement à
la dépression qu'offre le centre de semblables tumeurs, ou au battement d'une artère qui pourrait s'y
rencontrer, afin de ne point les prendre pour une
fracture avec enfoncement des parois; ce qui d'ailleurs avait été prévu par Ruysch et Jean-Louis Petit,
et récemment observé par M. Richerand (2).

---

(1) Page 48, cinquième volume.
(2) Deuxième volume, page 255.

§. II. Les plaies contuses bornées à l'un des points de la surface du crâne, sont presque toujours suivies d'une ecchymose ; et la solution du cuir chevelu seule, prend presque constamment la terminaison de la réunion par première intension , à mesure que l'ecchymose se termine par la résolution. Cette dernière fonde dès-lors le temps de traitement à émettre, à moins que les bords de la lésion ne soient comminués ou désorganisés, ce qui exige, seulement en ce cas, le temps nécessaire pour la terminaison par la voie de suppuration.

§. III. La réunion d'une plaie contuse à lambeau est souvent suivie d'une infiltration ou épanchement sanguin, si l'on n'a pas le plus grand soin d'exercer une compression méthodiquement pratiquée depuis la base jusqu'au sommet du lambeau. C'est alors le produit d'une surcause qui exige l'incision proposée par Petit. Mais si, malgré la compression, il se formait un dépôt de cette sorte, celui-ci fonde une terminaison de la lésion par la suppuration.

§. IV. Comme nous l'avons déjà dit, les plaies simples de l'un des points du cuir chevelu ne diffèrent en rien de celles de toutes les autres parties de la périphérie du corps : elles se terminent par la réunion par première intension. Si elles sont très-étendues ou à lambeau, après avoir rasé au loin le cuir chevelu, on devra pratiquer des points de suture, comme Paré et Lamotte en ont les premiers donné l'exemple, et employer la compression méthodique du lambeau. La dénudation de l'os n'est point un obstacle, lorsque celui-ci ne présente d'ailleurs aucune autre altération ; et à cet égard on peut consulter MM. Richerand et Boyer, qui émettent le même avis.

§. V. Des instrumens piquans peuvent avoir pénétré un ou plusieurs points de la surface du crâne, et y avoir produit des lésions. Si elles sont simples, elles n'exigent d'autre traitement que l'application de compresses trempées d'eau ordinaire, dans laquelle on a étendu quelques gouttes d'une liqueur spiritueuse, telle que l'eau de Cologne et autres, toujours après avoir rasé la partie sur tout le trajet de la lésion et les points environnans. Le pronostic paraît être celui de la réunion qui s'opère dans l'étendue de la plaie. J'ai vu beaucoup de ces lésions, et aucune n'a été suivie d'accidens dépendans de la lésion imparfaite des filets nerveux. Je pense même que cette complication est extrêmement rare, comparativement au grand nombre de piqûres qu'on observe, et qu'elle est presque toujours le produit d'une surcause ou de l'état des premières voies, facile à discerner par les signes propres aux érésipèles ou fièvres érésipélateuses. On sait que lorsqu'elles sont le produit de la section imparfaite de quelques filets nerveux, elles n'exigent qu'une incision étendue qui forme une plaie simple, d'une piqûre ainsi compliquée.

§. VI. Les hémorragies qui suivent les lésions des parties molles qui recouvrent le crâne, sont toujours de peu d'importance, lorsqu'elles coulent au-dehors de la plaie. Il convient même de les laisser donner un peu, avant de pratiquer une compression toujours sûre et facile, si la lésion est le produit d'un agent contondant. Mais on devra comprimer de suite celles qui donneraient un épanchement dans le tissu cellulaire sous-cutané, et dans tous les cas, la compression sera pratiquée à une distance convenable de la lésion, de manière à ne pas devenir elle-même une surcause ou entraver sa terminaison naturelle.

§. VII. L'inflammation qui quelquefois, et vers le troisième ou le quatrième jour, vient compliquer une plaie des parties molles du crâne, doit-elle être considérée comme dépendante de la cause de la lésion, ou est-elle le produit d'une surcause étrangère à la lésion ? « La véritable cause de » cette inflammation et des accidens qu'elle en- » traîne, dit le professeur Boyer, est la piqûre ou » la section imparfaite de quelques filets nerveux, » ou cette inflammation est causée ordinairement » par la trop longue exposition de la plaie au contact » de l'air ; par l'application de substances irritantes, » ou par la mauvaise manière de panser. A cette » cause, se joint souvent un embarras gastrique, » une disposition bilieuse. » Je pense donc que l'inflammation qui suit les lésions par cause externe, produit d'un agent mécanique, est toujours le produit d'une surcause qui doit être recherchée et démontrée dans un rapport, ainsi que j'en ai déjà

donné l'exemple par celui présenté sous le n.º 3.
Et lorsque cette inflammation dépend de la section
imparfaite d'une portion de nerf, il me paraît qu'on
ne doit point attendre le développement des accidens, mais au contraire les prévenir par les moyens
connus depuis Pigrai ; c'est-à-dire , en pratiquant
des incisions étendues , qui convertissent en plaie
simple la lésion produite par l'agent piquant.

RAPPORT N.º 40.

*Contusion du cuir chevelu par une cause ayant
agi perpendiculairement.*

Cet homme, de l'âge de trente ans environ, d'une
forte complexion, paraissant sain et exempt, au
moins sensiblement, de l'action des vices généraux,
porte, 1.º à peu près sur l'angle antérieur et supérieur du pariétal gauche , une tumeur un peu
oblongue, de la grosseur d'un œuf de poule, placée
transversalement de dedans en dehors, et de haut
en bas. Elle est dure au toucher, sans être très-
douloureuse au blessé. Son ensemble indique qu'elle
est le produit d'un agent contondant , tel que le
poing ou autre semblable, qui paraît avoir agi perpendiculairement au siége de la lésion. Le blessé
nous dit qu'il a éprouvé à l'instant du coup un fort
étourdissement, sans toutefois avoir perdu connaissance ni être tombé, indice que son effet s'est propagé par une légère commotion sur le cerveau.
2.º

2.° La pommette gauche est le siége d'une excoriation, etc.

La lésion principale a été celle de la tête, qui, paraissant bornée aux parties molles, doit se terminer par la résolution, sous l'emploi des cataplasmes arrosés d'une eau sédative, appliqués après avoir rasé les cheveux, ce qui fonde un traitement de dix jours. Toutefois, soit sous le rapport de la constitution particulière du sujet, soit relativement au siége, à la nature et à la récence de la lésion, cet homme devra être saigné et tenu à la diète pour obvier à tout accident de surcause qui pourrait survenir, et que rien ne saurait faire prévoir en ce moment.

En foi de quoi, etc.

RAPPORT N.° 41.

Contusion du cuir chevelu par une cause ayant agi obliquement.

Le dénommé, de l'âge de quarante-cinq ans environ, d'une petite stature, d'une mince corpulence, paraissant, du moins sensiblement, exempt des vices généraux, porte, 1.° immédiatement au-dessous de la bosse pariétale gauche, une contusion avec tumeur sanguine de l'étendue de trois pouces environ, dans une direction horizontale, sur deux pouces à peu près de diamètre de bas en haut. Cette lésion est molle au toucher, quoique très-récente.

Son ensemble paraît démontrer qu'elle est le produit d'un coup de bâton ou autre agent contondant
semblable, ayant agi dans une direction oblique de
haut en bas, et de dehors en dedans, à l'axe de la
tête. 2.° La partie postérieure à peu près moyenne
du bras gauche est le siége, etc.

La lésion principale étant celle de la tête, doit
fonder le pronostic. Sa nature, sa figure, son
étendue, et la direction dans laquelle l'agent a agi
pour la déterminer, paraissent démontrer qu'elle
est bornée aux parties molles qui recouvrent le
crâne; ce que semble confirmer le blessé, qui nous
dit qu'il n'a rien éprouvé au moment du coup, ni
depuis environ deux heures qu'il l'a reçu. Cet ensemble fait dès-lors penser que la lésion est bornée
aux parties molles du point désigné du crâne, et
permet d'espérer qu'elle se terminera par la résolution; cette voie de guérison étant aidée par l'emploi de topiques émolliens arrosés d'une liqueur
sédative, et appliqués après avoir rasé la partie,
enfin facilités par un bandage au moyen duquel on
exercera une légère compression de bas en haut.
Elle sera encore déterminée en quelque sorte par
une saignée de bras, et quelques jours de diète et
de repos. Ce qui fonde un pronostic de dix jours.
Mais s'il arrivait que, malgré ces moyens, ce que
nous ne croyons pas, la partie devînt douloureuse,
et que la lésion menaçât de se terminer par la suppuration, on devra vider cette tumeur par une ponc-
tion ou une incision, et la blessure se terminerait

alors par la suppuration, ce qui fonderait un terme de traitement de dix-sept jours.

En foi de quoi, etc.

RAPPORT N.º 42.

Plaie contuse du cuir chevelu devant se terminer par la suppuration.

Cet homme, de l'âge de quarante ans environ, d'une forte complexion, d'un tempérament qui nous paraît bilieux, semble, au moins sensiblement, être exempt de l'action des vices généraux. Il porte une plaie contuse ayant à peu près trois pouces d'étendue sur un pouce de largeur, placée presque horizontalement sur la partie postérieure, moyenne et latérale gauche de la tête, pénétrant profondément jusqu'à l'os qu'elle n'a pas, du moins sensiblement, lésé. Les bords de cette plaie sont irréguliers et écrasés, recouverts de sang et de cheveux. La nature, la figure et l'étendue de cette lésion indiquent qu'elle est le produit d'un agent contondant à angle tranchant, que le blessé dit être un instrument en bois dur dont se servent les vidangeurs (un agottiau); il nous dit aussi qu'il n'a éprouvé aucune perte de connaissance, qu'il n'est point tombé sur le coup, qu'enfin il n'a rien ressenti de particulier depuis huit heures environ qu'il a reçu cette blessure. Tout paraît dès-lors démontrer, pour le moment du moins, qu'elle est simplement locale.

26.

Cette plaie a d'ailleurs beaucoup saigné, ce que prouvent les vêtemens de cet homme, et ce qui semble encore résulter de sa nature et de son siége. J'ai rasé la partie, je l'ai lavée, et j'en ai rapproché les bords autant que possible. J'ai ensuite provisoirement recouvert la plaie par des compresses trempées dans de l'eau étendue d'une liqueur sédative. Le tout a été maintenu par un bandage placé pour exercer une légère compression sur cette lésion, et j'ai enfin conseillé au blessé d'entrer à l'hôpital général de cette ville pour y être soigné.

Cette lésion indique par son ensemble qu'elle se terminera, du moins en grande partie, par la suppuration, ce qui fonde un pronostic de dix-sept jours ; dans l'espoir toutefois, malgré l'état toujours insidieux des plaies de tête, qu'il ne surviendra aucun accident. Mais dans le cas contraire, l'autorité devra en être informée, pour faire établir, par un nouveau rapport, la nature de cet accident, et en rechercher la cause.

En foi de quoi, etc.

RAPPORT N.º 43.

Plaies contuses de plusieurs parties du cuir chevelu, devant se terminer par la résolution.

J'ai trouvé le dénommé étendu sur un fauteuil près de son feu, ayant la tête enveloppée d'un appareil recouvert par un mouchoir et maintenu sur des coussins. L'ensemble général de cet homme m'a montré qu'il était de l'âge de trente-six ans environ, d'une haute et peu forte corpulence, paraissant d'un tempérament flegmatique. Sa face paraît altérée, et exprime la douleur ; sa peau est généralement brûlante et sèche, son pouls petit, mais régulier. Cet homme semble récemment affaibli. Informé du siége et de l'étendue des lésions qu'il porte à la tête, de l'époque à laquelle il les a reçues, etc., bien convaincu que leur visite ne peut nullement en aggraver l'état, j'ai dépansé avec soin ce blessé, ce qui m'a fait voir qu'il porte, 1.º au-dessous de la bosse coronale droite, une plaie contuse d'une figure irrégulièrement angulaire, formant un lambeau, dans l'étendue d'un pouce environ, dont l'angle est placé près la bosse coronale. Sa base, ayant à peu près deux pouces, existe à la partie moyenne externe et antérieure du front. Cette lésion est placée dans le centre d'une tumeur violette, brune et molle. 2.º Une lésion de même figure, de même étendue et de même nature, se voit au-dessus de la partie moyenne du rebord de la portion écailleuse du temporal droit. 3.º Sur la bosse pariétale gauche, se trouve une dernière lésion de même nature qui affecte une ligne dans l'étendue de près de deux pouces, sur une direction verticale.

L'ensemble de ces blessures démontre qu'elles sont le produit de violens coups portés avec un agent contondant, que le blessé dit être un bâton à nœuds, dont il a été frappé il y a cinq jours, ce que démontrent du reste ces lésions dont les bords, quoique irréguliers, sont déjà rapprochés et comme réunis. Mais si on applique, même légérement, le doigt sur elles, le dénommé donne des marques d'une vive douleur; et, dans le cours de cet examen, fait d'ailleurs avec tout le soin possible, cet homme a pâli, ses lèvres se sont décolorées, son corps et surtout sa figure se sont recouverts de sueur, ce qui m'a laissé redouter qu'il ne prît un évanouissement.

Cet état pourrait faire craindre qu'il n'y eût une lésion de l'ancéphale ou de ses enveloppes, si le blessé ne nous rapportait qu'il n'a éprouvé, au moment où il a reçu ces coups, aucune perte de connaissance, ni aucun éblouissement; que quoiqu'il soit tombé sous le second coup, il a conservé entièrement sa tête; qu'il s'est immédiatement relevé, et a saisi son antagoniste qu'il a lui-même arrêté; qu'il n'a absolument éprouvé qu'une grande faiblesse depuis cinq jours qu'il a reçu ces lésions, celles-ci ayant excessivement donné du sang; ce que paraissent confirmer les vêtemens qu'il portait ce jour-là, et qu'on nous montre; qu'enfin il dort tranquillement et sans aucun trouble; il nous paraît avoir conservé toute sa mémoire, et a la locution absolument libre. Quel que soit dès-lors l'état insidieux des lésions de la tête, quelques craintes que l'on doive toujours conserver sur leur terminaison, et d'après les observations qui démontrent qu'à la suite de lésions de la tête, paraissant *à priori* moins graves que celles-ci, on a **vu** la mort survenir brusquement par des dépôts formés insensiblement dans le cerveau ou dans l'une de ses membranes, je pense que l'évanouissement qui a paru se montrer chez cet homme pendant ma visite, tient à la faiblesse dans laquelle il est; et que ces lésions bornées simplement aux parties molles du crâne, dans lesquelles existent les contusions suivies d'ecchymoses, qui marchent à la résolution, fondent un pronostic par la réunion et la résolution, et dès-lors un traitement de dix jours, à compter de celui de la lésion. Mais ayant aussi égard à la grande débilité dans laquelle j'observe cet homme, je pense qu'il aura une convalescence de six à huit jours. Et au cas qu'il survînt le moindre accident, l'autorité devra en être informée immédiatement, pour faire établir par une nouvelle visite sa nature et sa cause, ce qui ne peut pas être prévu en ce moment, cet homme étant d'ailleurs soumis à des soins assidus, et placé hors l'atteinte de toute surcause étrangère.

En foi de quoi, etc.

Nota. Quinze jours environ après ma visite, le dénommé, qui demeurait à deux lieues de notre ville, ayant transigé avec sa partie adverse, et se trouvant parfaitement guéri, vint à pied pour retirer la plainte où il figurait comme partie civile.

RAPPORT N.º 44.

Lésion des parties molles du crâne par instrument tranchant.

Cet homme, de l'âge de vingt-trois ans, d'une forte complexion, paraissant sain et exempt, du moins sensiblement, de l'action des vices généraux, porte sur la partie supérieure, moyenne et latérale gauche de la tête, une lésion au plus de deux lignes, d'une surface à peu près ronde, mais qui paraît se diriger dans les parties molles, en se portant un peu obliquement de haut en bas, et d'avant en arrière, où elle pénètre dans l'étendue de plus de deux pouces; autant toutefois qu'on peut en juger par la légère tuméfaction qui existe sur la partie dans cette étendue. La nature, la figure et l'ensemble de cette lésion, encore saignante, et dès-lors très-récemment reçue, indiquent qu'elle est le produit d'un agent piquant, que le blessé dit être une broche en fer très-aiguë.

Nous avons de suite rasé la partie, et appliqué dessus des compresses trempées dans de l'eau simple, dans laquelle avaient été étendues quelques gouttes d'une liqueur spiritueuse. Le tout a été maintenu à l'aide de bandes méthodiquement placées pour exercer une légère compression, et tout indique que cette lésion se terminera par une réunion simple, et que dès-lors le dénommé sera guéri dans l'intervalle de quatre jours. Mais il devra continuer l'emploi de ces moyens pendant deux à trois autres jours, pour laisser consolider cette réunion.

En foi de quoi, etc.

RAPPORT N.º 45.

Lésion du cuir chevelu, suivie d'hémorragie.

Cet homme, de l'âge de vingt-sept ans, d'une complexion relative à son âge, paraissant, au moins sensiblement, exempt de l'action des vices généraux, porte sur la tempe gauche, à un travers de doigt au-dessus, et à la même distance au-devant de l'oreille externe, une plaie récente placée transversalement à l'axe de la tête, et un peu obliquement de bas en haut et d'avant en arrière, dans l'étendue de plus de trois pouces, paraissant s'étendre en profondeur jusque dans le corps charnu du muscle crotaphyte. Les lèvres de cette lésion sont nettes et régulières ; elle donne une hémorragie artérielle, qui déjà a fait perdre beaucoup de sang au dénommé ; ce que prouve, outre les vêtemens, un caillot de sang existant à la distance de quinze pouces à peu près de sa tête, dans la chambre où est cet homme. L'ensemble de ce sang peut être évalué à huit ou dix onces.

Immédiatement après mon arrivée, j'ai pratiqué une compression au moyen de linges convenablement disposés et placés au-dessous de cette lésion et au-devant de l'oreille, laquelle compression a été maintenue par des gais de bandes et a arrêté cette hémorragie. La partie a été rasée et lavée au loin, et j'ai rapproché, autant que possible, les lèvres de cette lésion. Des compresses de linge trempées dans de l'eau, dans laquelle avaient été étendues quelques gouttes d'eau de Cologne, ont été placées sur cette plaie, et le tout a été maintenu par une bande légèrement serrée pour pratiquer une légère compression.

Cette lésion, reçue depuis une demi-heure environ, indique par sa figure, sa nature et son étendue, qu'elle est le produit d'un agent piquant et coupant, et par ses dimensions et son rapprochement répond parfaitement à un couteau qu'on nous présente. Le pronostic à porter sur elle, s'il ne survient aucune surcause, doit être fondé sur la terminaison par la réunion par première intension, laquelle est sa terminaison naturelle et base un temps de traitement de quatre jours. Mais le dénommé devra s'observer dans la mastication et la locution, et même conserver l'usage d'alimens liquides pendant cinq à six jours en sus de ce temps, pour éviter, autant que possible, tous les mouvemens du muscle crotaphite.

En foi de quoi, etc.

Nota. Pour ne pas multiplier les observations, ce qui nous serait bien facile, mais nous conduirait à des volumes sans nombre, nous ne placerons

point ici de rapport relatif aux lésions des parties
molles du crâne, suivies d'inflammation. Celui inséré sous le n.º 3 se trouverait répété ici, sauf la
différence du siége, de l'étendue, de la figure, etc.
Il en est de même pour les cas où cette surcause
produirait la mort. L'observation donnée en est un
exemple. Mais nous terminerons cet article par l'intéressante observation qui suit.

RAPPORT N.º 46.

Lésion des parties molles du crâne par un instru-
ment piquant et tranchant, suivie de la mort
douze heures après.

Certifions qu'en vertu d'une ordonnance rendue
par MM. les Juges d'instruction criminelle, etc.

M. le juge de paix a ordonné l'exhumation,
qui a été immédiatement faite par les fossoyeurs
ordinaires, qui ont fouillé la terre au-devant, à
gauche, et à quelque distance de la porte de l'église.
Ils ont découvert à six pieds environ sous terre,
un cercueil en planches et fermé, lequel a été enlevé, et que nous avons décloué avec soin. Nous
avons ensuite coupé un linceul qui s'est d'abord
présenté à nos regards, ce qui a laissé à découvert
le cadavre d'un jeune homme, qui a été reconnu
par toutes les personnes présentes pour être celui
d'André C..., mort le 25 juin dernier. La visite que
nous avons faite de ce cadavre, ainsi que les opé-

rations propres à reconnaître la cause de sa mort, nous mettent dans le cas d'affirmer ce qui suit :

Ce corps, de la hauteur de cinq pieds un pouce environ, d'une corpulence peu forte, est celui d'un jeune homme de vingt à vingt-un ans. Sa surface est dans le troisième degré de la putréfaction, et l'ensemble des parties molles marche à une entière et très-prochaine dissolution, mais nous devons noter que celle-ci est générale et égale à toute cette surface ; comme aussi que nous avons reconnu qu'elle avait été excessivement accrue, parce que ce cadavre a été inhumé dans un lieu où un autre corps avait été enterré depuis une année seulement ; que la terre de cette fosse répand et a communiqué à ce cadavre une odeur très-forte de moisissure et de pourriture particulière qui le rend inabordable, sans courir de grands dangers.

La visite de la surface externe de ce corps, que nous avons faite malgré les dégoûts et les dangers, nous a laissé voir, ainsi qu'à toutes les personnes présentes, les signes sensibles suivans de lésions par cause externe. 1.º Au-dessous du scrotum pour le côté gauche, une ecchymose étendue sur un pouce environ, ayant une figure à peu près circulaire, offrant une tuméfaction peu considérable, produit de l'engorgement d'un sang noir et putréfié, qui, existant dans le tissu cellulaire, lui donne l'aspect d'un tissu caverneux en état de gangrène, ce qui le fait sensiblement différer des autres parties, mais paraissant, autant qu'on en peut juger dans cette circonstance d'extrême putréfaction, bornée à l'état local et être le produit d'un agent contondant, tel que le pied.

2.º La tempe gauche, près et au-dessus, comme au-devant de la mastoïde, est le siége d'une plaie ayant environ dix lignes d'étendue sur deux de largeur, affectant une direction presque horizontale. Les bords de cette lésion sont irréguliers sans être toutefois très-contus, et elle s'est portée jusqu'à l'os, comme nous le décrirons ailleurs. La nature de cette lésion, sa figure et son étendue, font penser qu'elle est le produit d'un agent piquant et coupant, à surface non éminemment tranchante, sans que nous puissions, par l'ensemble de cette plaie, désigner l'agent particulier qui l'a produite; mais elle répond aux dimensions et à la figure d'un volant (instrument d'agriculture), avec lequel on nous dit qu'elle a été faite.

Cette surface n'a rien montré autre, sinon qu'on a fait l'ouverture de la poitrine, seulement par des sections pratiquées sur les parties latérales du sternum, celui-ci ayant resté dans sa position, puis rapproché les parois de cette cavité.

Nous avons étendu cette ouverture à l'abdomen, et enlevé toutes les parois antérieures du tronc, ce qui nous a fait voir, et nous l'avons fait observer à M. le juge de paix et aux personnes présentes, que tous les viscères de la poitrine et du ventre étaient sains et assez conservés. Nous avons ouvert l'estomac qui s'est montré absolument vide, sa muqueuse

humide et saine. Enfin aucun épanchement ni aucune maladie organique ne s'est montrée pour les
différens points de ces cavités.

L'odeur affreuse que répandait ce cadavre nous a
déterminé à passer rapidement sur beaucoup de
points essentiels, et à couper le cou pour aller observer au loin la tête; toutes les questions légales
possibles à suivre en ce cas se réduisent aux trois suivantes : 1.º Où se borne anatomiquement la lésion
observée ? 2.º Existe-t-il une fracture sur l'un des
points du crâne ? 3.º Y a-t-il un épanchement dans
le cerveau ou dans l'un des points de l'intérieur du
crâne ?

Pour arriver à la solution de ces questions, nous
avons incisé le cuir chevelu au-dessous de la lésion
observée, lequel enlevé ensuite, et vu à la face
crâniène, nous a montré que la plaie le pénétrait
et s'étendait jusqu'au péricrâne, qu'elle divisait dans
une petite étendue. Celui-ci enlevé a montré que la
partie sous-jacente de l'os, dans une étendue de
plus de deux pouces, était d'un rouge foncé, tandis
que dans tous les autres points il avait sa couleur
naturelle ; que toute la face externe du crâne n'avait
aucune autre lésion sensible ; qu'enfin la partie de l'os
répondant à la lésion était absolument sans aucun
signe de solution de continuité.

Ayant enlevé, au moyen de la scie, la voûte du
crâne, nous avons vu que les méninges étaient
noires, sans décolement. Celui-ci que nous avons
opéré, les a fait tomber sur un fluide épais, sans

forme particulière. Ces membranes ouvertes ont montré que cette substance était le cerveau réduit à son dernier degré de putréfaction, mais qu'il était grisâtre et blanchâtre, seulement mêlé à des stéries de sang ; ce qui nous a convaincu , autant que la question le permet en cet état, qu'il n'y avait point eu d'épanchement, au moins considérable, dans la boîte crânière. Enfin , ces parties enlevées , nous nous sommes assurés que tant à la voûte qu'à la base crânière , il n'y avait eu aucune fracture ou félure sensible.

Nous avons cru dès-lors devoir chercher dans les signes commémoratifs, à confirmer ce que nous pensons de la cause qui a déterminé la mort de ce jeune homme, d'après cette analyse anatomique.

M. le juge de paix et les personnes présentes nous informent que ce jeune homme était d'un caractère doux et tranquille, d'une bonne moralité, d'une grande sobriété et d'une bonne santé; qu'il reçut le 24 juin les deux lésions par cause externe décrites ci-devant, à la sortie d'un cabaret situé à la Guillotière (nous n'avons pu savoir s'il est tombé sans connaissance sous ces coups); qu'il y fut pansé par un homme étranger à l'art, sans que nous puissions apprendre de quelle manière ni avec quelle substance; que le blessé se retirait chez lui, lorsque étant sur la commune de Bron, distante d'environ un demi-myriamètre de la Guillotière, il se trouva pris de défaillance et s'arrêta chez un sieur Godet; que depuis le moment de sa blessure, il s'est toujours plaint d'un mal de tête; que chez Godet, on lui donna de l'eau sucrée, qu'il la vomit; qu'il voulut continuer sa route, mais que ses jambes fléchissant, il fut forcé de s'arrêter chez la veuve Merlin, à une distance de cinq minutes de chemin seulement de la maison de Godet; qu'il s'y coucha sur de la paille, et mourut le lendemain matin sur les six heures, sans avoir eu aucune agonie.

Ces circonstances réunies à l'autopsie, nous portent à penser que la mort de C... a été le produit d'une céphalalgie des plus intenses, déterminée par l'inflammation du périoste, et même des os, dont les signes sensibles ont été décrits. Mais nous restons convaincus que cette mort prompte n'a pas été le produit immédiat de la blessure du crâne, puisque celle-ci n'était point au-dessus des secours de l'art, et qu'elle nous semble avoir été déterminée par plusieurs surcauses réunies et faciles à reconnaître. 1.º Dans le défaut des soins nécessaires, et même de tout secours. 2.º Dans la marche à laquelle cet homme s'est livré après sa blessure. 3.º Dans des écarts de régime auxquels il s'était abandonné dans cette journée, etc. etc.

En foi de quoi, etc.

LETTRE

LETTRE

ÉCRITE

AUX AUTORITÉS DE LYON,

LE 5 AVRIL 1819,

Pour démontrer la nécessité d'établir des filets au-dessous du confluent de la Saône et du Rhône.

———

MESSIEURS,

LA disparition étonnante de la famille Gutton me détermine à présenter à l'autorité supérieure quelques faits propres à prouver la nécessité d'établir à Lyon, comme cela existe à Paris, des filets pour arrêter les nombreux cadavres que nos rivières emportent au loin. J'avais depuis long-temps médité ce projet utile ; j'avais reconnu la facilité qui se trouve dans son exécution, à peu de distance du confluent de la Saône et du Rhône. J'avais même calculé qu'on pourrait établir ces filets sans nuire à la navigation, et avec une somme moindre de 4000^f : dépense bien modique, si on la compare

27

aux avantages qui en seront nécessairement le fruit, et dont je vais donner une légère idée.

Depuis quinze ans, mes fonctions de médecin aux rapports m'ont mis dans le cas de reconnaître que la ville de Lyon, par sa grande population et par l'habitude qu'ont ses habitans de prendre des bains de rivière ; par le grand nombre d'étrangers qu'amènent dans son sein huit à dix routes différentes ; par une navigation active, comme par les nombreux villages qui l'entourent, etc., présente annuellement un nombre effrayant de morts par submersion : nombre d'autant plus considérable qu'elles ne sont jamais toutes connues.

Si l'on y réfléchit, on reconnaîtra que trois causes y contribuent : les accidens, les suicides et les assassinats. On ne sera donc point étonné lorsque je dirai que l'établissement de pareils filets arrêtera chaque année une centaine de cadavres au moins, et l'on sentira la nécessité de les établir le plus promptement possible.

Depuis vingt jours environ, je puis compter huit individus noyés ou fortement présumés avoir péri de cette manière, et tous sont de Lyon ; savoir : la demoiselle Charcot, M.me Mussard, le sieur Robert, les trois membres composant la famille Gutton, et deux autres individus dont j'ignore les noms. Peut-être même l'autorité en connaît-elle un plus grand nombre, et personne ne pourrait assurer qu'il n'y en a pas davantage, puisque sur ces huit personnes le cadavre de la femme Gutton seul a été arrêté, et cela par l'effet du hasard, s'étant trouvé embarrassé dans le filet d'un pêcheur à Irigny; circonstance sans laquelle ce cadavre pouvait être porté beaucoup plus loin, et rester à jamais inconnu. Il faut même le dire, peut-être n'eût-il pas été arrêté sans la récompense promise à celui qui retrouverait le cadavre de Mme Mussard.

Les filets placés auront donc l'avantage,

1.º En arrêtant les corps à peu de distance du lieu de l'accident et du temps qui s'est écoulé, de laisser l'espoir de porter des secours encore utiles. Il est à propos de dire à l'appui de cette assertion, que le pêcheur qui a retiré la femme Gutton pense que, si on eût pu lui procurer des secours prompts, il n'eût peut-être pas été impossible de la rappeler à la vie.

L'observation consignée dans Pouteau (1), relative à M. Charest, rappelé à la vie après avoir resté plusieurs heures sous les eaux, suffit ici pour fixer cette idée importante. Tous les médecins sont certains aujourd'hui que dans l'asphyxie par submersion, de la nature de celle que l'on nomme syncopale, on a l'espoir scientifiquement fondé de rappeler à la vie les individus plusieurs heures après l'événement, ce que confirment d'ailleurs des observations authentiques consignées dans les différens traités.

2.º Par les filets, on parviendrait toujours à faire reconnaître les individus noyés, et ainsi on pré-

____

(1) Deuxième volume, page 164.

viendrait de nombreuses lacunes dans l'état civil des familles. En effet, l'observation démontre que chaque année beaucoup de noyés ne sont point reconnus, ce qui est pour leurs familles d'une conséquence majeure, puisqu'il est impossible d'établir légalement la mort de tel ou tel de leurs membres; que de là suit l'impossibilité à l'époux ou à l'épouse de contracter de nouveaux liens, ce qui souvent les conduit à des démarches que la morale condamne, et que la nécessité semble absoudre.

Enfin, que d'entraves, que de procès évités aux familles par ce moyen! Si je n'étais pas forcé de me renfermer dans des bornes étroites, je donnerais ici la preuve de ce que j'avance par des exemples très-connus, tels que celui de Mme Massac...., celui plus récent de Mme Mussard, celui dont les tribunaux vont s'occuper pour le sieur Pieg...., etc. etc.

3.° Par les filets, on préviendrait souvent un crime. En effet, l'assassin ne peut-il pas être retenu par l'idée que, sous quelques heures, le cadavre de sa victime va être retrouvé, et que cette découverte peut éveiller la vigilance et provoquer les recherches de la police? Il n'aura plus l'espoir que le cadavre, entraîné au loin, sera défiguré, détruit par les eaux, et son crime couvert d'un voile éternel. Cet espoir est aujourd'hui d'autant mieux fondé, que l'on sait que lorsqu'un noyé porte sur lui de l'argent ou quelque chose de valeur, le pêcheur qui le trouve, le dépouille et le remet au courant, pour n'être pas tenu à une restitution. On sait encore que pour éviter des frais d'inhumation aux communes sur le territoire desquelles s'arrête le cadavre ainsi dépouillé, il est le plus souvent, et de commune en commune, rejeté au courant, et ne trouve enfin une dernière demeure que lorsque, par l'effet de la dissolution totale, les parties molles abandonnent les os, qui vont alors au fond de l'eau.

Telles sont, MESSIEURS, les idées que m'ont suggérées l'amour de mon pays et l'intérêt de la société. J'ai cru devoir vous les soumettre, à vous, Messieurs, qui prenez part, autant par humanité que par la nature de vos fonctions, aux avantages de cette cité importante. Mon seul désir est de voir que le fruit de mon travail puisse être un jour de quelque utilité à la ville qui m'a vu naître.

Agréez, MESSIEURS, l'hommage de mon profond respect et du dévouement de

Votre, etc.

FIN DU TOME PREMIER.

TABLE

DES MATIÈRES CONTENUES DANS CE VOLUME.

Motifs et plan de cet ouvrage, ... Page 1

CHAPITRE PREMIER.

Des blessures en général, ... 22
Lésions par causes externes, considérées pour la mé-
    decine légale , ... 70
Premier ordre. — Lésions légères, ... id.
Second ordre. — Lésions graves , ... 72
Deuxième espèce. — Blessures qui peuvent être suivies
    d'infirmités, ... 75
Premier genre. — Infirmités relatives , ... 77
Second genre. — Infirmités absolues , ... 79
Troisième espèce. — Blessures qui pourront être sui-
    vies de la mort par un effet immédiat de leur cause, 80
Appendice, ... 89

CHAPITRE II.

Des terminaisons des blessures pour les parties molles, 90
1.º De la régénération de l'épiderme ou terminaison de
    l'excoriation , ... 93
2.º De la résolution , ... 97
3.º De la suppuration , ... 102
4.º De la réunion par première intension et par suture, 108

CHAPITRE III.

Des terminaisons des blessures pour les parties dures, 111
Tableau des pronostics des lésions par causes externes :
  Pour les parties molles, ... 133
Pour les parties dures, ... 134

CHAPITRE IV.

Des rapports en général, ... 139
§. 1.ᵉʳ Impartialité et caractère qui doit distinguer le
  médecin légiste, ... 155
§. II. Vaquer de suite, lorsqu'on reçoit une réquisition, 159
§. III. Remarques à faire avant de lever un appareil, 162
§. IV. Rechercher les signes certains de la mort, . . . 170
§. V. Déterminer approximativement le temps de la
  mort, ... 176
§. VI. Observer les vêtemens, ... 181
§. VII. Rechercher les signes propres à établir l'iden-
  tité, ... 182
§. VIII. Etat des lieux à reconnaître, ... 192
§. IX. Rechercher le corps du délit, ... 194
§. X. Suivre le crime jusque dans la visite de l'individu
  soupçonné d'en être l'auteur, ... 198
§. XI. Maladies simulées, ... 215
§. XII. Conduite à tenir dans le cas de maladie an-
  cienne, ou de signes d'un accouchement clandes-
  tin, etc. 222
§. XIII. Un médecin peut et doit, dans quelques cas,
  refuser de donner un rapport, ... 223
§. XIV. Du premier rapport, ... 226
§. XV. De la conduite du médecin aux rapports devant
  la Cour d'assises, ... 246

CHAPITRE V.

Des rapports en particulier, ... : 263
Lésions par cause externe de la face, considérées par
  rapport à la médecine légale. — Du sourcil, ... 283

(424)

Rapport n.° 1. Lésion du sourcil par un agent tranchant, ... Page 285

——— 2. Plaie du sourcil par un agent contondant, ... 286

——— 3. Lésion du front par un agent piquant
et tranchant, compliquée de fièvre
gastrique, ... 289

——— 4. Seconde visite pour la lésion sous le
n.° 3, ... 292

——— 5. Seconde visite pour la lésion décrite
sous le n.° 2, ... 293

——— 6. Plaie du sourcil par un agent contondant, ... 294

——— 7. Lésion du sourcil suivie de commotion, 296

——— 8. Seconde visite pour la lésion du sourcil, suivie de commotion, ... 298

——— 9. Lésion du sourcil par un agent piquant, 300
Des paupières, ... id.

——— 10. Lésion des paupières par un agent contondant et coupant, ... 306

——— 11. Autre par un agent contondant, . . . 308

——— 12. Autre avec ecchymose de la sclérotique, 310

——— 13. Autre par un agent contondant, devenue chronique par l'insoumission
du blessé, ... 311

——— 14. Inflammation chronique des paupières, donnée pour le produit d'un
agent externe, ... 312

——— 15. Contre-rapport sur des lésions des paupières par un agent contondant, etc. 313
De l'œil, ... 315

——— 16. Lésion du globe de l'œil par un agent
piquant et contondant, ... 324

——— 17. Lésion du globe de l'œil par un agent
coupant et déchirant, ... 325

——— 18. Second rapport sur la même lésion, qui
sera suivie d'infirmité absolue, . . 326

(425)

Du nez , ... Page 327

Rapport n.º 19. Lésion du nez par un agent contondant, 330

————— 20. Contusion du nez avec fracture des os propres , ... 331

————— 21. Lésion des cartilages du nez par un agent tranchant, ... 332

————— 22. Lésion du nez par une chute, suivie d'une mort immédiate, ... 333

————— 23. Ouverture du cadavre mentionné au précédent rapport, ... 334

————— 24. Plaie contuse de la bosse nasale, et autres lésions suivies de mort immédiate, ... 336

De l'oreille , ... 341

————— 25. Lésion de l'oreille externe par une cause contondante, ... 346

————— 26. Lésion de l'oreille externe par un agent déchirant, ... 347

————— 27. Ablation de l'oreille externe, ... id.

————— 28. Lésion de l'oreille externe par un agent contondant, compliquée d'érésipèle, 349

————— 29. Contusion de l'oreille externe, suivie de suppuration par le conduit auditif, ... 350

Des lèvres , ... 353

————— 30. Contusion des lèvres avec plaie , ... 356

————— 31. Plaie des lèvres avec perte de substance, 357

————— 32. Contre-rapport pour une plaie contuse des lèvres , avec perte de quatre dents, ... 358

Des dents , ... 360

————— 33. Plaie contuse des lèvres avec perte de deux dents molaires, ... 366

Fracture des alvéoles, ... 368

————— 34. Fracture de l'alvéole contenant quatre dents , ... 369

De la mâchoire inférieure ou diacrâ-
nième, ... Page 371
Rapport n.° 35. Fracture de la mâchoire inférieure, . 375
———— 36. Autre coup de feu à la mâchoire inférieure, ... 377
Luxation de la mâchoire inférieure, . 380
———— 37. Luxation de la mâchoire inférieure, . 383
De la langue, ... 384
———— 38. Lésion de la langue (extr. de Devaux), 388
Des os de la face, ... 389
Des joues, ... 390
———— 39. Lésion de la face avec perte de substance, suivie de celle du canal salivaire de Stenon, ... 392
Lésions par causes externes des parties molles qui recouvrent le crâne, 394
———— 40. Contusion du cuir chevelu par une
cause ayant agi perpendiculairem.ᵗ, 400
———— 41. Contusion du cuir chevelu par une
cause ayant agi obliquement, . . . 401
———— 42. Plaie contuse du cuir chevelu devant
se terminer par la suppuration, . . 403
———— 43. Plaies contuses de plusieurs parties du
cuir chevelu, devant se terminer
par la résolution, ... 404
———— 44. Lésion des parties molles du crâne par
instrument tranchant, ... 408
———— 45. Lésion du cuir chevelu, suivie d'hémorragie, ... 409
———— 46. Lésion des parties molles du crâne par
un instrument piquant et tranchant,
suivie de la mort douze heures après, 411
Lettre écrite aux autorités de Lyon le 5 avril 1819, . 417

FIN DE LA TABLE.